中医导引临床手册

毕鸿雁 李 刚 李念虎 主编

U0261197

山东科学技术出版社

·济南·

图书在版编目（CIP）数据

中医导引临床手册 / 毕鸿雁，李刚，李念虎主编. --济南：山东科学技术出版社，2022.1
ISBN 978-7-5723-1172-7

Ⅰ.①中… Ⅱ.①毕… ②李… ③李… Ⅲ.①导引-手册 Ⅳ.①R247.4-62

中国版本图书馆CIP数据核字（2022）第014933号

中医导引临床手册
ZHONGYI DAOYIN LINCHUANG SHOUCE

责任编辑：崔丽君
装帧设计：孙　佳

主管单位：山东出版传媒股份有限公司
出 版 者：山东科学技术出版社
　　　　　地址：济南市市中区舜耕路517号
　　　　　邮编：250003　电话：（0531）82098088
　　　　　网址：www.lkj.com.cn
　　　　　电子邮件：sdkj@sdcbcm.com
发 行 者：山东科学技术出版社
　　　　　地址：济南市市中区舜耕路517号
　　　　　邮编：250003　电话：（0531）82098067
印 刷 者：济南新先锋彩印有限公司
　　　　　地址：济南市工业北路188-6号
　　　　　邮编：250100　电话：（0531）88615699

规格：16开（170 mm×240 mm）
印张：21.75　字数：300千　印数：1~2000
版次：2022年1月第1版　印次：2022年1月第1次印刷
定价：86.00元

《中医导引临床手册》编委会

主　编　毕鸿雁　李　刚　李念虎

副主编　许　波　陈国明　邹建鹏　苏珊珊

编　委（以姓氏音序排列）

曹海豪　陈　强　郝世杰　姜佳慧　姜晓煜

李琳琳　刘惠芬　娄天伟　曲欣洁　苏　航

孙文玉　王　青　王丽敏　王万宏　席晓明

徐朦婷　张林林

内容提要

　　导引作为中医五大治疗体系之一，在几千年的历史中一直发挥着治病养生的重要作用。本书以传承发展导引为目标，以服务临床为宗旨，在旁征博引古今导引名著的基础上，凝练出与现代病症相对应的导引术，力争还原古人思想，并将导引动作规范化。

　　本书共十二章，对导引源流、导引理论、病症导引、经典导引等进行了详细介绍，也为社会常见的失能老人、青少年脊柱侧弯预防等问题提供了导引运动处方。旨在引导读者在全民健康、体医融合的大背景下树立起人人对身体负责的风气，以及健康靠自己启动的观念。同时也为导引爱好者挖掘整理了五套经典导引。本书是集治病、防病和养生于一体的中医导引实用手册。

中医导引发展历史悠久，"导引"一词最早见于《庄子·刻意》篇"吹呴呼吸，吐故纳新，熊经鸟申，为寿而已矣，此道（导）引之士，养形之人，彭祖寿考者之所好也"。导引在古代中医治疗当中占有重要地位，早在《黄帝内经》载："中央者，其地平以湿，天地所以生万物也众。其民食杂而不劳，故其病多痿厥寒热，其治宜导引按跷。故导引按跷者，亦从中央出也""黄帝曰：余受九针于夫子，而私览于诸方，或有导引行气，乔摩、灸、熨、刺、焫、饮药之一者，可独守耶，将尽行之乎？"，明确指出导引同针刺、艾灸及饮药等同等重要，并属于中医五大治疗体系之一，是"上工"首选之法，更是中医学中的璀璨瑰宝。

导引是中医五大治疗体系中唯一完全不借助外力，而仅靠自身形与神的调整，达到"自康复能力"最优化的中医治疗手段。而维护好人体的"自康复能力"才能最终达到健康的状态，即"正气存内，邪不可干"。中医导引注重调神、调息、调形，《黄帝内经》当中有"形与神俱，而尽终其天年"的论述，而导引恰恰是中医"形与神俱"健康标准的完美诠释。

随着经济社会的快速发展，中国人口老

前言 _____

龄化步伐加快，慢性疾病越来越严重地威胁着人们的健康，在此大背景之下，"体医融合"模式是大势所趋。但是目前绝大多数中医医师仅仅会开具中药处方、针灸处方，极少有人会开具导引处方，这对于中医界来说是一个巨大损失。中医导引为中国原创的医疗方法，进行挖掘、推广、普及以及在临床治疗中的应用工作迫在眉睫，对充分发挥导引的特色优势及在防治疾病、维护健康方面有着重要而深远的意义。

山东省中医院康复科与骨伤科相互协作、密切配合，共同在中医导引方面做了大量工作。团队注重中医思维模式的建立，重视对中医经典的挖掘和梳理，在中医康复服务能力提升项目进展过程中，已经相继学习、梳理了导引专著《引书》，以及《诸病源候论》《马王堆导引术》《黄庭内景五脏六腑补泻图》《养性延命录》《杂病源流犀烛》等多部蕴含丰富导引内容的古代典籍，并且取得了一定的成果，梳理了脑卒中、帕金森病各个时期以及膝痛、腰痛等多种疼痛的导引术临床应用及疗效观察方法。遵循"传承精华、守正创新"的原则，我们团队结合生理学、筋膜学、解剖学的相关研究，原创出一套"脏腑经络导引术"，具有启动脏腑、舒筋通络的作用，现已经在临床应用，取得良好疗效和患者满意度，并且相继成功申报山东省中医药科技发展计划重点项目和国家继续教育项目。

为使导引重新发挥其临床治疗作用，在多方努力之下，《中医导引临床手册》最终成书。本书在忠于古书的基础上，梳理出贴近当前疾病、具有临床价值的中医导引动作，导引法与病症相对应，并附加清晰图片，尽可能将原汁原味的中医导引呈现给读者。本书旨在为临床治疗提供新思路和新方法，指导医师在临床上遵循个体化原则确定与患者病情相符合的中医导引处方，期望最终形成可复制、可推广的中医导引治疗体系。诸多慢性病的治疗不能仅靠药物，更需要通过自身运动来调整机体状态。导引作为中医特色疗法，具有药物无法替代的功效，可让患者最大限度恢复身体功能，回归正常生活，对减轻其家庭负担和降低医疗成本有着重要而深远的意义，必将在社会医疗保障体系中发挥积极作用。

感谢中国医学气功学会中医导引专业委员会主任委员吴金鹏教授，《世界太极拳蓝皮书》副主编苏敬斌教授，国际太极拳研究会任永安教授，山东中医药大学中医文献与文化研究院宋咏梅教授，紫凝易筋经传人胡嗣古先生，民间中医叶付庄老师、赵军老师和刘静翰老师等多位专家对本书的指导和帮助。由于水平所限，本书编写难免有所纰漏，敬请各位读者提出宝贵意见。

编　者

2021年10月于济南

目录

目录

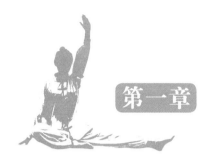

第一章 导引的历史源流

第一节　导引的发展历史

中医导引是中国传统医学的重要组成部分，至今已经有几千年的历史。《黄帝内经》明确指出导引与针、灸、砭石、饮药并属于中医五大治疗体系之一，是上工首选之法，更是中医学中的璀璨瑰宝。中医导引这朵中医学的奇葩，从远古走来，历经各代的精炼和填充，日益变得丰盈，千百年来一直为人类的健康长寿保驾护航。

一、秦汉时期

先秦时期导引发展已经初步完善，这一时期有很多关于导引防治疾病和养生益寿的记载，从记载内容看，这一时期导引已经成为中医的主要疗法之一，并且出现了专门针对疾病的导引动作。

《吕氏春秋·古乐》载："昔陶唐氏之始，阴多滞伏而湛积，水道壅塞，不行其原，民气郁阏而滞著，筋骨瑟缩不达，故作舞以宣导之。"陶唐氏为上古帝王尧帝，文献记载表明在距今 4000 多年前，即氏族公社时期，气候潮湿，湿滞气郁，致人筋骨不利，人们用"舞"这种运动来"宣导"湿滞之气，通利关节，这是导引的雏形，这种"舞"后来发展为中医用于防治疾病和养生益寿的导引。

战国时期《庄子·刻意》载："吹呴呼吸，吐故纳新，熊经鸟申，为寿

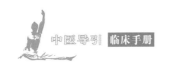

而已矣。此道（导）引之士，养形之人，彭祖寿考者之所好也。"这里的道引，即导引。熊经即模仿熊爬树的动作，鸟申（伸）即模仿鸟类伸展翅膀的动作，这是最早的仿生导引法"二禽戏"，后来由此演变为"五禽戏"。彭祖是古代著名的养生家，按照《列仙传》的记载，彭祖至殷末已八百余岁，导引行气是其保持长寿的重要方法。

《淮南子·泰族训》载："赤松子者，神农时雨师也……至高辛时复为雨师。"表明赤松子是神农时代人，到高辛时犹在。《抱朴子·至理》载："昔留侯张良……曰：'吾将弃人间之事，以从赤松游耳。'遂修导引，绝谷一年。"说明至汉代赤松子仍在世间，留侯张良曾随其修习导引、辟谷。"王子乔者，周灵王太子晋也"。后世有赤松子导引法、王子乔导引法等功法流传至今。

中医四大经典之首《黄帝内经》将导引作为一种常用的治疗方法进行记载，《灵枢·病传》载："黄帝曰：余受九针于夫子，而私览于诸方，或有导引行气、乔摩、灸、熨、刺、焫、饮药之一者，可独守耶，将尽行之乎"，指出导引行气与"乔摩、灸、熨、刺、焫、饮药"一样，在先秦时期是常用疗法之一。《素问·异法方宜论》载："中央者，其地平以湿……故其病多痿厥寒热，其治宜导引按跷，故导引按跷者，亦从中央出也"，指出导引按跷可以用于祛除脾胃湿滞、治疗痿厥寒热等疾病。《素问·血气形志》载："形苦志乐，病生于筋，治之以熨引"，指出筋病可用导引方法治疗。《素问·刺法论》载："肾有久病者，可以寅时面向南，净神不乱思，闭气不息七遍，以引颈咽气顺之，如咽甚硬物，如此七遍后，饵舌下津令无数"，表明肾久病时要凝神闭气，通过引颈咽液而补肾精。《素问·奇病论》载："岐伯曰：病名曰息积，此不妨于食，不可灸刺，积为导引、服药，药不能独治也"，表明息积不能独用药物治疗，而要与导引配合。《灵枢·周痹》载："其瘛坚，转引而行之"，表明可通过转运导引的方法来缓解瘛坚之症。《灵枢·官能》载："缓节柔筋而心和调者，可使导引行气"，说明当时已经有专门从事导引行气的医者。从《黄帝内经》的记载中可以看出先秦时期导引已经用于多种疾病的治疗。

马王堆《导引图》是现存最早记载导引术式的图谱，绘有44个男女屈伸俯仰的导引图像，其中25图题记可辨识。据墓葬年代（公元前168年）推断，图像绘制年代至晚在西汉初年，为迄今我国考古发现中年代最早的导引图谱。题记内容可分为祛疾和养生两类，祛疾类多由"'引'+疾病"的结构组成，如引颓、引聋、引膝痛、引胠积、引项、沐猴灌引炅中、引温病、坐引八维、引痹痛等，"引"即"导引"之意；养生类多是描述肢体或仿生动作，如折阴、螳螂、龙登、以杖通阴阳、摇肱、伸、仰呼、猨呼、熊经、蝇恳、鹳等。

张家山汉简《引书》是迄今所发现的最古老的一部导引专著。1984年，湖北江陵县张家山汉墓出土了一批导引竹简，共113枚，题名《引书》，其墓葬年代为吕后时期，最晚不过公元前186年。《引书》之"引"即导引。西汉初年的文献中没有单独的书名或篇名，《引书》是指与导引相关的一大类书。全书由5个部分组成：第一部分阐述四季养生之道，第二部分记载41个具体的导引动作，第三部分记述44种疾病及其导引治法，第四部分记述了24种导引法对身体各个部位的作用，第五部分记述了疾病的病因病机以及导引疗法的治则和治法。从其内容可以看出导引的理论与实践在当时已经非常系统化。

东汉张仲景也提倡将导引应用于临床。《金匮要略》提出："若人能养慎，不令邪风干忤经络，适中经络，未流传脏腑，即医治之，四肢才觉重滞，即导引吐纳、针灸膏摩，勿令九窍闭塞，更能无犯王法"，即倡导在外邪刚刚侵犯人体时就用导引等方法进行干预，疏通关窍，驱邪外出，契合了《黄帝内经》"治未病"的理念。

华佗是三国时期的名医，《后汉书·方术列传》载："佗语普曰：'人体欲得劳动……古之仙者为导引之事，熊经鸱顾，引挽腰体，动诸关节，以求难老。吾有一术，名五禽之戏：一曰虎，二曰鹿，三曰熊，四曰猿，五曰鸟。亦以除疾，兼利蹄足，以当导引……'普施行之，年九十余，耳目聪明，齿牙完坚。"表明古之仙人（指长寿之人）为导引之事，是为了"以求难老"，吴普习练五禽戏后，九十余岁仍"耳目聪明，齿牙完坚"。

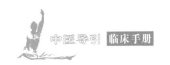

《淮南鸿烈》又名《淮南子》，为汉初皇室淮南王刘安集门客所著，全文共 21 篇，是一本包罗万象的文集。《淮南子》对导引的理论乃至功法都有更具体的描述和概括，特别是自然观和形神论对后世导引理论之发展有重要影响。其中介绍的导引动作包括熊经、鸟申，还有凫、猿、鸱、虎等多种仿生导引术式。

二、魏晋南北朝时期

魏晋南北朝时期导引的理论和实践均已发展到了相对成熟阶段，重在追求养生长寿，导引术式更加简便，习练更加自由。

《养性延命录》是陶弘景系统总结归纳前人养生理论和方法而撰集的一部重要养生著作，论述了上自农黄，下至魏晋时期，包括彭祖、老子等历代养生名家的养生理论、方法及禁诫，堪称魏晋养生学集大成之作。全书分为六篇，《导引按摩》篇记载导引养生法，内容十分丰富，其精华部分得以留存至今，弥足珍贵。

晋代葛洪《抱朴子·内篇·别旨》载："夫导引不在于立名众物，粉绘表形著图，但无名状也，或伸屈，或俯仰，或行卧，或倚立，或踯躅，或徐步，或吟，或息，皆导引也"，认为导引不要拘泥于具体的形式，俯仰、行卧、倚立、踯躅、徐步、吟、息等都是导引。

三、隋唐五代宋金元时期

隋唐五代宋金元时期，医家们对魏晋时期各种导引方法进行汇总与继承，在此基础上进一步系统化、规范化，为导引的大发展奠定了基础。

隋代巢元方的《诸病源候论》是一部中医病因病机学专著，书中记载 1739 种中医证候，但未记载一方一药，而是记载了 287 条针对内科、骨伤科、妇科、五官科等证候的导引法。《诸病源候论》全书共有导引法 287 种，主要集中在前 36 卷，书中记载了隋以前著名的导引养生修炼家如赤松子、宁先生、彭祖、上清真人、王子乔等，这些人的专书多已经亡佚，而《诸病源候论》记述了这些医家专书中与导引法相关的大量原文，为研究古导引法提供了珍贵的资料，对导引法的发展亦起到了承上的作用。

唐代孙思邈《备急千金要方》在目病、口病、喉病、腰痛、霍乱等病症中记述了导引的方法，提道："养性之道，常欲小劳，但莫大疲及强所不能堪耳。且流水不腐，户枢不蠹，以其运动故也"。《千金翼方》载："清旦初以左右手摩交耳，从头上挽两耳，又引发，则面气通流。如此者，令人头不白、耳不聋。又摩掌令热以摩面，从上向下二七过，去皯气，令人面有光，又令人胜风寒，时气寒热头痛百疾皆除""是以医方千卷，未尽其性，故有汤药焉，有针灸焉，有禁咒焉，有符印焉，有导引焉，斯之五法，皆救急之术也"。说明到唐代时，导引仍然是中医的重要疗法之一。

王焘的《外台秘要》采用了很多针对病症的导引方，绝大部分从《诸病源候论》"养生方导引法"中辑录而来。

唐代司马承祯述的《服气精义论》对各种服气方法进行归纳总结，条分缕析。书中介绍了"服真五牙法""服六戊气法""养五藏五行气法"等服气方法。

唐代《黄庭内景五脏六腑补泻图》将导引法细化到每个脏腑，分别论述了肺、心、肝、脾、肾、胆的"修养法""呼气法"及"导引法"等。

蒲虔贯《保生要录》记述了"调肢体门"："旧导引方太烦，崇贵之人不易为也。今此术不择时节，亦无度数，乘闲便作，而见效且速。"认为习练导引不应拘泥于时间与形式，可见导引以其简便、易于操作的特点逐渐为普通大众所接受。

宋代的《太初元气接要保生之论》介绍了十二个月中每个月的导引方法："圣人知此此白金自水而生，采为丹基，进道工夫，要知春夏秋冬，四季八节，二十四气，七十二候，昼夜百刻，俱在导引之说"，这是对日常导引实践的进一步细化。

该时期的其他医家不断汇总和继承，如《古仙导引按摩法》引录了《太清导引养生经》《养性延命录》中的部分导引方法，并记录了"元鉴导引法"等。宋代张君房《云笈七签》收录了《养性延命录》《太清导引养生经》等著作中的导引方法，主要集中在"杂修摄部"，汇集了宋代以前的

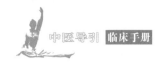

导引方法；《圣济总录》中导引的内容多出自《灵剑子引导子午记》《备急千金要方》等。

四、明清时期

明清时期医家注重临床实用性，导引进入务实发展阶段，更侧重养生祛病的实际用途。明清时期导引进入新的发展阶段，主要表现在：第一，导引更加注重实际应用；第二，新的导引术式和导引套路涌现，发展出各种成套的导引动作，同时配有大量的图解，更便于习练。

明代李梴《医学入门·保养》记述了"虚损""开关法""起脾法""开郁法""治腰痛""治积聚""治遗精泄泻""治痰壅"的导引治病方法。

明代胡文焕《养生导引法》共列病症27门，每门列功法若干条，所选功法基本上依据《诸病源候论》中所载的导引方法，同一病症列出多种导引方法，因人、因病辨证施功。

明代方书《普济方》在大肠腑门、头门、耳门、诸风门、积聚门、虚劳门、疝门、服饵门均列导引法。

明末清初龚居中《福寿丹书》引录治疗肢体及内脏疼痛、肚腹虚饱、四时伤寒等疗病导引法，以及防治百病、专养元精、明目等养生导引法。

清代沈金鳌《杂病源流犀烛》指出导引可以"助方药所不逮"，修炼家用以延年，医药家用以却病。书中对92种中医病症附列导引、运功、修养之法，推崇"于每病方论后，有导引运功之法"，详细介绍了归元、周天、行庭、通关等运功方法。

清代汪启贤《动功按摩秘诀》侧重导引对某一类疾病的运用。其他中医书籍，如《东医宝鉴》《张氏医通》《医方集解》《成方切用》等，也录入了诸多导引方法，说明这一时期导引的临床应用相当普及。

明清是导引术式大发展时期，成套导引大量涌现。元末明初冷谦《修龄要旨》记述了"四时调摄导引法""延年六字诀""长生一十六字诀""十六段锦""八段锦导引法""导引却病歌"等丰富的导引内容。明代罗洪先《万寿仙书》记述了"导引却病要诀""八段锦坐功""八段锦导引图诀""按摩导引图诀""诸仙导引图"等导引方法，导引动作开始侧重套路化发展。

《普济方》转录了《临江仙出余居士选奇方》中的"吕公成导引法"。明代周履靖的《赤凤髓》也是一部重要的导引吐纳专著，记载了大量的导引术式，且图文并茂。明代高濂的《遵生八笺》引录了"陈希夷四季导引坐功图势""幻真先生服内元气诀""胎息铭解""治万病坐功法""养五脏五行气法""左洞真经按摩导引诀""太上混元按摩法""陈希夷左右睡功图"等导引方法。明代蒋学成辑的《尊生要旨》录入了"去病延寿六字诀""墨子闭气行气法""苏氏养生诀""吕公煮海诀""真人起居法""八段锦导引图说""通任督脉导引图说""升降阴阳导引图说""随病祛治导引图说"等导引方法。

明代铁峰居士《保生心鉴》"太清二十四气水火聚散图序"强调无病时早行导引，勿令外邪侵入，配以二十四节气导引图，又有导引法、叩齿、摇天柱、摩肾堂等方法。河滨丈人所撰《摄生要义》的"导引篇"在诸多导引法中取其精要，提炼出十六条导引方法。清代潘霨《内功图说》收录了十二段锦、分行外功诀、易筋经十二势等功法，载有姿势图35帧并配以简单的文字说明。

五、新中国成立后

新中国成立后，导引术发展出现了新的产物——气功。1949—1998年，国内掀起了两次气功习练高潮。2000年下半年，国家体育总局和卫生部相继颁布了《健身气功管理暂行办法》和《医疗气功管理暂行规定》，这标志着气功事业进入了规范管理、健康发展的时期。2001年4月，国家体育总局建立了健身气功管理中心，组织专家和学者编创了四种健身气功，即"易筋经""五禽戏""六字诀""八段锦"，并在全国各省市推广。从此，古老传统的导引术使成千上万的习练者获益。现代临床研究发现，中医导引术可明显改善患者的肺功能和运动耐量，防治心血管疾病，减轻颈腰等

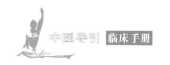

肌骨相关疼痛，改善代谢与减轻慢性疲劳，增强免疫力，缓解抑郁、焦虑等不良情绪，减轻心理压力。

第二节　两部重要的导引古籍

一、现存最早的导引专著——《引书》

张家山汉简《引书》是现存最早的导引专著。《引书》的竹简共 113 枚，记载了四季养生之道、41 式健康导引法、44 种疾病导引法、导引保健法、生病的原因及预防方法。"未病先防"是中医的重要思想，《引书》导引术就是一种有病治病、未病防病的保健方式。

1.《引书》的基本内容

（1）四季养生之道："春产、夏长、秋收、冬臧（藏），此彭祖之道也"为书的开篇，点明顺应自然变化是彭祖的养生之道，接着论述了一年四季如何调整饮食起居以顺应自然界的运行规律。

（2）健康导引法：本部分为保持身体健康而设计的导引动作，共 41 式，其中 37 式的名称和动作表达完整，2 式只有动作而无名称，1 式动作完整而名称表达不全，1 式名称完整而动作表达不全。这部分导引术式的名称以与人类、动物有关的词语来命名，如"凫沃""虎引"等，用以表现动作特征。

（3）疾病导引法：书中记载了 44 种疾病的导引疗法，涵盖了内科 19 种、外科 2 种、骨伤科 12 种、五官科 9 种、精神科 2 种病症，对于临床疾病的治疗范围广、针对性强、具有较高的临床应用价值。

（4）导引保健法：本部分记述了导引术式的动作对头颈、四肢、躯干等部位的保健效果，共列举了 24 组导引术式与身体部位的关系，这些术式都未曾与疾病的导引术式相对应，而是泛泛地指出利于身体哪个部位，如"复据以利腰"，是"复据"这一术式有利于腰部的保健，与前面引腰痛的治疗是有区别的。

（5）生病的原因及预防方法：分析人为什么会生病及预防生病的一些做法。起居和寒暑不相适应会患病、不"爱气"会生病和"贫富"生病的原因各不相同，并根据不同的生病原因选择不同的导引方法。

2.《引书》导引法的重要价值

《引书》篇幅宏大，结构完整，是中国历史上现存最早的导引学专著，其开创的一病一法的体例为后世所沿用，隋·巢元方所著的《诸病源候论》沿袭此体例。由《引书》开创的导引治疗疾病的方法在历史上一直被不断继承与发展。

《引书》里的导引术式丰富，导引动作的编排科学严谨，符合现代人体解剖生理学、运动学的规律，具有奠基性的指导意义，在随后诸多医家的导引著作中仍然可以看到《引书》术式的传承与发展，对当今导引的临床应用具有深远的影响和启示。

二、导引史上的丰碑——《诸病源候论》

《诸病源候论》成书于隋大业年间（约610年），对内、外、妇、儿各科71类病的病因与病机、病变与证候进行了具体阐述，是我国现存第一部论述病因证候学的著作，同时也是一部重要的导引学相关专著，该书未记载一方一药，而是"汤熨针石，别有正方，补养宣导，今附于后"，治疗附以相应的导引法。《诸病源候论》中记载了287条针对证候的导引法，将导引与疾病密切结合起来，这是该书的一大特色。

1. 官方编撰的导引相关专著

根据记载，"《诸病源候论》者，隋大业中太医巢元方等奉诏所作也"，说明本书是一部官方编撰的专著。本书作者巢元方，隋代医家，大业中（605年—616年）任太医博士、太医令。隋朝建立了中国历史上最早的医学教育机构——太医署，这也是世界文明史上最早见于记载的规模宏大的官办医学教育机构，《诸病源候论》就是在此社会时代背景下成书问世的。大业六年（610年），巢元方奉诏主持编撰《诸病源候论》。该书对后世医

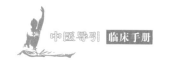

学发展影响极大，唐以后的许多医学著作多有引用，宋时还将此书列为专业医生的必修课本和医科学生的主要考试科目。巢元方身为"太医博士"，对汤药无不精通，却只列导引疗法，可见其对导引的重视与自信。这部由朝廷组织集体撰作的中医著作，以"补养宣导"法，广泛运用导引法于医疗，在中国医学史上占有重要地位。

2. 导引集大成者，对后世影响深远

《诸病源候论》书中所载的"养生方"和"导引法"是对隋及隋代以前养生思想和方法的一次全面总结，为研究古导引法提供了珍贵的资料。作为古代导引的经典，《诸病源候论》继承了从战国到秦汉时期的导引术，系统论述古人辨证导引施治经验，书中内容丰富，形式多样，在对古代导引法进行继承的同时，也为后世导引研究奠定了基础。该书是一部集大成之作，博采众家之长，将对身心健康有益、能起到防病治病作用的手段纳入医学范畴。

该书对后世启示作用意义重大，对后世导引功法编创起到了重要的奠基作用。隋以后至近现代的许多优秀导引功法同样受到《诸病源候论》的影响，这一点在八段锦、二十四节气养生法中尤为鲜明。如八段锦中的"调理脾胃须单举"与《诸病源候论》卷一中的"立身，上下正直，一手上拓，仰手如似推物势，一手向下如捺物，极势"可谓同源。《千金方》《普济方》《遵生八笺》等对《诸病源候论》导引法也进行了收录，证实了《诸病源候论》在导引法的发展史上起到了承上启下的作用，若无《诸病源候论》对导引法的整理和归纳，诸多古导引法的内容就可能亡佚。

3. 开创辨证导引先河

《诸病源候论》有46类疾病、106候中出现了导引法，主要集中在内科、骨伤科和五官科。导引法在以风邪为主要病邪的疾病、虚劳性疾病、脏腑病和耳鼻喉齿等五官科疾病中应用广泛，妇产科、小儿科、外科疾病则较少附或没有附导引法。《素问·异法方宜论》记载药物、针灸、导引均可作为治疗方法，辨证论治作为中医学的基本特点之一，体现在用药上应辨证选方用药，在针灸应用上要辨证选穴施针，在导引方面则可概括为辨证

导引。针对证候可以采用药物、针灸等方法，而本书重点推荐的则是补养宣导的方法，以证候统领导引，将导引纳入中医学范畴，这也是对《素问·异法方宜论》同病异治思想的继承和发扬，是辨证导引思想的先河。因此，导引在临床上需要遵循个体化原则确定与患者病情相符合的治疗方法。

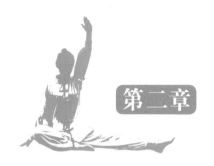

第二章　导引相关中医基础理论

第一节　"形与神俱"的健康观

"形"与"神"是中医学的重要概念，也是人体生命存活的基本条件。《淮南子·原道训》曰："形者，生之舍也。气者，生之充也。神者，生之制也。"明确指出，作为具有高等文明生命体和丰富文化的人，其生命体由形、气和神三者相构成。《黄帝内经》中也有诸多关于"形""神"理论的内容，其中首篇《上古天真论》有"上古之人，其知道者，法于阴阳，和于术数，食饮有节，起居有常，不妄作劳，故能形与神俱，而尽终其天年，度百岁乃去"的描述，明确提出了《黄帝内经》的健康观，即"形与神俱"。

一、"形"的概念

《淮南子·原道训》曰："形者，生之舍也。"在这里，"生之舍"的"形"是生命赖以维系的基础，是整个生命活动的空间。在这里，"形"是一个实体物，看得见、触得着，具体来说，"形"是指人体可见的实体结构，包括脏腑、四肢百骸及筋骨皮脉等。《灵枢·决气》曰："两神相搏，合而成形。"《素问·阴阳应象大论》曰："形不足者，温之以气；精不足者，补之以味。"说明"形"由先天父母之精相合而成，又依赖于后天水谷精微的充养。"形"是人体生命的基础，神依附于形而存在，正如《灵枢·天年》曰："血气已和，荣卫已通，五脏已成，神气舍心，魂魄毕具。"阐明了五脏的形成是由于血气和、荣卫通，只有形、神、气都具备了，"乃成为人"。有了形体，才有生命，有了生命方能产生精神活动和生理功能。形盛则神旺，形衰则神衰，形谢则神灭。形体的动静盛衰，关系着精、气、神的衰旺存亡。

二、"神"的概念

《说文解字》中对神的解释是"神，天神引出万物者也"。因此，神的最初含义是传统文化中自然界里日月星辰的运行规律，它象征着自然界和人类世界时空变化、现象事实的一种规律。具体来说包括：生命鬼神、自然中运动变化的规律、人体生命的活动现象、精神意识活动、人的精神状态、技艺巧妙高超等。

古人经过对自然万物运动变化规律的长期观察研究，认为"神"是自然界万物生长变化的内在力量，如"神在天为风，在地为木，在体为筋，在脏为肝，在色为苍，在音为角，在声为呼，在变动为握，在窍为目，在味为酸，在志为怒"（《素问·阴阳应象大论》）；"神"主宰着自然界一切事物生长化收藏的变化规律，"天地之动静，神明为之纲纪"（《素问·阴阳应象大论》），故《素问·天元纪大论》称："阴阳不测谓之神"。在中医学中"神"是人体生命存在的重要标志。《素问·五常政大论》曰："根于中者，命曰神机，神去则机息"；《灵枢·天年》曰："失神者死，得神者生也"。同时"神"也是人体生命活动的外在表现，有诸内必形诸外，气血及脏腑精气的盛衰显露于形体官窍的各种征象都是"神"的具体表现。气血津液充足，表现于外可见神志清楚、语言清晰、面色荣润含蓄、目光明亮、动作灵活、呼吸平稳、肌肉不削，即得神。如《灵枢·营卫生会》曰："血者，神气也"；《素问·八正神明论》曰："血气者，人之神，不可不谨养也"；《灵枢·大惑论》曰："目者，五脏六腑之精也，荣卫魂魄之常营也，而神气之所生也"。另外"神"还指人的精神、意识、思维、情感活动及人格倾向等。《灵枢·五色》曰："积神于心，以知往今"，说明

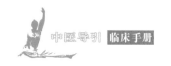

医者仔细观察、细心思考，才能了解患者所患疾病的过去与现在。人的思维精神、情志活动复杂多样，对此《灵枢·本神》做了详细而全面的描述："所以任物者谓之心，心有所忆谓之意，意之所存谓之志，因志而存变谓之思，因思而远慕谓之虑，因虑而处物谓之智"。从意、志、思、虑、智一步步地加深对事物的认识，通过思考，最终做出处理事物的决策和方法，整个思维活动即是"神"的具体体现。

三、"形与神俱"的健康观

"形与神俱"出自《素问·上古天真论》，曰"上古之人，其知道者，法于阴阳，和于术数，食饮有节，起居有常，不妄作劳，故能形与神俱，而尽终其天年，度百岁乃去"。此处"形"包括脏腑经络、肢体官窍及精气血津液等一切有形可迹的人体结构及生命物质。"神"指人生命规律及功能活动的表现，包括情感、意识、思维、感知等精神活动。俱，全也、同也、偕也，和谐、统一之意。"形与神俱"是中医学的生命观，也是人体的健康观。《类经·针刺类》曰："形者神之体，神者形之用。"神能驭形，神主宰着脏腑、经络、形体的各种生命活动；形能养神，形是精神思维活动的物质基础。形神二者互根互用，互存互济，协调统一，则形体无病痛之扰，神志无失用之苦。形神相离，则人的躯体、精神失去平衡协调，百病始生。

"形与神俱"的健康观为历代医家所重视。《类经·针刺类》曰："无神则形不可活，无形则神无以生""形者神所依，神者形所根"（清·姚止庵《素问经注节解·内篇》），"形神具备乃为全体"（《类经·藏象类》）。只有"形体不敝，精神不散"，才能"形不受贼，精神不越而寿可百矣"（明·李中梓《内经知要·道生》）。因此，养生治病要做到"形""神"两个方面兼顾，形神共养，做到"取法于天地之阴阳，调和于五行之术数，知阴阳术数之道""食饮有节，起居有常，以养其形""不妄作劳，以安其神"，则"形与神俱，而尽终其天年，此所以春秋皆度百岁乃去也"。若不注意形神兼养，"以酒为浆，以妄为常，醉以入房，以欲竭其精，以耗散其真，不知持满"，肆意伤害形体，则神无所归；"不时御神，务快其心，逆于生乐，起居无节"，过度耗损精神，则"神气去，形独居，人乃死"（清·张志聪《黄帝内经素问集注·上古天真论篇第一》）。长此以往，最终导致"神形相离，行尸而已"（《素问经注节解·内篇》）的后果。故善于养生的人，懂得形神兼养，能够"形与神俱，同臻寿分，谨于修养，以奉天真"，达到"寿百二十岁"（《尚书·洪范》）的效果，而"尽得终其天年"（唐·王冰《重广补注黄帝内经素问·上古天真论一》）。

四、导引是"形与神俱"健康标准的完美诠释

1. 练筋骨皮肉以养形

导引术练形包括"姿势"和"动作"两方面内容，一般采用坐、卧、站、跪等姿势，做俯仰、扭转等动作，或配合呼吸、意念，或仅为肢体动作。正如葛洪"或屈伸，或俯仰，或行卧，或倚之，或跼蹐，或吟，或息，皆导引也"的描述。

临床中根据患者的不同情况采用不同的起始姿势，但也是建立在患者能够做到的基础上进行的。不同的起始姿势对练习者会产生不同的生理影响。导引术动作缓慢、紧而不僵、松而不懈、刚柔并济、张弛有道，通过缓慢的伸展，起到抻筋拔骨的作用。"引"，《说文解字》曰："开弓也"，施弦于弓曰张。而《辞源》对该字的解释为："开弓也，延长也"。由此可见，"引"包含了两层意思，一是将箭搭在弦上的动作，二是将弦拉开使弓撑满的状态。在动作的过程中拉伸肌肉、筋膜和肌腱等软组织和结缔组织，提高关节的运动能力，改善软组织的僵硬挛缩状态，阻止无弹性的软组织和关节活动之间的互相代偿和由此产生的恶性循环，从而提升运动能力和生命活力。

导引动作有静力性拮抗的特征，以离心运动为主，一方面通过缓慢伸展和极势的拮抗起到抻筋拔骨的作用，最终达到强筋壮骨的目的；另一方面，通过俯仰、扭转等动作增加躯干柔韧性。脊柱的柔韧性减弱是人体衰老的早期特征，脊柱退变引起许多病变。脊柱是支撑身体的重要支柱，躯

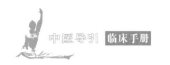

干活动的唯一枢纽，同时又是脊髓脊神经出入的咽喉要道。因此，脊柱的僵硬可以导致督脉的阳气不振，影响膀胱经背腧穴的功能，从而导致脏腑功能紊乱。通常，人们针对腰背酸痛时，常忽略内脏的功能，忘记躯体和内脏的相关性。导引通过抻筋拔骨提高脊柱的柔韧性，从而达到调经络、调脏腑的目的。

2. 守静抱朴以养神

形神虽然是构成人体生命的两大要素，但是二者的所处地位并不相同，对于人体的物质结构（形）而言，无形的高度、有序的信息能力更重要。"神者生之制也""心者，君主之官，神明出焉"的记载，说明心安才能神安。

导引首先要求排除杂念归于清净，与生命系统与自然的天道之神处于和谐的状态，清净和谐是气血按自己固有的节奏在体内流畅的前提，也是做好导引的基本前提。做导引时把心神收回，只关注自己，也体现在导引中强调意守身体，从而，气运而神合。正如葛洪所说"导引之道，务于祥和，俯仰安徐"。

在导引的过程中练"神"与练"形"是合在一起的，无法分开，实际是同步进行的，身体缓而节律的运动状态与意念活动的单一和情绪平静相应，力求寓静于动，随着导引层次的提升，会进入形神合一的状态。

第二节 "天人合一"的整体观

客观世界从自然界到人类社会，任何事物都是由各种要素以一定方式构成的统一整体。整体是由其组成部分以一定的联系方式构成的。一般说来，各组成部分之间相对稳定的本质的联系称为结构关系。具有一定结构关系的整体谓系统。整体性就是统一性、完整性和联系性。整体性表现为整体联系的统一性，即整体与部分、部分与部分、系统与环境联系的统一性。人类对整体性的认识，经历了漫长的历史。中国古代朴素的整体观念，是同对世界本原的认识联系在一起的。中国古代哲学如气一元论、阴阳五行学说，把自然界看成是由某些要素相辅相成组成的有机整体，在一定程度上揭示了客观事物的整体性及辩证的层次关系。中国古代朴素的整体观念是建筑在气一元论和阴阳五行学说基础之上的思维形态或方式。整体思维是中国古代所具有的独特的思维形态，它强调整体、和谐和协调。整体观念是关于事物和现象的完整性、统一性和联系性的认识。

一、"天人合一"的内涵

1. 内涵总论

中医学强调人体内外环境的整体和谐、协调和统一，认为人体是一个有机整体，既强调人体内部环境的统一性，又注重人与外界环境的统一性。所谓外界环境是指人类赖以存在的自然和社会环境。现代系统论认为：生命系统包括细胞、器官、生物体、群体、组织、社区、社会，以及超国家系统8个层次。在环境中，根据不断变化的物质流、能量流和信息流，调节无数的变量而维持生存。天人关系是中国古代哲学的基本问题。天人关系实质上包括了人与自然、社会的关系。

中国古代哲学气一元论认为：天人一气，整个宇宙都统一于气。天和人有着物质的统一性，有着共同的规律。中医学根据朴素的唯物主义"天人一气"的"天人合一"说，用医学、天文学、气象学等自然科学材料，论证并丰富了天人合一说，提出了"人与天地相参"（《素问·咳论》）的天人一体观，强调"善言天者，必有验于人"（《素问·举痛论》），把人的需要和对人的研究放在天人关系理论的中心地位。

人与自然有着统一的本原和属性，人产生于自然，人的生命活动规律必然受自然界的规定和影响。人与自然的物质统一性决定生命和自然运动规律的统一性。人类生活在自然界之中，自然界存在着人类赖以生存的必要条件。自然界的运动变化又可以直接或间接地影响着人体，机体则相应地发生生理和病理上的变化。这种"天人一体观"认为天有三阴三阳六气和五行的变化，人体也有三阴三阳六经六气和五脏之气的运动。自然界阴

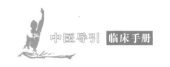

阳五行的运动变化，与人体五脏六腑之气的运动是相互收受通应的。所以，人体与自然界息息相通，密切相关。这也是天人合一最核心的内涵——五运六气学说。

2. "五运六气"与天人相应

五运六气学说是古代医学家以高超的智慧从宏观角度对自然万物和规律进行把握的理论模型，集中体现了天人相应理论，是中医基本理论的根源所在。五运六气学说在天人相应理论当中主要体现在天人同源、天人同化、天人同道、天人同象四个方面。

（1）天人同源（同源于气）：从"太虚寥廓，肇基化元，万物资始，五运终天，布气真灵，揔统坤元，九星悬朗，七曜周旋，曰阴曰阳，曰柔曰刚，幽显既位，寒暑弛张，生生化化，品物咸章。臣斯十世，此之谓也"（《太始天元册》）的描述中可以看出，在广阔无垠的宇宙虚空中，充满着无穷无尽具有生化能力的元气。中医学从气是宇宙的本原、是构成天地万物的要素这一基本观点出发，认为气也是生命的本源，是构成生命的基本物质。故曰"人生于地，悬命于天，天地合气，命之曰人"（《素问·宝命全形论》），"气者，人之根本也"（《难经·八难》），"人之生死，全赖乎气。气聚则生，气壮则康，气衰则弱，气散则死"（《医权初编》）。这也与庄子提出的气化宇宙论观点一致。

天人同构（构成元素相同）是天人同源理论的延伸。古有"是故，易有太极，是生两仪，两仪生四象，四象生八卦……"（《易传·系辞上传》），"道生一，一生二，二生三，三生万物"（《道德经》）的记载，表明人与天地在不同层面的构成均一致，人与天地本为一体。

导引具有行气的功效，可促进全身经脉和气血运行的通畅，加强全身的联系，防止出现气滞、气虚、气盛等与天地本源之气相违背的病理变化，使人体之气与天地之气相合，达到延年益寿的作用。

（2）天人同化（人体气化出自天地气运变化中并受其影响）："天地之大纪，人神之通应也"（《素问·至真要大论》），"神，在天为风，在地为木；在天为热，在地为火；在天为湿，在地为土；在天为燥，在地为金；

在天为寒，在地为水。故在天为气，在地成形，形气相感，而化生万物矣"
（《素问·天元纪大论》），"神在天为风，在地为木，在体为筋，在脏为肝，
在色为苍，在音为角，在声为呼，在变动为握，在窍为目，在味为酸，在
志为怒。怒伤肝，悲胜怒，风伤筋，燥胜风，酸伤筋，辛胜酸……"（《素
问·阴阳应象大论》）。以上是《黄帝内经》对天人同化的解读，认为人
在天地中而生，是自然界的一部分，来自天地的五运之气和三阴三阳六气，
感应化生为人体的五脏之气和三阴三阳六气，且与人体的脏腑、经络、情
志、音色、体窍、性味等对应。

亦有"东风生于春，病在肝，俞在颈项；南风生于夏，病在心，俞在
胸胁……"（《素问·金匮真言论》）的记载，认为五运将自然之气与人体相
联系，对应人体五脏、颈项、胸胁、肩背、腰股、脊等部位，五运之气直
接作用于脏腑气化。而天之六气主要对应于人体经络，通过六气气化与三
阴三阳开阖枢与人体经络相联系。

导引有"导引行气、引体令柔"之意，作用于人体脏腑经脉和形体官
窍，可以调节脏腑和经络虚实，以顺应与之相应的天地因素。

（3）天人同道（规律、节律同步）：人生于天地当中，自然要遵循天
地的规律。古人通过长期观察天地运行规律和人体变化，得出了"岁木太
过，风气流行，脾土受邪……岁火太过，炎暑流行，肺金受邪……岁土太
过，雨湿流行，肾水受邪……岁金太过，燥气流行，肝木受邪……岁水太
过，寒气流行，邪害心火……岁木不及，燥乃大行……岁火不及，寒乃大
行……岁土不及，风乃大行……岁金不及，炎火乃行……岁水不及，湿乃
大行"（《素问·气交变大论》）的结论。通过干支纪年，以五行生克为基
础，每年的运气特点均有所不同，气候也相应不同，以三十年为一小周期，
六十年为一大周期。由于天之五运六气与人体五脏六腑和经络相通应，所
以人体变化规律与五运六气的变化规律是同步的、相应的。

另外，十二时辰子午流注也体现出了人与天地规律同步。"经脉流行
不止，与天同度，与地合纪"（《灵枢·痈疽》），根据十二时辰天地的变化
与十二经脉气血的盛衰，可推算出每一经脉盛衰开阖的时间，充分体现出

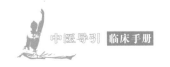

了中医天人合一的思想。胆经、肝经、肺经、大肠经、胃经、脾经、心经、小肠经、膀胱经、肾经、心包经、三焦经分别在子时（23:00—1:00）、丑时（1:00—3:00）、寅时（3:00—5:00）、卯时（5:00—7:00）、辰时（7:00—9:00）、巳时（9:00—11:00）、午时（11:00—13:00）、未时（13:00—15:00）、申时（15:00—17:00）、酉时（17:00—19:00）、戌时（19:00—21:00）、亥时（21:00—23:00）血气应时而至为盛，即各经旺相，又叫各经当令。《灵枢·顺气一日分为四时》言："朝则人气始生，病气衰，故旦慧；日中人气长，长则胜邪，故安；夕则人气始衰，邪气始生，故加；夜半人气入藏，邪气独居于身，故甚也。"中医理论讲"因天之序"，若人不遵循天序，人本身的小周天也将会受到影响，气血紊乱，就会生病。

孕妇胎孕或婴儿出生时间（年份、季节、月份、时辰）处于不同的天地规律，那么婴儿的先天禀赋也会有所不同，即先天体质差异。这会使某些脏腑具有特定的疾病罹患倾向，而后天运气决定其在什么时候发病、疾病什么时候缓解，所以根据天地运行规律，就可以掌握个人疾病的发生和发展规律。导引作为古代的主流医学，在辨证的基础上，可以减弱或消除运气对人体的影响，具有未病先防、既病防变和病后防复的作用，在预防、治疗和康复当中具有不可替代的特色优势。

（4）天人同象（天地自然之气与人体生理病理之象相通应）：《素问·宝命全形论》云："天覆地载，万物悉备，莫贵于人。人以天地之气生，四时之法成。"此段话解释了人的生命节律是由宇宙运动规律产生的，人体的生理功能节律也随天地四时之气的变化而变化。人生活在天地之间，天地自然的阴阳变化，影响人的生理活动，同时也影响着人的心理活动。清代名医黄元御云："天有六气，地有五行，六气者，风、热、暑、湿、燥、寒，五行者，木、火、土、金、水。在天成象，在地成形……六气五行，皆备于人身，内伤者，病于人气之偏，外感者，因天地之气偏，而人气感之。内外感伤，总此六气""天人同气也，经有十二，六气统焉"。《素问·阴阳应象大论》亦云："余闻上古圣人，论理人形，列别脏腑，端络经脉，会通六合，各从其经。气穴所发……各有条理；四时阴阳，尽有经纪……"，故"与天地相应，与四时相副，人参天地，故可为解"。可见《黄帝内经》广至诸物、近至人体的生理和病理观，时刻将天人相应作为中医理论的立论之本、精髓所在。而运气学说将天象与古代历法相结合，将天人相应这一宏观的理论通过术数把握，使"法于阴阳，和于术数"成为现实，即"上知天文，下知地理，中知人事，可以长久矣"(《素问·著至教论》)。

天地有其本身的变化规律，但并不是所有的变化对人体均有利，天地气机也有自身失调的时候，且呈规律性和周期性。此时人体会随天地之气的变化而变化，表现为脏腑气机和虚实失调。导引在中医辨证的条件下，可以增强或减弱某个脏腑的气机和功能，达到平气，使各脏腑经络的功能保持在正常运行的生理状态，以应对天地气机的失调。

二、导引术与"天人合一"整体观

作为传统中医特色疗法之一，导引术也十分强调"天人合一"的整体观。导引与"天人合一"的关系可以从以下几个方面进行分析。

1. 宇宙运动

天地为大宇宙，人体为小宇宙，大宇宙是时刻不停地运动的，人作为整个大宇宙的一部分，必须要顺应宇宙运动的规律，即通过导引运动来顺应宇宙的运动规律，以此来实现天人相应。"生命在于运动"这句话也恰恰体现了此含义。

2. 仿生学

地球上的万物均为在优胜劣汰的自然选择下保留下来的能够适应自然的优质生物。像五禽戏这类以模仿动物为根本创立的导引术，就是模仿了动物能够适应自然的形与神，而动物的形与神是宇宙选择的结果，所以说，仿生导引术就是为了顺应宇宙的形与神，使人与天地为一体，达到延年益寿的目的。

3. 气化宇宙论

庄子提出的气化宇宙论，认为气是宇宙与万物连接的通道和载体，是

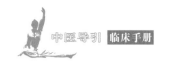

世间万物的生命基础，生物的生死存亡即是气聚散变化的结果。导引即导气令和、引体令柔之意，可以调节人体气机，以达到和宇宙气机同频，即天人相应的目的。

4. 时间相应

中医导引术的修炼过程要顺应四时动态、昼夜、时辰、阴阳的自然变化，根据春、夏、秋、冬不同季节气候变化，以及不同时辰修炼相应的导引术。天人相应是人要与大自然互相感应、互为映照，如果不遵循大自然的规律，身体就会出现失衡，导致各种疾病。所以人要顺应大自然的规律，达到天人合一的境界。在不同季节、不同时辰练习相应的导引功法，更有助于我们顺应自然的规律，练习的效果也会事半功倍，而且还能与"天道"达到同频的目的。

5. 空间相应

在中医理论当中，不同的空间方位对应不同的脏腑，东方对应肝脏，南方对应心脏，西方对应肺脏，北方对应肾脏，中央对应脾脏。例如有的导引动作面向东方，就是要借助东方的升发之气，调节肝脏的气机，使肝气调达。

6. 道法自然

导引修炼时要排空心中杂念，即达到无我的状态来修炼自我，致虚极守静笃，而太虚就是道，《老子》中载有："道生一，一生二，二生三，三生万物"，说明道是宇宙的本原。所以说练习导引时无我的、太虚的状态就是道，此时已经与宇宙化为一体，即天人合一。

第三节 "取象比类"的思维观

"取象比类"思维在中医学中的运用最为广泛，是中医学理论的一大特征，在中医生理、病因病机、疾病诊疗等方面均有应用，是中医的核心思维之一。在导引中，也蕴含了"取象比类"思维的应用。

一、"取象比类"的内涵

象思维在很早的古代即得到发展,《周易·系辞传》说:"易者,象也。象也者,像也""夫象,圣人有以见天下之赜,而拟诸其形容,象其物宜,是故谓之象""见乃谓之象"。"象"有三重含义:一指事物可以感知的现象,包括肉眼可以看见的物象和虽肉眼无法看见但可以感知的物象;二指模拟的象征性符号,如卦象、爻象;三指取象、象征,为动词意。象思维的含义在于:在研究万事万物相互联系作用时,从作为研究对象的一组事物取出自身状态、运动变化的性质"象",然后"比类"将万事万物按照自身性质分别归属到原来取出的性质所在的项目,来研究它们的相互联系作用,此即为"取象比类"思维。

取象比类思维方式的特征主要表现在以下两个方面。一是注重整体、分类而不是找出不可再分的单元元素。这不同于西方还原论科学。十九世纪的解剖学著作不能用作现在的教科书,而中国传统《易经》等由取象比类产生的事物非但不会被推翻,反而亘古弥新。还原论力图寻找最简单的成分来描述宇宙规律,但整体内部结构极为复杂,很难全部被掌握枚举,一般只能被掌握一部分,并不能完全准确说明宇宙规律,容易犯以偏概全的错误,出现今天发现了某些部分规律,明天又发现了另一些可以得出相反结论的部分规律推翻了今天的结论的现象,而且即使完全掌握了,推演起来也会相当麻烦。而中国传统科技每一种分类标准都是万事万物、整个整体通用的,如取象比类直接取出万事万物、整个整体共有的"象",不论再发现什么,这个分类标准"象"都是通用的,自然日后无论怎样细化都不会被推翻。二是注重联系作用。比如五行,《尚书·洪范》说:"水曰润下,火曰炎上,木曰曲直,金曰从革,土爰稼穑。"这样,万事万物都可以按照润下、炎上、曲直、从革、稼穑的性质归属到水火木金土五个项目中,以研究它们的相生相克,如肝属木、心属火、脾属土、肺属金、肾属水。

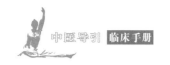

二、"取象比类"思维在中医学中的应用

无论是从阴阳、五行理论，还是脏象经络学说，乃至病因、病机，无不存在着"象"的身影。《素问·阴阳应象大论》曰："水火者，阴阳之征兆也"，讲的是阴阳的象。同时，《素问·五运行大论》曰："天地阴阳者，不以数推以象之谓也"，明示阴阳学说的运用不是量化，而是根据"象"进行类比。"上焦如雾，中焦如沤，下焦如渎"（《灵枢·营卫生会》）是通过取象比类对人体生理的描述。《素问·灵兰秘典论》将人体五脏六腑的"功用关系象"类比于"十二官职能关系象"，形象而清晰地阐述了脏腑之间的化生性整体关系，为后世医家进一步继承和发展脏象理论提供了范例。

1. 在人体生理方面的应用

中医理论认为精、气、神为人身三宝，精为基础，气为动力，神为主宰；而精、气、神三者的关系，中医将"灯油"比如人之精气，"灯光"是人之神的基础，油满则灯亮，油尽则灯枯。《素问·阴阳应象大论》是取象比类思维的经典代表。《素问·阴阳应象大论》认为："东方生风，风生木，木生酸，酸生肝，肝生筋，筋生心，肝主目……在声为呼，在变动为握，在窍为目，在味为酸，在志为怒"，将肝、心、脾、肺、肾五脏与自然界的事物相比类，解释五脏的五行五味等属性。将四时自然界生物的活动规律来形象化解释人体脉象的四时变化。如《素问·脉要精微论》："春日浮，如鱼之游在波；夏日在肤，泛泛乎万物有余；秋日下肤，蛰虫将去；冬日在骨，蛰虫周密，君子居室。"取象比类思维作为一种解释人与自然关系的方法学，将人与自然密切联系，从而构成了人与自然相和谐的"天人一体观"。

中医把人体与自然界进行广泛的类比，认为自然界由木、火、土、金、水五种基本物质组成，还有其生、长、化、收、藏等特性，而人体相应地有五脏、六腑，这就是中医的"五脏系统"理论。《素问·灵兰秘典论》指出"脑者，君主之官也，神明出焉。肺者，相傅之官，治节出焉。肝者，将军之官，谋虑出焉"，把脏腑与官职相类比。五行学说用木、火、土、金、水五种物质来解释万物的起源及多样性的统一，根据其生理特性，分别与五方、五时、五气、五窍、五华、五色、五音、五味等对应，恰是取类比象法的典型应用，"木曰曲直"即具有生发力量性能的可归属于木，"火曰炎上"即具有温热、升腾、茂盛性能的可归属于火，"土爰稼穑"即具有生化、承载、受纳性能的可归属于土，"金曰从革"即具有肃杀、潜能、收敛性能的可归属于金，"水曰润下"即具有寒凉、滋润、闭藏性能的可归属于水。

2. 在人体病因病机方面的应用

中医类比自然界的变化来探讨人体的病理机制，如"寒气生浊，热气生清。清气在下则生飧泄，浊气在上则生䐜胀""阳胜则热，阴胜则寒""阳气者，若天与日，失其所则折寿而不彰"。从患者气色的变化，也可以审察病情的轻重，如"色见青如草兹者死，黄如枳实者死，黑如炲者死，赤如衃血者死，白如枯骨者死"。此外，"奔豚"以气从小腹上冲咽喉，有如小猪上奔而得名等，均是取象比类法的典型应用。中医病因学说认为，人体之所以发病，与外感六淫、七情内伤、风火痰瘀、戾气疫毒等密切相关，邪气侵犯人体，导致阴阳平衡失调、正气亏虚而发病。《素问·生气通天论》中"因于寒，欲如运枢，起居如惊，神气乃浮……因于气为肿"，以及"风为百病之长""百病多由痰作祟""怪病多痰"等诸多病因理论，都是取象比类思维的体现。如"风为百病之长"，大抵自然界之风四季皆有，春之微风，夏之暖风，秋之凉风，冬之冽风，合四时之气，或寒或热，或燥或湿，或夹有不洁之气，或伴有花粉飞絮，都可以引起身体的不适，故有"百病之长"之说。关于疾病的病机，《素问·至真要大论》曰："诸风掉眩，皆属于肝；诸寒收引，皆属于肾"，无不体现取象比类的思维方法。关于疾病的传变规律，中医更是将这一复杂的规律用取象比类的思维形象化、直观化。疾病的发生发展亦有四时轻重之不同，《灵枢·顺气一日分为四时》提出："春生，夏长，秋收，冬藏，是气之常也，人亦应之。"相对于一日而言，亦有"旦慧、昼安、夕加、夜甚"之分。

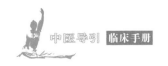

3. 在疾病诊疗方面的应用

中医学对疾病的诊断，是取象比类和思外揣内两种思维方法的结合。根据患者的主诉采取望闻问切相结合的诊断方法，望形体审苗窍，闻声音嗅气味，问病史详病情，切脉之长短虚实、弦紧滑数，无一不体现取象比类的思维方法。《灵枢·五色》云："以五色命脏，青为肝，赤为心，白为肺，黄为脾，黑为肾"，由此进一步比类"青黑为痛，黄赤为热，白为寒"，以自然界中的五色来比喻五脏的病色。此外，取象比类思维将脉象理论与自然现象相对应，如《脉经》："脉来沉滑坚如石，肾脉也；脉来如弓弦者，肝脉也"等。古之先贤有"望而知之谓之神，闻而知之谓之圣，问而知之谓之工，切而知之谓之巧"的论述，取象比类思维的熟练运用在疾病诊断中有着不可替代的作用。

中医学在确立治则治法及阐明药物作用时常用取象比类思维，如阴虚型便秘采用"增水行舟"法，火热上炎性疾病采用"釜底抽薪"法，热秘采用"导龙入海"法等。在确立针灸的治则上，取象比类思维更是体现无余，如用日之晦明及月之盈缺的现象类比治法，确立"得时而调"的针刺法则。《素问·八正神明论》云："凡刺之法，必候日月星辰，四时八正之气，气定乃刺之""是以天寒无刺，天温无疑。月生无泻，月满无补，月郭空无治，是谓得时而调之"。在药物命名和作用阐述上，如泻青丸针对"肝脏色青"、泻黄散针对"脾胃色黄"、泻白散针对"肺金色白"等，都是运用取象比类法指导疾病治疗的代表性指导原则。

三、"取象比类"思维在导引术中的应用

《庄子·刻意》载："吹呴呼吸，吐故纳新，熊经鸟申，为寿而已矣，此道引之士，养形之人，彭祖寿考者之所好也"，其中提到了"熊经""鸟申"的具体导引动作，是仿生导引最早的记载。马王堆《导引图》中的记载有仿生动作，如猿呼、熊经、蝇恳、鹞等。《引书》中"虎引""复鹿"等导引术式被后世五禽戏所借鉴。至三国时华佗创五禽戏，正如《后汉书·方术列传》记载："五禽之戏：一曰虎，二曰鹿，三曰熊，四曰猿，五

曰鸟。亦以除疾，兼利蹄足，以当导引……"仿生导引作为导引术式中的一大类，对后世导引术的发展演变起到了关键性的作用，这种选取自然界动物的特定动作用于养生防病的做法，是"取象比类"思维在中医学中应用的一部分。

纵观"取象比类"的由来、发展，其对中医药临床应用的指导意义重大，确实是中医药的核心思维方法之一，就好比哲学中的矛盾的普遍性、特殊性的问题，取象比类法可以从宏观角度把握人体生理病理变化规律，归纳疾病病因病机，确立治则治法，对临床诊疗具有积极的指导性作用。

第四节 "辨证论治"的应用观

辨证论治既是中医学认识疾病和治疗疾病的基本原则，又是诊断和防治疾病的基本方法，是中医学术特点的集中体现，也是中医学理论体系的基本特点之一。导引术的应用也讲究"辨证施治"，针对不同的病症，采取不同的导引术式，进而达到治疗目的。

一、"辨证论治"的内涵

所谓辨证，就是将四诊（望、闻、问、切）所收集的资料、症状和体征，通过分析、综合，辨清疾病的原因、性质、部位以及邪正之间的关系，概括、判断为某种性质的证候。辨证的关键是"辨"，辨证的过程是对疾病的病理变化做出正确、全面判断的过程，即从感性认识上升为理性认识，分析并找出病变的主要矛盾。所谓论治，又称施治，就是根据辨证的结果，确定相应的治疗原则和方法，也是研究和实施治疗的过程。合而言之，辨证论治是在中医学理论指导下，对四诊所获得的资料进行分析综合，概括判断出证候，并以证为据确立治疗原则和方法，付诸实施的过程。辨证是决定治疗的前提和依据，论治是治疗疾病的手段和方法。通过论治可以检验辨证的正确与否。辨证论治的过程，就是认识疾病和解决疾病的过程。

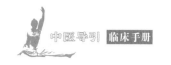

辨证和论治，是诊治疾病过程中相互联系不可分割的两个方面，是理论和实践相结合的体现，是理、法、方、药在临床上的具体运用，是指导中医临床工作的基本原则。辨证论治的过程，就是中医临床思维的过程。

概括来说，"辨证论治"是在整体观念指导下，运用四诊对患者进行仔细的临床观察，将人体在病邪作用下反映出来的一系列症状和体征，根据"辨证求因"的原理进行推理，判断其发病的病因。再结合地理环境、时令、气候，患者的体质、性别、职业等情况具体分析，从而找出疾病的本质，得出辨证的结论，最后确定治疗法则，选方遣药进行治疗。

二、导引术与"辨证论治"

最初的导引应用即以"病症"为纲，即对于某些病症采用某种特定的功法进行针对性治疗。《素问·异法方宜论》载："中央者，其地平以湿……故其病多痿厥寒热，其治宜导引按跷。故导引按跷者，亦从中央出也"，指出导引按跷可以用于祛除脾胃湿滞，治疗痿厥寒热等病。《引书》记述44种疾病及其导引治法，其中如"引膝痛""引腰痛"等均是以导引所治疾病来命名的。帛画《导引图》中多处记载"引膝痛""引肤积""引温病""引脾痛"的导引术式。隋·巢元方认为："引之者，引此旧身内恶邪伏气，随引而出，故名导引"，表明导引的目的在于排"旧身恶邪伏气"。不同的病有不同的引法，例如："引脾痛"，帛画上画一人蹲坐式双手置各自双膝外下侧，而"引膝痛"则是手置腋下。不消说，前者是将"病气"自膝关节外侧（足三里附近）下引出，而后者"恶气"自腋出。

巢元方可以说是"辨证论治"的集大成者，他的著作《诸病源候论》是一部中医病因病机学专著，书中记载1739种中医证候，但未记载一方一药，而是记载了287条针对内科、骨伤科、妇科、五官科等证候的导引法。例如，"凡偏枯候"项，先叙述病理、病因及症候，最后附养生方导引法："正倚壁，不息行气，从头至足止。愈疽疝、大风、偏估、诸风痹"。"凡痹手足不随候"项下养生方导引法，"左右拱手，两臂不息九通。治臂、足痛，劳倦，风痹不随。"此外，五脏六腑诸病候均有不同导引法，例如：肝病候导引法，"肝脏病者，愁忧不乐，悲思嗔怒，头眩眼痛，呵气出而愈"；心病候导引法，"心脏病者，体有冷热。若冷，呼气入，若热，吹气出"；脾病候导引法，"脾脏病者，体面上游风习习，痛，身体痒，烦闷疼痛，用嘻气出"；肺病候导引法，"肺脏病者，体胸背痛满，四肢烦闷，用嘘字出""以两手据地覆之，口纳气，鼻出之，除胸中、肺中病也"；肾病候导引法，"肾脏病者，咽喉窒塞，腹满耳聋，用呬气出"。此后医家多延续了"辨证论治"的导引应用观，使得导引的应用更加有针对性。

第五节 "气和、体柔"的治疗观

唐代李颐注释"导引"为"导气令和，引体令柔"，从一定程度上说明了导引养生治病的机制。"气"在中医学中是重要的概念，中医学以气一元论为其宇宙观和方法论。"体"指形体，是生命活动的物质承担者。因此，从"气""体"两个方面入手调节是导引的治疗特色。

一、气一元论的内涵

气是构成万物的本原。寰宇茫茫，生物吐纳，有一种无形而存在的东西，中国古代哲学称之为气。气通常是指一种极细微的物质，是构成世界万物的本原。天地阴阳之气上升下降，彼此交感而形成天地间的万事万物。人类是整个世界的特殊组成部分，是自然的产物。中医学从"气是宇宙的本原，是构成天地万物的要素"这一基本观点出发，认为气也是生命的本源，是构成生命的基本物质，并用"气"范畴论述了天地自然和生命的运动变化规律，概括为人体是一个不断发生着升降出入的气化作用的机体，血、精、津液等皆由气所化生，故人的生长壮老已、健康与疾病，皆本于气。

运动是气的根本属性。天地之气动而不息，气是具有动态功能的客观实体，气始终处于运动变化之中。自然界一切事物的变化，无不根源于气

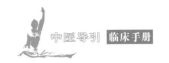

的运动。气的运动称为气机，人体之气通过"升、降、出、入"等基本形式流行于全身各脏腑、经络、组织、官窍，无处不有，时刻推动和激发着人体的各种生理活动。气的"升、降、出、入"运动一旦停止，人的生命活动也就终止了。总之，人体脏腑组织及各脏腑组织之间通过气机运动完成整个机体的新陈代谢，从外界摄取食物，并通过气化作用，升清降浊，摄其精微而充养自身；同时又将代谢产物排出体外，以维持机体物质代谢和能量转换的动态平衡。

气是万物之间的中介。气贯通于天地万物之中，具有渗透性和感应性。通过其中介作用，把天地万物联系成为一个有机整体。气是阴阳的对立统一体，气之阴阳两端相互感应而产生了事物之间的普遍联系。相互感应和普遍联系是宇宙万物的普遍规律。中医学基于气的相互感应思想，认为人体的五脏六腑与生理功能，以及生命物质与精神活动之间，虽然千差万别，但彼此之间不是孤立毫无联系的，而是相互影响、相互作用、密切联系的，在差异中具有统一性，遵循共同的规律，是一个统一的有机整体。

二、导气令和

"导气"之"气"指人体之气，"导气令和"就是为了使人体之气和顺，气和则康健、益寿，气不和则有害健康。从经络系统与导引学的关系论述，导引的"导气令和"具有重要的作用。经络，是经和络的总称。经脉贯通上下、沟通内外，是经络系统中纵行的主干。络脉是经脉别出的分支，较经脉细小。经络相贯，遍布全身，形成一个纵横交错的联络网，通过有规律的循行和复杂的联络交会，组成了经络系统，把人体五脏六腑、肢体官窍及皮肉筋骨等组织紧密地联结成统一的有机整体，从而保证了人体生命活动的正常进行。所以说，经络是运行气血、联络脏腑肢节、沟通内外上下、调节人体功能的一种特殊的通路系统。经络的关键功能是运行气血，在维系生命的四要素（气、血、精、神）中，"血""气"起主导作用，"精""神"来源于"血""气"。从"气""血"两要素分析，"气"为"血"之帅，"血"载"气"行，"气"成为"气""血"对立统一体的核心内容。因而通过调节"经络之气"，可以调气血及脏腑，进而养生却病。

导引的治疗原理与针灸、推拿等方法类似，即要"审于调气，明于经隧"，"调气"是其核心内容。与经络密切相关的气包括营气、卫气、宗气、元气等，统称"经气"。"经气"的升降开合从各个层次维持和推动人体的生命活动，一旦"经气"紊乱，即表明人体处于"阴阳失衡"的状态，可以通过调"经气"来重新恢复"阴平阳秘"的生理状态。在实际临床应用中，督脉与导引的关系更为密切。《庄子》中曰"缘督以为经，可以保身，可以全生，可以养亲，可以尽年"，"通督脉"成为导引功法的基本要求。李时珍在《奇经八脉考》中称督脉为"阳脉之海"，任脉为"阴脉之海"，强调任督二脉的重要性，后经过医家及养生导引学家的不断发展，提出了"小周天"理论，进一步促进了导引功法的发展。

三、引体令柔

"引体令柔"，从字面上看似乎是指引动肢体、使之柔软。肢体柔软则生命力强，这与老子的养生思想一脉相承。古哲先贤们经观察总结，"柔"则生气勃勃，相反，"刚"则死气沉沉。婴儿肢体柔软，幼苗枝叶柔嫩，充满着旺盛的生命力。成年人筋骨坚强，长成的植物枝叶刚劲，其生命力却已过鼎盛期，较其幼时更近于衰亡。人类肢体柔软则运用灵活、健康快乐，肢体僵硬则运用不便、多痛多病，故导引注重"柔"。导引术通过俯仰、扭转等动作可增加躯干柔韧性。研究发现，脊柱的柔韧性减弱是人体衰老的早期特征，脊柱退变引起许多病变。脊柱是支撑身体的重要支柱，躯干活动的唯一枢纽，同时又是脊髓脊神经出入的咽喉要道。因此，脊柱的僵硬可以导致督脉的阳气不振，影响膀胱经背腧穴的功能，从而导致脏腑功能紊乱。而导引通过抻筋拔骨可提高脊柱的柔韧性，从而达到调经络、调脏腑的目的。

若进一步分析，"导气令和，引体令柔"实为一个整体，不能分作两端，按中国古代哲学"气"的概念，"气聚则成形，气散则形亡"。所谓

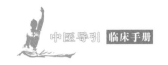

"形"就是体，故"气"与"体"也是一体的，体是由气聚而成的，因而在中医学中，"气"是最本质、最重要的。导引是为了使"气"与"体"皆趋向柔和。为达此目的，导引的各种方式也应是柔和的。导引肢体动作注重柔和是与现代体操的重大区别之一。而更为重要的是，导引术以"气和"为主要目的，这是与现代体操注重外在肢体肌肉关节运动的根本区别。另外，中医"形神统一整体观"强调，"夫形者，生之舍也；气者，生之充也；神者，生之制也；一失位则三者俱伤矣"。由此可见，导引采用肢体动作、按摩拍打、呼吸吐纳、行气意想等一系列特殊方式，通过形气神并调，进而达到祛病健身、延年益寿等目的。

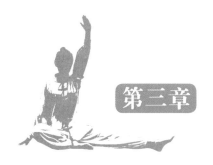

第三章 导引相关经筋理论

第一节 概　述

一、经筋的概念

经筋，是十二经脉之气结、聚、散、络于筋肉、关节的体系，又称"十二经筋"，受十二经脉气血的濡养和调节。经筋多附于骨和关节，具有约束骨骼、主司关节运动的功能。如《素问·痿论》说："宗筋主束骨而利机关也。"经筋除附于骨骼外，还满布于躯体和四肢的浅部，对脏腑与周身各部分组织起到一定的保护作用。

二、历史源流

经筋是针灸学最早被认识的学术成就，早期雏形见于《足臂十一脉灸经》及《阴阳十一脉灸经》，而"经筋"一词首见于《灵枢》。1973年在长沙马王堆三号汉墓中出土了《足臂十一脉灸经》《阴阳十一脉灸经》，这是早于《黄帝内经》的针灸经脉文献，所述经脉循行、主病与《灵枢·经脉》接近，但也有不少不同，有的循行论述完全相反。与之相比，《足臂十一脉灸经》《阴阳十一脉灸经》在经脉排序、循行方向、不入脏腑、互不衔接、主病等诸多方面更接近于《灵枢·经筋》。其相似性说明经筋、经脉的源点是共同的，而且经筋更接近这一源点。其循行分布与

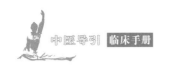

主治疾病的归类不仅反映了早期经脉循行分布于主病的内容，从中也能看到早期经筋循行分布与主病的端倪，分析出早期经筋的内容和概貌。

汉代张仲景提出了治疗疼痛时针药并举的思想，促进了经筋疗法的发展。晋代皇甫谧在《针灸甲乙经》中分别论述了经筋的循行、生理、病理和治疗，更加完善了《黄帝内经》对经筋理论的描述，在经筋学理论的发展史上起到了承上启下的作用。

隋代巢元方在《诸病源候论·霍乱病诸候》中明确指出经筋病的特点，"凡筋中于风热则弛纵，中于风冷则挛急"。同期，杨上善在《黄帝内经太素》中，更不把经筋与经脉混为一谈，分立卷宗。《黄帝内经太素·经筋》指出经筋是"以筋为阴阳气之所资，中无有空，不得通于阴阳之气上下往来"，认为经筋与经脉有着质的区别，具有不同的解剖实体与规律。他还指出，"十二经筋内行胸腹郭中，不入五脏六腑"，认为十二经筋可以自四肢深入内脏，能间接调节脏腑的功能。

明代张介宾指出："十二经脉之外，而复有经筋者何也？盖经脉营行表里，故出入脏腑，以次相传；经筋联缀百骸，故维络周身，各有定位。虽经筋所行之部，多与经脉相同；然其所结所盛之处，则唯四肢溪谷之间为最，以筋会于节也。筋属木，其华在爪，故十二经筋皆起于四肢指爪之间，而后盛于辅骨，结于肘腕，系于膝关，联于肌肉，上于颈项，终于头面，此人身经筋之大略也。筋有刚柔……亦犹经之有络，纲之有纪，故手足项背直行附骨之筋皆坚大，而胸腹头面支别横络之筋皆柔细也。但手足十二经之筋又各有不同者……"

清代叶霖则进一步通过解剖学，对经筋理论、经筋疗法进行了描述，在其所著《难经正义·五十八难》中有载："人身皮内之肌，俗名肥肉，肥肉内夹缝中有纹理，名曰腠理，又内为瘦肉，瘦肉两头即生筋，筋与瘦肉为一体，皆附骨之物也，故邪犯瘦肉，则入筋而骨节疼痛。"

新中国成立之后，许多专家学者总结及发掘经筋理论，如薛立功教授的《中国经筋学》，系首次从《黄帝内经》及远古中医学中挖掘相关理论，用现代医学整理提高并阐明经筋的内涵。

三、经筋与经络的区别

经络学说是阐述人体各脏腑、组织器官间有机联系、相互影响的学说，是解释人体生命活动、病理变化及诊疗疾病原则与方法的理论依据，与脏腑学说、阴阳学说等组成中医学的基础理论，而经络理论更是针灸学的理论核心。《黄帝内经》之《灵枢》分立《经筋》《经脉》两篇，均以循行、主病、治则等方面的写作格式描述，体现了"经筋""经脉"的独立学术地位，为此，后世医家对此进行了较为详细的注释和发挥。

1. 经络

经络学说是在古人长期的医疗实践中不断观察总结而逐步形成的。经络学说是阐述人体经络系统的循行分布、生理功能、病理变化及其与脏腑间互相关系的系统理论。经络系统由经脉与络脉组成，其中经脉包括十二经脉、奇经八脉，以及附属于十二经脉的十二经别、十二经筋、十二皮部；络脉包括十五络脉和无数的浮络、孙络等。它们在生理上网络全身、沟通内外，将人体各个脏腑组织器官组成一个有机的整体，凭此通道输送气血、营养全身，传递信息，协调阴阳，使各脏腑组织器官发挥正常的生理功能。在病理情况下，传注病邪、反映病候，从而指导临床辨证归经、协助诊断，进而传递感应，防治疾病。其实上述主要指的是十二经脉、奇经八脉、络脉的作用，而经筋与皮部、经别均不具备输送气血、传注病邪的特性。

2. 经筋

十二经筋联缀百骸、维络周身的分布情况在体表基本与经脉分布大体相近，人体腔布散筋膜而不属络脏腑。在四肢，三阳筋分布于外侧，三阴筋分布于内侧；在躯干，三阳筋相对分布于体表，最后结聚于头面，三阴筋相对分布于体内，最终布散于胸腹。经筋因入体腔而不属络脏腑，故不如经脉与脏腑般的关系密切，但经筋有赖于脏腑化生的气血津液的濡养而发挥"主束骨而利机关"的作用。经筋深入体腔，对维持内脏器官的相对稳定、气机顺畅具有一定作用。

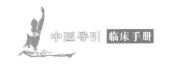

3. 区别

经筋与经脉之间存在着明显的差异，经筋是对筋的认识，而非对脉的认识，形成二者概念的基础不同，因而其在功能上与经脉也几乎完全不同。《灵枢·经脉》说："脉为营，筋为刚"，道出了二者的根本区别，作为一种医学理论，经脉理论主要体现为形、气、血的功能意义，经筋理论则主要说明机体的部分组织构成。可以说，经筋是在经脉形式的启发下，对机体组织构成中的部分结构的一种认识与表达方式。

正如《类经·经络类》曰："十二经脉之外，而复有所谓经筋者何也？盖经脉营行表里，故出入脏腑，以次相传；经筋联缀百骸，故维络周身，各有定位。虽经筋所行之部，多与经脉相同，然其所结所盛之处，则唯四肢溪谷之间为最，以筋会于节也。筋属木，其华在爪，故十二经筋皆起于四肢爪甲之间，而后盛于辅骨，结于肘腕，系于膝关，联于肌肉，上于颈项，终于头面，此人身经筋之大略也。筋有刚柔，刚者所以束骨，柔者所以相维，亦犹经之有络，纲之有纪，故手足项背直行附骨之筋皆坚大，而胸腹头面支别横络之筋皆柔细也。但手足十二经之筋又各有不同者，如手足三阳行于外，其筋多刚，手足三阴行于内，其筋多柔；而足三阴、阳明之筋皆聚于阴器，故曰前阴者，宗筋之所聚，此又筋之大会也。然一身之筋，又皆肝之所生，故唯足厥阴之筋络诸筋，而肝曰罢极之本，此经脉经筋之所以异也。"

经筋与经脉是两类既有联系、更有区别的网络系统，表现在生理、病理、诊断、针灸治疗等方面。为此，中国中医科学院薛立功指出："尽管经筋与经脉在生理、病理、功能、分布等方面有着有机的联系，但二者有着本质的区别，也就是说各有独自的物质基础和生理、病理规律，将二者混为一谈是不利于经筋和经脉理论的研究和应用的。"

第二节 经筋的分类及作用

一、经筋的分类

经筋系统是对人体肌肉与韧带的规律性总结，古代医家没有详尽记述全部的肌肉与韧带，而是以天地之数概括之。《素问·气穴论》指出："肉之大会为谷。肉之小会为溪……溪谷三百六十五穴会。"《素问·五脏生成》又云："人有大谷十二分，小溪三百五十四名"，总以一岁三百六十五天之数概括之。实际上，人有随意肌肉约 639 块，与肢体运动有重要关系者约 150 块，其大小深浅各不同，在此，仅以天文之数泛指其大概之数。

1. 大筋

粗大的肌肉，盛于辅骨之间，约束关节。多分布于手足项背，直行而粗大，成为十二经筋的主体。因其粗大刚劲，充分体现了"筋为刚"的性质，故又称作刚筋。刚筋会聚，其间若谷，如群山围合形成山谷，也称为谷。谷内是气血营卫会聚流行之处。又因其肌肉高突、形象显露，又称为䐃、大肉。

2. 小筋

细小的肌肉，属刚筋之支而横者，细小交错，有维系诸筋、辅助及联络各筋的作用，是十二经筋支别横络的部分，多分布于胸腹头面，因其质地柔细，故又称柔筋。细小筋相维，如平缓小丘相并，其间形成浅沟小溪，故又称溪。溪间也是气血营卫涌流之所，犹经脉之有维络。

3. 宗筋

宗者，总也。指大筋与诸筋总汇之处，亦即大筋、大谷、䐃，其分布特点更能体现诸筋"束骨而利机关"的功能，故应指多条大筋汇聚而形象高突、肌力刚劲的肌肉。又有其他解释，如王冰注曰："谓阴毛中，横骨上下之竖筋也，上络胸腹，下贯髋尻，又经与背腹上头项"，这里的宗筋指

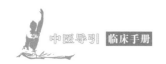

髋、腹、腰、背之大筋，系指腹直肌、髂腰肌、竖脊肌之类。又有宗筋专指前阴者，因足之三阴、阳明经筋均汇于阴，在一定意义上，阴器的功能可反映诸筋的生理病理状态，故将前阴称为宗筋。后两种解释在一定范围内反映了经筋的局部分布状况，有一定的意义。但是，从经筋系统的总体分布着眼，前者更能充分体现宗筋的广泛含义。宗筋是大筋汇集而成，大筋正是体现经筋束骨利机关的重要功能，是运动损伤的好发部位，是防治经筋痹痛的关键肌群。

4. 膜筋

膜筋指片状的肌肉，或包绕在肌肉外层的筋膜。某些肌肉不是以点状起始，而是呈片状分布，这样不仅增宽了肌肉的附着面，而且各部肌束受力也因之分散。这种分布有利于肌肉多方向发挥功能，但也会产生受力点的转移，在运动当中，某一受力点的承受力可能会相对加重，这样也就较易损伤。

膜筋的另一种形式是肌膜，包绕在肌肉外层的膜状组织可称为肌鞘，它由深筋膜与肌外膜共同组成。肌鞘有保护肌肉的作用，如刀入鞘，使肌肉在鞘内运动，免受肌外组织的干扰。尤其是对不同运动方向的肌束，使之得到保护，减少磨损。运动过程中，肌肉的伸缩活动与相对固定的肌鞘活动不同步时，常会造成肌肉与肌鞘的互相磨损，尤其是在其间有神经、血管穿行的地方，常是出现牵拉、损伤之处。筋膜附着的肌表层，常与皮下深筋膜汇聚，将整个肌体包绕起来，在某些关节处还分化成副支持带，以协助约束肌筋，其附着点也易磨损，产生结筋病变。

5. 缓筋

腹后壁隐藏之筋。张志聪注云："缓筋者，循于腹内之筋也。"缓筋首见于《灵枢·百病始生》篇，在论及邪气由浅入深传变，留滞于不同组织时提出。其原文为："或著孙脉，或著络脉，或著经脉，或著输脉，或著于伏冲之脉，或著于膂筋，或著于肠胃之募原，上连于缓筋。"缓筋处于膂筋、肠胃膜原之间。本篇又云："其著于阳明之经，则挟脐而居，饱食则益大，饥则益小。其著于缓筋也，似阳明之积，饱食则痛，饥则安。其著于肠胃之募原也，痛而外连于缓筋，饱食则安，饥则痛。"又一次明确了缓筋的体表投影在腹部阳明经范围，其在肠胃募原之外。再综合上段所论，缓筋在膂筋深层，为腹后壁筋肉。从解剖学角度分析，当指腰大肌、腰方肌、髂肌等。

对缓筋尚有其他解释，如《黄帝内经太素·卷二十七》杨上善注："谓足阳明筋，以阳明之气主缓。"杨氏将缓筋混同于阳明经筋。其实缓筋当在阳明之下，膂筋之前，非阳明经筋。张介宾则认为其泛指柔细之筋，其质薄力单，柔软细弱，故称之缓筋，并非《灵枢·百病始生》篇所指。

6. 维筋

维者，网维，维筋指维系维络之筋。《灵枢·经筋》指出，足太阳之筋为目上网；足阳明之筋为目下网；手少阳经筋，下为肘网。皆联系着维筋，维筋多指腱膜。

7. 膂筋

指脊柱两旁的肌肉，相当于解剖学中的竖脊肌等。《灵枢·经脉》载："膀胱足太阳之脉……入循膂。"张介宾注："膂：吕同，脊背曰吕，象形也。"又曰："夹脊两旁肉。"膂筋是背部粗大筋肉竖脊肌的称谓。

二、经筋的作用

经筋是人体沿运动力线规律分布的筋肉，它更集中地体现着人体筋肉的功能与作用。

1. 主束骨

束，约束也。本意是将两根木头捆绑在一起。所谓束骨则是将两块或多块骨约束成一体之意。骨与骨的连接就是关节。关节的形成依赖于韧带组织的连接，这其中有：关节两端的骨关节面、关节面下之软骨、连接关节两端的关节囊（包括关节囊为稳定关节的需要而增厚的关节韧带）、超关节附着骨端的肌腱、稳定关节的副支持带、关节囊为减轻超关节肌腱于关节侧摩擦而衍生出的滑液囊等。上述各种组织共同构成关节的机械连接结构，它们在经脉及其运行的气血营养调节下，完成骨与骨的连结功能，

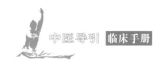

故《素问·痿论》称："宗筋主束骨而利机关"。经筋强盛，人的关节牢固，关节运动灵活而富弹性；反之，经筋失养，关节周围经筋懈惰，则出现关节异常活动，导致关节进一步创伤或劳损，终将引起关节痹痛。

2. 利机关

机关，即关节。关节是人体曲折旋转之处，但其运转要依靠经筋的肌肉牵拉才能实现，所以肌肉的收缩是关节活动的动力。经筋调柔，舒缩自如，则关节活动有序而流利，故称为"利机关"。反之，经筋之肌肉失养，则肌肉萎缩，甚至神气不使，关节活动无力或不能自主，最终表现为肢体运动失灵，功能丧失，出现不自主抽动、震颤、无力、瘫痪等。

3. 为刚为墙

经筋纵行肢体前、后、左、右，且横行支别，纵横交织，形成人体"支节身形"，成为脏腑的外卫，保护着人体内脏，故云："支节身形者，脏腑之盖也"。经筋强健者，不仅肢节灵活，趋利避害，免受外来伤害，而且当外力侵袭时，可减弱受伤的程度。反之，经筋柔弱不利，肢体动作迟钝，则容易受到外伤，而且，外伤的致损程度也较重，甚至危及内脏，故《灵枢·经脉》指出"筋为刚，肉为墙"，总结了经筋对人体的保护作用。

4. 反映病候

经筋系统虽然是对全身肌肉与韧带学内容的概括，但是，经筋功能的强弱、经筋易罹病部位的病损、经筋肌腹的保护性痉挛所引起的疼痛，常常不仅仅反映局部的损害，而且反映内脏的病损。

内脏疾病，邪气留而不去，可致经脉气血逆乱，因经脉均在四肢关节处屈折浮行，故在关节处更容易表达出来。《灵枢·邪客》指出："肺心有邪，其气留于两肘；肝有邪，其气留于两腋；脾有邪，其气留于两髀；肾有邪，其气留于两腘。凡此八虚者，皆机关之室。真气之所过，血络之所游，邪气恶血，固不得住留，住留则伤筋络，骨节机关不得屈伸，故拘挛也。"

劳作时四肢、躯干经常运动，劳损性活动造成关节损伤是不可避免的。在脏腑功能健全的情况下，气血即可趋向病区，清除瘀血，修复损伤，这是新陈代谢的正常功能。但人衰老或体质下降时，这种功能会大大减退，关节周围本来可以修复的损伤，现在则难于清除。这种残留的经筋损伤，由小到大，由轻到重，以关节的病痛形式表现出来。关节痛不仅是关节本身的局部损伤，而且也可以反映内脏功能的强弱，故《灵枢·天年》指出："人生十岁，五脏始定，血气已通，其气在下，故好走。二十岁，气血始盛，肌肉方长，故好趋。三十岁，五脏大定，肌肉坚固，血脉盛满，故好步。四十岁……平盛不摇，故好坐……六十岁，心气始衰……故好卧。"可见内脏功能的盛衰，常由运动功能强弱表现出来。

5. 调经脉

经脉体系包括十二经脉、经别、十五大络、奇经八脉、气街、标本、根结、四海、浮络、孙络等，其核心是十二经脉。十二经脉作为经脉体系的总纲，直接影响着经脉系统各部的生理与病理。十二经脉在循行分布方面均经过相应的"关节"，而所有的关节又是经筋结聚之处，所谓"诸筋者，皆会于节"。在关节处，经脉与经筋相互交会，互相影响。《素问·调经论》指出："夫十二经脉者，皆络三百六十五节，节有病，必被经脉。经脉之病，皆有虚实。"关节部位是经筋与经脉相互交汇影响的重要部位，经筋与经脉并居关节周围，其互相影响是必然的。经筋在关节处的疾病常常还会影响循行其间的经脉功能，引起相应经脉甚至相关内脏发生疾病。如足少阴经筋在阴部结聚点的病理性损伤，常可引起足少阴肾经功能的失调，出现少腹疼痛、性功能障碍和妇女月经失调。同样，胸背部结筋病灶可影响心肺功能，出现胸闷、气短与胸痛等，故《灵枢·邪客》指出："肺心有邪，其气留于两肘；肝有邪，其气留于两腋；脾有邪，其气留于两髀；肾有邪，其气留于两腘"。经筋的"主束骨利机关"的功能，必然影响躯体四肢之中藏于经筋的经脉，合理适度的运动能促进血液循环，尤其是能加强经脉回流，增强脏腑功能，调整人的生理功能，这是经筋对经脉的良性调整作用。

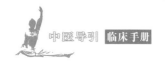

第三节　经筋的分布

一、《灵枢·经筋》原文

1.足太阳经筋

原文：足太阳之筋，起于足小指①，上结于踝，邪②上结于膝，其下循足外侧，结于踵③，上循跟，结于腘④。其别者，结于腨⑤外，上腘中内廉，与腘中并上结于臀，上挟脊上项。其支者，别入结于舌本。其直者，结于枕骨，上头下颜⑥，结于鼻。其支者，为目上网⑦，下结于頄⑧；其支者，从腋后外廉，结于肩髃。其支者，入腋下，上出缺盆，上结于完骨⑨。其支者，出缺盆，邪上出于頄。

2.足少阳经筋

原文：足少阳之筋，起于小指次指⑩，上结外踝，上循胫外廉，结于膝外廉。其支者，别起外辅骨⑪，上走髀，前者结于伏兔⑫之上，后者结于尻⑬。

---

①小指：足小趾。

②邪：同斜。

③踵：足跟的突出部位。

④腘：腘窝，腿弯曲时腘部形成的一个窝。

⑤腨："腨"之误。俗称小腿肚，即腓肠肌隆起处。

⑥颜：指额部的中央部位。

⑦目上网：网有约束的意思，即约束目睑以司开阖。张志聪：网当作"纲"。

⑧頄：颧骨。

⑨完骨：指耳郭后面隆起的骨。

⑩小指次指：第四趾端。

⑪辅骨：即腓骨。

⑫伏兔：伸腿时大腿前部肌肉最高隆起部。

⑬尻：尾骶骨部。

其直者，上乘眇^①季胁，上走腋前廉，系于膺乳，结于缺盆。直者上出腋，贯缺盆，出太阳之前，循耳后，上额角，交巅上，下走颔^②，上结于颃。支者，结于目眦，为外维^③。

3. 足阳明经筋

原文：足阳明之筋，起于中三指，结于跗上，邪外上加于辅骨，上结于膝外廉，直上结于髀枢^④，上循胁，属脊。其直者，上循骭^⑤，结于膝。其支者，结于外辅骨，合少阳。其直者，上循伏兔，上结于髀，聚于阴器，上腹而布，至缺盆而结。上颈，上挟口，合于颃，下结于鼻，上合于太阳。太阳为目上网，阳明为目下网。其支者，从颊结于耳前。

4. 足太阴经筋

原文：足太阴之筋，起于大指之端内侧，上结于内踝。其直者，络于膝内辅骨^⑥，上循阴股，结于髀，聚于阴器，上腹结于齐^⑦，循腹里，结于肋，散于胸中。其内者，著于脊。

5. 足厥阴经筋

原文：足厥阴之筋，起于大指之上，上结于内踝之前，上循胫，上结内辅之下，上循阴股，结于阴器，络诸筋。

6. 足少阴经筋

原文：足少阴之筋，起于小指之下，并足太阴之筋，邪走内踝之下，结于踵，与太阳之筋合，而上结于内辅之下，并太阴之筋而上循阴股，结于阴器，循脊内，挟膂^⑧，上至项，结于枕骨，与足太阳之筋合。

---

① 眇：季胁下两旁之空软处
② 颔：颏部下颈上之软肉处。
③ 外维：维系目外眦之筋，使目能左右盼视。
④ 髀枢：俗称大转子，即股骨上端隆起之处。
⑤ 骭：足胫骨。
⑥ 内辅骨：杨上善谓"膝内下小骨辅大骨者，长三寸半，名为内辅骨也。"
⑦ 齐：古之脐字。
⑧ 膂：脊椎骨两侧竖脊肌。

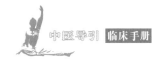

7. 手太阳经筋

原文：手太阳之筋，起于小指之上，结于腕，上循臂内廉，结于肘内锐骨①之后，弹之应小指之上，入结于腋下。其支者，后走腋后廉，上绕肩胛，循颈；出走太阳之前，结于耳后完骨。其支者，入耳中。直者出耳上，下结于颔，上属目外眦……本支者上曲牙，循耳前，属目外眦，上颔，结于角。

8. 手少阳经筋

原文：手少阳之筋，起于小指次指之端，结于腕，上循臂，结于肘，上绕臑外廉，上肩走颈，合手太阳。其支者，当曲颊入系舌本。其支者，上曲牙②，循耳前，属目外眦，上乘颔③，结于角④。

9. 手阳明经筋

原文：手阳明之筋，起于大指次指之端，结于腕，上循臂，上结于肘外，上臑，结于髃。其支者，绕肩胛，挟脊。直者，从肩髃上颈。其支者，上颊，结于颃。直者上出手太阳之前。上左角，络头，下右颔。

10. 手太阴经筋

原文：手太阴之筋，起于大指之上，循指上行，结于鱼后⑤，行寸口外侧，上循臂，结肘中，上臑内廉，入腋，下出缺盆，结肩前髃，上结缺盆，下结胸里，散贯贲⑥，合贲下，抵季胁。

11. 手心主（厥阴）经筋

原文：手心主之筋，起于中指，与太阴之筋并行，结于肘内廉，上臂阴，结腋下，下散前后挟胁。其支者，入腋，散胸中，结于臂⑦。

---

① 肘内锐骨：肱骨内上髁。
② 曲牙：又称"曲颊"，相当于下颌骨角。又，曲牙为颊车穴的别名。
③ 颔：张景岳注，颔当作额。
④ 结于角：张景岳注，结于额之上角也。
⑤ 鱼后：鱼际的后缘。
⑥ 散贯贲：散布于贲门。
⑦ 结于臂：张景岳注，臂当作贲，盖此支并太阴之筋入散胸中，故同结于贲。

12. 手少阴经筋

原文：手少阴之筋，起于小指内侧，结于锐骨，上结肘内廉，上入腋，交太阴，挟乳里，结于胸中，循臂①，下系于脐。

二、经筋的分布特点

1. 经筋始发于足太阳之筋

《灵枢·经筋》记载十二经筋始于足太阳之筋。经脉体现了"食气入胃，浊气归心，淫精于脉。脉气流经，经气归于肺，肺朝百脉……饮入于胃，游溢精气，上输于脾。脾气散精，上归于肺"（《素问·经脉别论》），故"肺手太阴之脉，起于中焦，下络大肠，还循胃口，上膈，属肺，从肺系横出腋下，下循臑内……"（《灵枢·经脉》），强调"经脉者，受血而营之"（《灵枢·经水》）、"脉为营"（《灵枢·经脉》）的气血循行流注的生理特性。而经筋体现了"阳气者，精则养神，柔则养筋"（《素问·生气通天论》）。《黄帝内经灵枢集注》解释道："太阳之气，生于膀胱水中，而为诸阳主气。阳气者，柔则养筋，故是主筋所生之病……"说明太阳经为诸阳主气，为阳气最充足的经脉。而经筋有赖于阳气温煦，"柔则养筋"，足太阳经是阳气最盛之经，足太阳经气的盛衰直接影响经筋，故"是主筋所生之病"。而足太阳之筋伴随同名足太阳经脉循行，上下分布最广，结聚关节最多，故经筋起始于足太阳之筋，体现经筋与阳气的密切关系。由此可见，经脉与阴血关系密切，体现"经脉者，受血而营之"的生理特性，而经筋与阳气关系紧密，体现"阳气者……则养筋"的生理功能。

2. 经筋向心循行，带状分布，起于四末，终于头身

《灵枢·经脉》记载十二经脉，逆顺往来，线性循行，起于四末或头身，终于头身与四末；而《灵枢·经筋》记载十二经筋向心循行，带状分布，起于四末，终于头身。前者强调经脉的线性循环脉络的特性，便于实

---

① 臂：当作臑。意同手心主经筋，张景岳注。

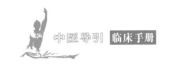

现输送气血、营养周身、传递信息、协调阴阳的作用；后者突出经筋带状分布联络的特点，便于发挥肢体联动、阴阳协调之"主束骨而利机关"的功能。故经脉体现线性脉络的循环流通作用，而经筋突出带状筋膜分布的联动功能。

3. 经筋始于四末，数筋并发，"结""合"交叉联络

《灵枢·经筋》记载十二经筋，始于足太阳之筋，依次为足少阳－足阳明－足太阴－足少阴－足厥阴－手太阳－手少阳－手阳明－手太阴－手心主－手少阴之筋，即足手三阳三阴并行向上分布，且手足三阴三阳在分组结合中，手足三阳筋分布于躯干背部与四肢外侧，多与肢体的伸展活动相关；手足三阴筋分布于躯干腹部与四肢内侧，多与肢体的屈收活动有关，这在经筋生理、病候中分辨阴阳经筋病变时，显得十分重要。经筋与经筋之间的相互联系，并非如经脉那样有表里经、同名经的循行传注，而主要是通过"结""合"的方式进行联系。如足之三阳筋起于足趾，循股外上行结聚于颅（面部）；足之三阴筋起于足趾，循股内上行结聚于阴器（腹部）；手之三阳筋起于手指，循臑外上行结聚于角（头部）；手之三阴筋起于手指，循臑外上行结聚于贲（胸部）；并在经筋所过之关节部位结聚。正如张介宾所言："经筋联缀百骸，故维络周身，各有定位。虽经筋所行之部，多与经脉相同，然其所结所盛之处，是唯四肢溪谷之间为最，以筋会于节也。"另有三合的联系（即足少阴之筋与足太阳之筋合；足阳明之筋，合少阳、合于太阳；手少阳之筋合手太阳），以及足三阴筋、足阳明筋结聚阴器，足厥阴之筋络诸筋等的"结""合"联系。

4. 经筋深入体腔，维稳内脏

手足三阴之筋深入体腔，布散胸腹。具体为足太阴之筋，"聚于阴器，上腹结于齐，循腹里，结于肋，散于胸中。其内者，著于脊"；足少阴之筋，"结于阴器，循脊内，挟膂"；足厥阴之筋，"结于阴器，络诸筋"；手太阴之筋，"下结胸里，散贯贲，合贲下，抵季胁"；手心主之筋，"其支者，入腋，散胸中"；手少阴之筋，"挟乳里，结于胸中，循臂，下系于脐"。经筋通过在体腔内的结聚散着于脐、肋、胸中、脊内挟膂、胸里、贲、季胁等，将内脏如吊床似的相对固定于相应的胸腹体腔之中，维护内脏位置的相对稳定。一旦经筋发生疾病，筋急、筋纵，其维稳功能失常则可引起相应的筋性腔病（脏腑失稳，气机失常所致的病症），如"足太阳之筋……脊反折""足少阳之筋……筋急，前引髀，后引尻，即上乘眇季胁痛，上引缺盆膺乳颈""足阳明之筋……㿉疝，腹筋急，引缺盆""足太阴之筋……其病……阴器纽痛，下引脐两胁痛，引膺中脊内痛""足厥阴之筋……伤于内则不起，伤于寒则阴缩入，伤于热则纵挺不收""手太阴之筋……其病……甚成息贲，胁急、吐血""手心主之筋……其病……前及胸痛，息贲""手少阴之筋……其成伏梁唾血脓者，死不治"等。

5. 经筋布散头面，润运九窍

《灵枢·经筋》记载十二经筋，其中手足三阳之筋主要分布于体表，结聚于角（头部）、颃（面部），布散五官，润运七窍。具体为："足太阳之筋……其支者，别入结于舌本；其直者，结于枕骨，上头下颜，结于鼻；其支者，为目上网，下结于颃""足少阳之筋……直者上出腋，贯缺盆，出太阳之前，循耳后，上额角，交巅上，下走颔，上结于颃。支者，结于目眦，为外维""足阳明之筋……聚于阴器……上挟口，合于颃，下结于鼻，上合于太阳。太阳为目上网，阳明为目下网。其支者，从颊结于耳前""手太阳之筋……结于耳后完骨。其支者，入耳中。直者出耳上，下结于颔，上属目外眦""手少阳之筋……其支者，当曲颊入系舌本。其支者，上曲牙，循耳前，属目外眦，上乘颔，结于角""手阳明之筋……其支者，上颊，结于颃。直者，上出手太阳之前，上左角，络头，下右颔"。

经筋"中无有孔"（《黄帝内经太素》），无传输气血之营养功能。明代张介宾解释道："筋属木，其华在爪，故十二经筋皆起于四肢指爪之间，而后盛于辅骨，结于肘腕，系于关节，联于肌肉，上于颈项，终于头面，此人身经筋之大略也。"强调经筋的分布结聚筋骨关节的网络联系而发挥快速联动的生理功能，由此决定了其在病理上具有疼痛、活动障碍的独特表现。经筋要实现"主束骨而利机关"的生理功能，有赖于刚悍之阳气，

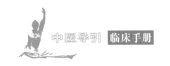

故经筋禀受阳气于四末，数筋并发、向心速行，布散阳气，柔则养筋，三阳三阴经筋联动，阴阳内外左右交叉整体协调，方能适应人体坐立、行跑、奔跳等静动瞬变的复杂运动，修炼中医导引术可以调整人体整体的健康状态。

第四节　经筋的整体观对中医导引术的影响

整体观对中国的传统养生文化影响相当大，尤其在中医导引术方面。中医导引术的修炼过程，要求人们顺应四时动态、昼夜、时辰、阴阳的自然变化，根据春、夏、秋、冬不同季节气候变化修炼相应的导引术。不同时辰练功对应治疗不同疾病，如每天的子时、丑时练习导引功，治疗手少阳三焦经、足少阴肾经、足太阴脾经相关疾病；丑时、寅时练习导引功，治疗手阳明大肠经和手太阳小肠经、手太阴肺经、足少阳胆经、足阳明胃经、足太阳膀胱经、足厥阴肝经相关疾病等。练功过程还要注意形神相互关系，修炼中医导引不仅仅是锻炼形体，同时还能养神，神气充足，人的体质就会更好，形体也会更好，最终达到形神合一的境界，调整人体全身的协调平衡，增强机体健康。这也是中国传统养生文化、导引所追求的最高境界，这种养生思想与方法体现在各类中医导引术中，如《太清导引养生经》中的赤松子导引法、宁先生导引法、彭祖导引法、王子乔导引法等。

一、结构的整体性

人体是复杂结构系统和复杂功能系统的统一体。分布于人体外的经筋组织能否协调统一、阴阳平衡，有赖于结构系统的信息传递。如人体运动、肢体协调、内脏稳固，则有赖于经筋系统的信息传递、内外协调、缓急阴阳，即结构整体化的实现。所以站在结构整体的角度，就不会轻易将关注点放置于单一的经筋、肌肉上；而病理上的关联性体现在一处痹痛的出现必然牵扯另一处或范围更大的痹痛。

骨为弓，筋肉为弦，力为无形之箭矢。经筋通过有规律的密集分布，强有力的联结与联系，使肢体呈现出网络、层次、框架结构，无论上下肢干、躯体前后，基本将人体网织成一个立体式的结构。理论上来说，任何一条经筋的偏移，都会牵一发而动全身地导致整体调整。如两侧髂腰肌、肩胛提肌以及胸锁乳突肌原本是三条并行线，当以右脚站立或坐姿中心落于右侧时，右侧的髂骨会被顶高、后旋，造成髂骨的向左倾斜，身体为了保持平衡，便会将右肩向下倾斜、前旋，枕骨肌群向左下倾斜、后旋，而身体的力线便会产生代偿性的调整，脊柱因此呈现弯曲与旋转。

当经筋受到损伤表现出疼痛时，该经筋必然会出现保护性痉挛，这是机体趋利避害的一种本能。而随着损伤刺激的持续存在，也会迫使经筋受到伤害性刺激的激活，而处于痉挛的状态。长期痉挛会使肌肉间血液的循环受阻，造成血液回流障碍，并使血管通透性增加，血液内大量的致痛物质渗出，形成"迫切为沫""津液涩渗"，出现"排分肉""肉裂而痛"。此时不但在病变的主动筋群或协同筋群可触及挛结点或明显压痛等，并且在其拮抗筋群也有挛缩、疼痛的出现。筋群的这种主动与拮抗关系，古人早以"阴阳"二字明示。而从经筋病候的表现看，除了经筋上下跨"结"的"支痛转筋""引髀而痛"等之外，阳部的经筋继而影响到阴筋，或者阴部的经筋反过来影响到阳筋，发生阴阳筋同病，即《灵枢·经筋》所言："阳急则反折，阴急则俯不能伸"。

另外，由于部分经筋交叉分布，如足少阳之筋，"结""合"交叉相联，出现"维筋相交"，其"伤左角，右足不用"，同理"伤右角，左足不用"。这种临床表现形式与西医学中脑神经损伤后出现的对侧肢体半身不遂极为相似。故以人为观察个体，上与下、左与右、前与后、角与隅，都是相互直接联系的"阴阳经筋群"。正是基于此，巨刺、缪刺，甚至腕踝针等平衡针刺法愈来愈多地作为"从阴引阳、从阳引阴"治疗思想的实现形式。因此，以"牵一发而动全身"的功能力线的观点来看经筋，就不会局部去切割人体，将其视为单独的、一块块的组织，而是基于"调整人体某一部位

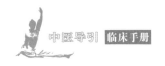

的框架系统会影响全身其他部位"整体的网络架构，将肌肉、肌腱等经筋组织整合视为互相连结，互相牵引、联系、平衡的关系，从而在力学的角度验证了经筋理论的整体观，使得手足、阴阳、经筋、力线、治法在序列关系上产生交互，作为一条重要的线索来探索《黄帝内经》的人体结构理论整体观的科学性。

二、功能的整体性

功能的整体性主要体现在两个方面，即五脏一体观与形神一体观。

五脏一体观：人体由五脏（心、肝、脾、肺、肾）、六腑（胆、小肠、胃、大肠、膀胱、三焦）、形体（筋、脉、肉、皮、骨）、官窍（目、舌、口、鼻、耳及二阴）等构成。人体以五脏为中心，配合六腑、形体、官窍，通过经络系统的联络作用，构成了心、肝、脾、肺、肾五个生理系统。心、肝、脾、肺、肾五个生理系统之间，具有结构的完整性和功能的统一性，相互促进，相互制约，共同维持生命活动的正常进行。这种以五脏为中心的结构与功能相统一的观点，称为"五脏一体观"。经筋深入体腔，将内脏如吊床似的相对固定于相应的胸腹体腔之中，维护内脏位置的相对稳定。

形神一体观：形体与精神是生命的两大要素，二者既相互依存，又相互制约，是一个统一的整体。形神一体观，是指形体与精神的结合与统一。正常的生命活动，形与神相互依附，不可分离。形是神的藏舍之处，神是形的生命体现。中医导引术讲究"形与神俱"，"形""神"一体才能发挥中医导引术的最大功效。

第五节　从经筋角度分析导引动作的特点

一、导引的动作特点是牵伸

1. 牵伸的对象是经筋

尽管导引运动可以引动四肢百骸，但具体而言，导引的牵伸对象是经筋系统。古人关于筋的生理、病理及导引经验都提示了这个观念。就正常生理而言，筋主力，是力的承担者。按《释名》的说法，筋为肉之力。李梴也说"人身运动，皆筋力所为"；肉主运动，但从今天的观点来看，中医之肉似更强调收缩的力量，而筋更偏重对被动拉伸力量的承担。从病理角度来看，古人普遍肯定了筋病对伸展功能的影响，如《素问·痹论》篇明确提到"夫痹之为病……在于筋则屈不伸"。关于经筋患病导致屈伸障碍的论述，在《黄帝内经》中多处可见，后世医家也有广泛的论述。张介宾在解释《素问·生气通天论》"緛（ruǎn）短为拘"时也说"大筋受之则血伤，故为緛短……緛短故拘挛不伸"。导引牵伸运动与筋的直接关系在《引书》中即有明确的体现。从正常身体运动角度说，肢体的伸长运动，本身就是"引"筋的过程，如"正信（伸）两足三十，曰引阳筋"等；在多种筋病的治疗中，该书也采用了明确的牵伸方法，也明确了牵伸对象是经筋。

2. 牵伸经筋以影响生命整体活动

中医导引术的基本特征是一种系统的牵伸运动。经筋受牵伸力量影响发生形变，并因此对生命的整体活动造成影响。缓筋气通，《灵枢·官能》篇提到了"筋缓"与"气"的重要关系，并认为这是从事导引的良好条件，"缓节柔筋而心和调者，可使导引行气"。反之可以据此认为，通过导引"缓节柔筋"，有利于行气。《抱朴子·别旨》则明确提到了通过导引使"筋缓"以利"气通"的效果；刘完素在《素问玄机原病式》中更

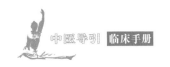

为明确表述了屈伸按摩中的拉伸之法使筋舒缓，益气通行；张介宾在解释《素问·脉要精微论》"筋将惫"时也说"筋惫若是，则诸经之失强也"。可见经筋对经脉、气都有着直接的作用，而导引的牵伸运动使筋朝向有利于经脉气血的方向变易。实四肢而充脏腑，《素问·阳明脉解》篇说："四支者，诸阳之本也。阳盛则四支实，实则能登高也"。也就是说，只有阳气旺盛，四肢充实，运动能力才会增强。而导引则强调从四肢入手，增强阳气以充实脏腑。

二、导引是提高机体柔韧性的最佳方法

中医导引术的锻炼过程是一种抗阻（抗自身重力）、静力性收缩、离心收缩、牵伸的运动过程；在导引术的锻炼过程中要求导引术式的动作缓慢，运动控制精准、柔和。长时间坚持导引术的修炼，可以达到"导气令和，引体令柔"的阴阳平衡状态和"筋长一寸，寿延十年"的效果，同时最大限度提高了机体的柔韧性。

1. 什么是柔韧性

柔韧性的常见定义是单一关节或一群关节的活动或运动范围。用一般人的说法来说，就是身体能伸展、弯曲和旋转的程度。专业教练及生理学家古莫森（Tony Gummerson）将一般定义扩展成以下描述：单一关节或一群关节在有同伴或器材协助之下，瞬间可达到的活动范围极限。柔韧性是健康体适能五要素之一，也是身体训练的重要组成部分，良好的柔韧性使原动肌的工作更经济、更高效，有利于预防肌肉僵硬和肌肉劳损，有利于保持肌肉的良好功能，防止肌肉拉伤。柔韧性不佳带来的危害如下。

（1）紧绷、僵硬的肌肉会限制我们身体正常的活动范围。在某些情形下，柔韧性不佳可能就是肌肉酸痛及关节疼痛的原因。严重缺乏柔韧性甚至会导致无法弯腰或转头看后方，严重影响我们的工作和生活。

（2）紧绷、僵硬的肌肉会妨碍正常的肌肉活动。一旦肌肉无法有效伸缩和放松，就会导致肌肉活动表现不佳，以及肌肉活动控制不良。缩短、紧绷的肌肉也造成身体在运动时肌力和爆发力大幅减弱。

（3）紧绷、僵硬的肌肉还会限制血液循环。肌肉要获取足够的氧气和养分，良好的血液循环至关紧要。血液循环不良可能导致肌肉愈来愈疲惫，最后会影响肌肉在激烈运动后的复原能力，肌肉自我修复的过程也会受到阻碍，如果身体两侧的肌肉力量和柔韧性不同，还会导致脊椎的偏移、错位。外在影响美观，内在会增加椎间盘突出的风险，压迫神经还会导致疼痛。

（4）脊柱关节的失衡，进而引起人体运动系统、血液循环系统、神经系统、呼吸系统、消化系统、生殖泌尿系统和内分泌系统的功能紊乱。躯干与内脏疾病的密切联系，已经得到国内外专家的广泛关注，但国内外专家的研究大多局限于骨骼与症状上面，忽视了导致这种病变的根本原因——肌张力，而改变肌张力的最快方法是让两边肌肉的柔韧性一致。导引动作注重人整体经筋、气血、阴阳的调整，更有利于使人体整体柔韧性的一致，这正是导引"引体令柔"的作用特点。

2. 经筋与柔韧性

中医学的经筋包括西医学的肌肉、肌腱、筋膜和韧带等，而柔韧性是现代医学的概念，与肌肉、韧带、肌腱、骨关节等有着极大关系。肌肉系统的柔韧性好，肌肉活动的表现才能达到巅峰，而练习导引是提升及保持肌肉与肌腱柔软度最有效的方法。然而，另有一些因素使我们丧失柔韧性。柔韧性可能受限于内在及外在的因素。内在因素例如骨骼、韧带、肌肉量、肌肉长度、肌腱，以及皮肤都会限制肌肉和关节的活动范围。举例来说，腿伸直后就无法再往前弯曲，这是因为受限于构成膝关节的骨骼和韧带结构。外在因素，包括年龄、性别、温度、衣物，还有受伤或身体障碍，都会影响柔软度。

随着年龄增加，肌肉和关节会愈来愈紧绷僵硬，这是大家都知道的常识。这是老化的必然现象，由身体退化活动力降低造成。虽然我们没办法阻止老化，但通过改善身体的柔韧性可以让身体的各项功能运作正常，人体功能正常，就可以维持运作近百年而不衰。正所谓："筋长一寸，寿延十年"。年龄不该是健康和活跃生活的阻碍，随着年龄增加，我们确实更应该

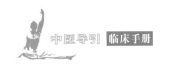

注意一些事情。此外，要花更长的时间运动才能达到想要的效果，而且需要更多的耐心和谨慎。"骨正筋柔，气血已流"，筋柔了，机体的柔韧性才能更好，气血流通更好，身体才能处于生命力旺盛的健康状态。

3. 引体令柔

导引术的显著特点是神形兼练、首重养神，"导气令和，引体令柔"，强调进行意、气、形的整体运动。导引法分"动势""静势"和"动静结合势"，天人合一、神形一体、顺应自然、内外结合、动静互涵、重养轻治和防重于治是导引法的精髓和核心。

无论是对于患者和正常人的健康而言，还是对于专业的运动员而言，柔韧性都是重要的因素之一。身体犹如一部精密的机器，全身600多块肌肉，任何一个部位的肌肉僵硬都会影响其相互协同，或者相互拮抗的肌肉的功能及柔韧性，（因为经筋的关系）僵硬没有弹性的肌肉会压迫血管神经，导致循环代谢受限，关节活动幅度变小，肌肉张力的不平衡直接导致骨骼的偏移和错位。错位的椎体又会压迫神经导致疼痛麻木或者椎间盘突出等情况。因此，保持肌肉张力的平衡是防止脊柱相关疾病发生的有效手段，导引术是各种方法中最为简单有效的代表。

五禽戏是中国民间广为流传的导引健身方法之一，五禽戏又称"五禽操""五禽气功""百步汗戏"等，由东汉医家华佗创制，通过模仿老虎、猴子、鹿、鹤、熊的动作来进行锻炼。据传华佗的徒弟吴普依法锻炼，活到90多岁依然耳不聋、眼不花、牙齿完好，饮食不减，达到百岁高龄。现代医学研究也证明，作为一种导引术，五禽戏可以使人体的肌肉和关节得以舒展，经筋柔和，有益于提高肺与心脏功能，改善心肌供氧量，提高心排血量，促进组织器官的正常运作。

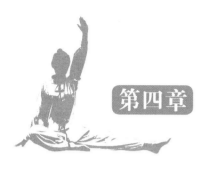

第四章　导引相关筋膜理论

第一节　筋膜的概述

一、筋膜学的概念

1. 筋膜学的定义

筋膜学是对非特异性结缔组织支架本身的生物学特性以及被其支持和包绕的功能细胞相互关系进行研究的学术领域。

2. 双系统理论

从单胚层生物、二胚层生物、三胚层生物一直到人体均是由两个基本的系统构成，即分布于人体全身的非特异性结缔组织所构成的筋膜支架网络形成支持与储备系统；被该支架网络支持和包绕的各种功能细胞构成功能系统。双系统理论是筋膜学的核心内容。

3. 筋膜学提出的学术背景

经穴是人体脏腑经络之气输注于体表的部位。千百年的临床应用证实了经穴对人体生理、病理、诊断、治疗等各个环节都起到了不可忽视的作用。对于穴位的实质以及治疗机制的研究越来越受到人们的关注，在研究过程中发现筋膜结缔组织和腧穴具有密切联系。有研究观察到手太阴肺经的全部穴位与结缔组织密切相关；另有研究借助磁共振成像等多种方法发现穴位都存在于不同结缔组织中；美国 Helene M. Langevin 推断针灸作用的

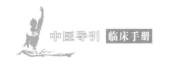

发挥和结缔组织有关，提出针灸经穴网络是间质结缔组织网络表象的假说。

2002年初，由南方医科大学原林教授牵头的团队，用数字化图像重建人体经络，发现穴位均集中在人体四肢的肌间隔、躯体神经末梢汇集处、感觉神经分布密集的器官，以及内脏的系膜等结缔组织密集处。将标记的阈值放宽就会出现更多的影像结构，如果把所有结缔组织全部标记，就会呈现一个完整的遍布全身的支架网络结构。通过对人体结缔组织支架网络结构进行发育生物学和生物进化起源的追本溯源，发现单胚层生物的细胞外基质、二胚层生物的中胶层、三胚层生物的间充质以及人体非特异性结缔组织均为同源结构。人体非特异性结缔组织支架网络为已分化的组织细胞提供支持和支撑作用，并为这些功能组织细胞的修复、再生提供细胞储备和生存的环境，人体的双系统理论是筋膜学的核心部分。

二、筋膜的概念

1. 筋膜的定义

（1）狭义的筋膜：包括浅筋膜和深筋膜，浅筋膜又称皮下筋膜，遍布全身各处，主要由富含脂肪组织的疏松结缔组织组成。深筋膜又称固有筋膜，由致密结缔组织组成，含脂肪组织较少，位于浅筋膜的深面，连接肌骨系统不同结构并向远处传递肌肉力量。

（2）广义的筋膜：包括固有结缔组织和特殊结缔组织两大类。固有结缔组织包括疏松结缔组织、致密结缔组织、脂肪组织和网状组织；特殊结缔组织包括骨组织、软骨组织、血液和淋巴等。

（3）新的筋膜分类：从分化的角度把全身所有的筋膜结缔组织分为两大类：未分化的结缔组织，包括疏松结缔组织和脂肪组织；已经分化的结缔组织，包括骨组织、软骨组织和牙质等硬性固态结缔组织，韧带、肌腱、椎间盘等软性固态结缔组织，血液、淋巴、脑脊液、房水等液态结缔组织。

2. 筋膜的组织学结构

（1）筋膜的细胞类别：筋膜内的细胞主要包括成纤维细胞、脂肪细胞、巨噬细胞、肥大细胞和未分化的间充质细胞等。未分化的间充质细胞是筋膜的干细胞,在特定情况下进行分裂、分化,形成筋膜。

(2)细胞间质:细胞间质又称细胞外基质,包括胶原纤维、弹性纤维、网状纤维、蛋白多糖、糖蛋白和组织液,由细胞分泌,位于细胞周围,为组织、器官甚至整个机体的完整性提供力学支持,并为细胞的黏附与迁移、增殖与分化等产生重要影响。

第二节　筋膜与中医导引

一、筋膜的作用

筋膜是对人体浅筋膜和深筋膜的总称,人体筋膜遍布全身内外,形成一个巨大致密的网络,包括所有肌、肌腱或血管、神经及某些内脏器官表面或间隙之间的固有结缔组织,构成各种器官和组织的被膜和支架。筋膜可内至脏腑、外达皮肤,可将内外、上下沟通为一个完整的统一体;在功能上,筋膜结缔组织间蕴含丰富血管,为全身各组织器官提供血液供应和充足营养物质,当筋膜结缔组织发生损伤时,组织内的炎症细胞可清除损伤或衰老的功能细胞,促进组织细胞的修复与再生,以抗御外邪、保护机体。

二、筋膜对运动的影响

1. 筋膜挛缩

人体肌肉收缩时,肌肉与深筋膜间因透明质酸的存在,而产生滑动。透明质酸是一种多糖、高分子的聚合物,是细胞外基质的重要成分之一。在生理溶液中,短链的透明质酸可展现自我聚合性,透明质酸浓度的增加会使其排列混乱,使溶液的黏滞性增加。如果深筋膜张力失衡,深筋膜张力汇集点将过度使用,透明质酸浓度增高,结缔组织中滑液 pH 降低,致

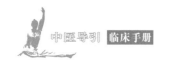

使组织致密化。最终导致筋膜僵硬，筋膜张拉结构失衡，筋膜的滑动性变差，影响关节的运动。

2. 产生疼痛

肌筋膜、肌肉组织在耐受性及抗拉力方面具有高度相似性，但与肌细胞不同，肌筋膜成纤维细胞仅由自主神经激活并且在数天或数周后才具有相关机械性能，可见肌筋膜缺乏有效主动保护机制。当机体运动过程中突然加速、减速或改变方向时肌筋膜更易受损，损伤后机体出现应激性炎症反应，免疫系统启动并诱导细胞外基质中生物活性物质（如促炎细胞因子、缓激肽、P物质、蛋白酶等）释放从而加速疼痛产生，受损组织随后进入再生及纤维化阶段，在损伤区域高张力环境下胶原纤维过度增殖呈多向排列、交叉联结，极易形成纤维瘢痕使肌筋膜纤维基质变硬，降低肌筋膜间滑动能力，增加腱性组织再损伤风险，使运动受限。

三、导引对筋膜的影响

"导引"一词首现于《庄子·刻意》篇之中，"吹呴呼吸，吐故纳新，熊经鸟申，为寿而已矣，此道（导）引之士，养形之人，彭祖寿考者之所好也。"所谓"导"，就是呼出体内浊气，吸入清气，即吐故纳新；而"引"就是躯体运动。"导引"即利用呼吸吐纳法，将体内气机变得平和顺调，再配合以主动的肢体运动做俯仰屈伸运动，使机体更柔软坚韧。东汉·张仲景《伤寒杂病论》中提倡"四肢才觉滞重，即导引、吐纳、针灸、膏摩，勿令九窍闭塞"；隋·巢元方《诸病源候论》全书不载方药，在其证之后载有"养生方"或"导引法"289条，都说明了导引术的重要性。导引术的精髓就是在"形、气、神"三者的指导下共同完成肢体运动及呼吸运动，这与现代运动疗法有别。

导引不仅可以疏通经络、调和阴阳，还可以通过不断地收缩、放松躯干、肢体各关节周围的肌肉、韧带及关节软组织等筋膜，使机体筋膜得到各层面充分的滑动，使筋膜张拉结构处于平衡状态，从而有利于运动的有序进行或起到治愈疾病的作用，导引主要对筋膜产生以下影响：

1. 产生损伤因子

无论是针灸、拔罐还是中医导引，均促进人体分泌多种损伤因子，这些损伤因子有利于结缔组织中干细胞的增殖和分化，并随血液运送到全身各处，促使损伤后的修复。

2. 机械牵拉效应

（1）神经牵拉刺激：人体中众多的感觉神经末梢和感受器分布于结缔组织内，通过针灸、导引牵拉刺激筋膜，可产生一系列的生物学信息，中医的"得气"便是由此而来。

（2）牵拉筋膜促进血液、淋巴的回流：中医导引通过牵拉扭转筋膜，以及挤压、扭动毛细血管和毛细淋巴管，刺激皮下神经和交感神经，引发神经冲动，有利于促进血液和淋巴的回流。

3. 神经反射效应

在表皮的乳头层分布有大量的神经末梢和环层小体等神经感受器，骨膜上有密集的神经末梢，分别属于痛觉、触觉、压觉等感受器。通过导引刺激这些筋膜中的感受器产生兴奋，从而向中枢传入神经冲动，经过中枢的整合，再发出神经冲动调节筋膜的运动。

4. 机体应激效应

人体在收到一定伤害性刺激后，机体会发生一系列反应以应对伤害，促进自身功能的提高。所谓的伤害性刺激不只是指受到严重的外伤，也包括中医导引中动作的幅度或难度超过机体本身所承受的范围，但仍去做这个导引动作对机体所造成的影响。这种应激反应通过脊髓、脑干把神经冲动传到大脑皮质，使大脑中枢意识到危险，通过大脑下传神经，使机体发生一系列的应激反应，提高机体的代谢和免疫功能。

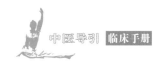
第三节　脏腑运动的筋膜基础

一、器官—筋膜单元的概念

由协同性的器官和内脏节段及其包裹性和嵌入性筋膜形成，协调一个特定功能的解剖元素（例如消化功能）。器官位于具备某一特定功能的躯体阶段内，筋膜把这些器官连接在一起，器官症状很多时候并非由器官本身导致，而是由筋膜引起致密化所导致。

躯干由颈部、胸部、腰部和盆部四个节段组成，这些节段包含颈腔、胸腔、腰腔和盆腔四个腔室，腔内容纳内部器官。颈腔从颅脑底部延伸到胸腔入口，胸膜穿顶是它的底部；胸腔包括位于胸膜穿顶之下胸部横隔之上的器官；腰腔包括位于横隔之下横结肠系膜之上的器官；盆腔包括位于横结肠系膜和泌尿生殖膜之间的器官。四个体腔内部的筋膜形成三种鞘膜，或称筋膜间隔，一个连接内脏，一个连接管性部分，一个连接腺体。

颈腔包含的器官—筋膜单元：内脏，在吞咽和发声时协调咽和喉的运动；管性结构，允许颈动脉在颈静脉回流的同时参与工作；腺体，连接并协调甲状腺和甲状旁腺的激素分泌。胸腔包含的器官—筋膜单元：内脏，包括肺、胸膜、支气管和气管；管性结构，包括心脏和膈内的所有血管；腺体，包括胸腺、心包膜和所有连接这些结构到膈肌中心的韧带。腰腔包含的器官—筋膜单元：内脏，包括胃、十二指肠和食管下端；管性结构，包括肾、肾盂及环绕这些器官的筋膜，还有下腔静脉、腹主动脉的外鞘膜；腺体，包括肝脏、胆囊及其众多管道，还有胰腺、肾上腺。盆腔包含的器官—筋膜单元：内脏，包括小肠和大肠；管性结构，包括膀胱、尿道、输尿管和供应这些器官的血管和筋膜；腺体，包括固定和包绕的盆腔腺体尤其是性腺的所有结构。

二、生理基础

在器官—筋膜单元中，内部筋膜使器官能够自由运动，保持器官的机动性，还可刺激壁内和壁外的自主神经系统，但这些功能的实现需要内部筋膜保持正常的张力。躯干的外部筋膜形成体腔，一般不会对内部器官产生机械性的力学干扰，但过度的张力会干扰内部筋膜，影响自主神经功能，最终导致器官—筋膜单元不能正常工作。任何腹壁筋膜的僵化都可以传导到嵌入筋膜，也可以改变其上附着的壁自主神经所产生的冲动。通过不同的导引动作牵拉到不同部位的嵌入筋膜，刺激壁自主神经，从而影响内脏的收缩运动，调节内脏的生理运动，器官—筋膜单元是脏腑运动的基础。

三、脏腑导引

脏腑有阴阳之分，五脏属里，故为阴，六腑属表，故为阳。五脏是指心、肺、脾、肝、肾。但五脏具有化生和贮藏精气以及藏神主志的功效。其生理作用虽然各不相同，但五脏间的各种生理功能相互依存、相互制约，以保持其生理活动的协调平衡。六腑是指胆、胃、小肠、大肠、膀胱、三焦。它们的共同功能是受纳腐熟水谷、传化精微、排泄糟粕。五脏六腑之间的各种生理功能相互依存、相互制约，以保持着人体生理活动的协调平衡。脏腑之间具有互相支持的协同能力，如果其中一个功能失调，那么人体的气机升降就会失去平衡，终致阴阳不调、气血不周，清气不升，浊气不降，循环流通不能就会生病。五脏六腑都需要气血的滋养、经络的畅通，才能正常工作；而充足的气血则有赖于健康的五脏来提供。

《黄庭内景五脏六腑补泻图》为《道藏》中着重论述脏腑理论的专著，此书受道家经典《黄庭内景经》中的脏腑论述启发，并糅合了医家脏腑之说、诊断之法，分肺、心、肝、脾、肾、胆六节论述了道家导引行气之养生术及诊病摄生之道，《正统道藏》谓其"先明脏腑，次说修行，并引病源，吐纳除疾，旁通药理，导引屈伸，察色寻证，自禁食忌。庶使后来学

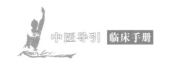

者，得以按图而云，诸法可见，万品昭然"，是道医学对《黄帝内经》藏象学说及脏腑体系的承袭与发挥。

"脏腑导引法"共6节，分肝、心、脾、肺、肾、胆，每脏一节。按五行对应，每一季练一脏。分别为：肝脏—正月、2月、3月；心脏—4、5月；脾脏—6月及四季；肺脏—7、8、9月；肾脏—10、11、12月；胆腑无季节。姿势全采用坐式，其导引法除肢体运动外吸收了胎息（闭气法）、咽液、叩齿等方法。肝脏导引法包括两臂交叉转体与两手交叉向前伸臂两个动作；心脏导引法包括左右冲拳、单手上引臂、两手相叉踏脚三个动作，另加胎息（闭气）、咽液、叩齿；脾脏导引法为跪坐，屈单腿，双手向后反撑和两手据地转头颈（虎视）；肺脏导引法为双手据地坐向上引背及双拳反捶背，以及胎息、咽液、叩齿；肾脏导引法为三个动作，即两手引臂上举、双臂抱膝左右翻滚、左右足轮流向前蹬踏；胆腑导引法包括正坐双手握踝前后摇滚及两手据地伸腰两个动作。

中医导引在习练的过程中，除了对呼吸有所要求外，对动作本身也有要求，有些需要把动作做到极势，并且在极势状态下保持一定的时间，其实这个时候就是对筋膜进行牵拉，通过这种应力刺激，筋膜进行自我张力的调整，筋膜张力正常，疼痛便能缓解。习练导引通过筋膜中丰富神经末梢和感受器感知运动器官的空间位置，主动调整全身筋膜的张拉结构，保证肢体在虚、实变化中保持动态平衡。导引属于柔中带刚，这和筋膜既有张力又有弹性的纤维密切相关，正如筋膜链所示，导引动作的完美展示，需要多条筋膜链协调工作，适合的张力才能把动作流畅地展示出来。另外，习练导引需要慢，只有慢，身体意识才能表现为筋膜意识，即在静态或者动态中感受身体筋膜网调整骨骼结构的能力。导引动作多种多样，不同的导引动作刺激不同的脏腑和筋膜链。经络内属于脏腑，外络于肢节，通过导引也能促进经络疏通，使精气血津液输注到全身，使人体各部的功能活动得以保持协调和相对平衡。

第四节　躯体运动的筋膜基础

一、肌筋膜单元的概念

一个肌筋膜单元是由一组将身体某一阶段向某一特定方向运动的运动单位以及与这些力量和介质相连的筋膜组成的。每个肌筋膜单元都包含以下成分：位于筋膜鞘中的能部分自由滑动的单关节和双关节肌肉纤维；能够将张力通过肌内膜、肌束膜和肌外膜传递到浅表筋膜层的深部肌肉纤维；与拮抗肌肌筋膜单元筋膜相连的一部分主动肌肌筋膜单元的肌肉纤维。单关节和双关节的肌纤维形成各自的肌筋膜单元：单关节纤维包含于一个肌筋膜单元，只参与由此肌筋膜单元驱动的动作；双关节纤维既可以在一个单独的肌筋膜单元内发挥作用，也可以参与到其近端或远端的肌筋膜单元。肌筋膜单元是机体躯体运动的基础。

二、生理基础

每个肌筋膜单元内都可以找到运动介质同步化协调中心（cc）和一个感知关节运动的感知中心（cp）。这两个中心负责神经系统在外周的活动：cc神经支配丰富，受肌肉牵拉大，位于深筋膜，与肌梭互动，是肌纤维收缩产生的矢量汇聚中心；cp为各种感受器提供有关每一个动作的方向信息，当肌筋膜单元激活时产生运动感知的部位。

一个运动单位有几千个肌梭，它们分布到多块肌肉中，仅靠中枢神经系统使它们同步活动是不可能的，它们需要在外周有一个矢量中心来协调，即cc。cc位于肌外膜筋膜的特定点，肌外膜包裹独立肌肉，与肌束膜和肌内膜相连，以腱外膜和腱鞘延续至肌肉末端，直接参与肌梭和高尔基腱器之间的张力活动。当人体想要运动时，运动方向的冲动由大脑产生，并沿脊髓下行，通过γ纤维沿运动纤维传至肌肉，从而兴奋肌梭内的收缩纤维，会牵拉整个筋膜结构向cc汇集，cc可以根据牵拉进行适应性调整。肌梭收

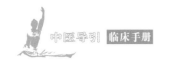

缩时，筋膜变短，其中心部分会变大，环螺形末梢被激活。起自环螺形末梢的Ⅰa和Ⅰb的传入纤维将冲动传递至脊髓，然后，α纤维才能进行第二阶段的收缩。这种反射性调整是根据张力情况在肌筋膜单元内进行的。肌筋膜单元在特定神经冲动的激发下，启动身体特定部位的运动。

肌筋膜单元的cp位于关节内，与随意肌相连，共同受神经支配。cp是韧带、肌腱和关节囊等传入纤维的汇合处，能反映出这些传入纤维的定向分布情况。当cp不能根据生理线进行牵拉时，它们含有的感受器就会发出功能失调的信号，如疼痛等。因此，由于疼痛位置或cp是功能失常所伴发的结果，所以治疗时并不能把重点放在这些部位，而是把重点放在致密化的cc等进行干预。cc是筋膜中对牵拉敏感的部分，最常发生致密化。

三、肌筋膜链的概述

"肌筋膜链"又称"肌肉链""肌筋膜经线"，指一连串肌腱与肌肉按照特定的层次和方向，以筋膜直接相连或间接相连的力线。肌筋膜链理论以肌筋膜为纽带，突破传统解剖学的"肌肉孤立理论"，在传统的解剖理念中，人体中的每一条肌肉都有特定的起止点，但是随着医学科技的发展，人们逐渐发现人体的肌肉只有部分起于或者止于骨膜上，还有一部分以筋膜的形式与相邻的肌肉连接在一起，所以传统的解剖学肌肉起止点理论往往是从肌肉的位置和功能出发对人体进行研究，但是却忽略了人体肌肉的整体功能，对于人体肌肉整体的协调造成较大的限制。肌筋膜链从整体的角度研究全身肌肉与肌肉之间的连接关系，将治疗范围从传统的单一肌肉扩大为相互关联的肌群。

人体具有较强的代偿能力，比如当一个人的右脚出现扭伤时，在走路的时候左脚就会不自觉地使用更多的力量代替右脚的部分功能，这就是人体的代偿现象。运动过程中，身体的某一部位因太过僵硬受到运动限制时，身体的另一个部位就会补偿，使补偿部位发挥其原本并不具备的功能，很容易导致身体正常部位的受伤。若人体肌筋膜链中的某一区域受过度压迫或牵拉，则可能出现筋膜缩短、紧张，其相关区域也将被拉长、松弛，产生类似于筋急与筋纵的现象。以螺旋链为例，螺旋链是环绕身体左右的两条肌筋膜链条，并在躯干前方左右交叉分布，因此，螺旋链与其他肌筋膜链存在结构的连结和功能的协同。当机体出现异常的时候，螺旋链可发挥代偿或维持身体的扭转旋转及侧移的功能。这也说明了筋膜链的整体性，通过相互协调配合以保持各个张力与收缩力的平衡，从而维持人体在动静状态下的平衡。

　　肌筋膜链是运动产生和体态维持的基础单位，是一条力的传导路线。生理状态下，单条肌筋膜链维持体态、产生肢体运动，是链条中所有组成部分协同作用的结果，而全身运动的协调与身体张力的平衡同样依赖于各条肌筋膜链的配合。病理情况下，肌筋膜链中任一处出现功能的异常，都会循行应力传导的方向影响远端其余部位的功能发挥。局部肌筋膜的功能状况直接决定肌筋膜链整体的功能状况，同时未受损的区域也能在一定程度上替代或补充受损部位的功能，即所谓代偿作用。但过度代偿会增加代偿组织的负担，甚至会使其产生病理反应，轻者如疲劳、酸痛，重则如劳损、筋膜炎和骨赘等，最终导致肌筋膜链整体的功能失常。

　　以下将按照筋膜与肌肉的连续性，依据方向、深度、连接性和功能性等四条规则，分别论述人体的前表线、后表线、体侧线、螺旋线、手臂线、功能线、前深线等 7 条线。

　　1. 前表线的概念

　　前表线自脚背至头颅后侧连接人体的整个前表面，可分为脚趾至骨盆和骨盆至头部两部分。前表线具有使躯干和髋关节屈曲、膝关节伸展以及足背屈的运动功能。前表线的姿势功能主要是与后表线保持平衡，提供张力性的支撑，以便从头部往上提拉重心前倾的骨骼，如耻骨、胸腔和面部。前表线的肌筋膜还可维持膝关节的姿势性伸展，前表线的肌肉随时准备保护人体前表面、敏感和脆弱部分以及腹腔脏器。

　　2. 后表线的概念

　　后表线连接并保护整个身体的后表面，是一个从脚底到头顶的肌筋膜链，可分为脚趾到膝盖以及膝盖到额头两部分。后表线除了使膝盖向下弯

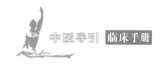

曲的例外，所有动作功能是产生伸直与过度伸直。后表线的姿势性功能是在完全直立伸直的前提下支持身体，以免倾向蜷缩而屈曲如婴儿般姿势。

3. 体侧线的概念

体侧线位于身体两侧，起自足内侧与外侧的中点，从踝外侧上行，经小腿、大腿的外侧面，以"篮纹状"或"鞋带交叉"方式上至躯干，由肩部下方上行至耳部区域。体侧线参与身体侧弯的形成，即躯干侧弯、髋部外展及足外翻；对躯干侧向和旋转运动具有"刹车"功能。体侧线的姿势功能是协调身体前后和左右的平衡，还能协调其他表层线之间的力量。通过协调的方式固定躯干和下肢，避免在进行上肢活动时产生身体结构变形扭曲。

4. 螺旋线的概念

螺旋线以双股螺旋围绕身体，穿越上背将头骨的每一边连接到对侧肩膀，并且接着环绕肋骨跨越肚脐高度的前侧面到同侧髋部。从髋部起，螺旋线以类似"跳绳"的方式沿着前外侧大腿和小腿穿到内侧足弓，再穿过足底并向上转到下肢背外侧到坐骨并进入竖脊肌筋膜，最终抵达非常接近其与头骨上之起点位置。螺旋线的整体功能是产生并协调身体的扭转和旋转，以及在离心和等长收缩时维持躯干和下肢的稳定。螺旋线的姿势功能是将身体用两个螺旋环绕起来，帮助维持所有平面的平衡，参与多种功能，当螺旋线功能失调时，其他筋膜链也会受到影响。

5. 手臂线的概念

手臂线是四条从中轴骨（去掉四肢之后的骨骼）到上臂四个分区与手的四个"边"即大拇指、小指、掌面和背面的肌筋膜链。在各种测试、操作和于环境中移动的日常手部活动动作里，上臂和手与眼睛密切合作，通过张力的连续性来执行相应动作。手臂线无间隙地连接到其他筋膜链，如体侧线、螺旋线和功能线。在直立姿势下，手臂悬于骨骼上半部，并非结构性"圆柱"的一部分。手肘扭伤影响背部中段，而肩膀姿势不良会产生明显的肋骨、头部、呼吸功能受损的情形。

6. 功能线的概念

功能线从臂线开始，跨过躯干表面，延伸到对侧骨盆和下肢。其中一条跨过身体的前侧，另一条跨过身体的后侧，两条线跨过躯干成 X 线，第三条为同侧功能线，从肩延伸到同侧膝关节内侧。功能线在身体上呈现旋转状态，并且总是以螺旋模式执行，通过借助对侧力量的补充而发挥平衡和稳定功能。

7. 前深线的概念

前深线为构成身体肌筋膜的"核心"，在冠状面上位于左右两侧线间，在矢状面上则如同三明治结构般地夹在浅前线和浅背线间，外层再包裹着螺旋状旋线及功能线。前深线起始于足底深层，往上沿着小腿的后侧，行经膝盖后方转向大腿内侧。主轨道经过髋关节、骨盆和腰椎前侧；另一条交错轨道从大腿后侧，向上至盆底，并连接上述腰椎。经腰椎、横隔和胸廓，沿途交错环绕胸部脏器，最后行至头部神经和脏器的底端。前深线与髋关节内收和横隔的呼吸波动息息相关，几乎全处于其他筋膜链的周围或被它们所覆盖。前深线含有很多慢收缩、耐力型肌纤维，反映其在核心结构的稳定和身体细微姿势的改变中扮演重要的角色，对身体具有重要的支撑作用。

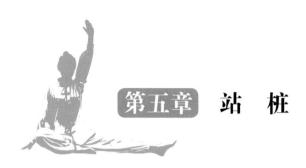

第五章 站 桩

第一节 概 述

一、何为站桩

站桩，全名站桩功，简称"桩功"。有文献表明，站桩起源于古老的宗教仪式，由古代摄生术蝉眠法中演变而来，顾名思义，是身体如木桩站立不动。站桩的流派很多，有中医桩功、峨眉桩功、武当桩功、少林桩功等。站桩、导引与中医学一脉相承，都是在中国传统哲学天人合一的整体观思想之上滋生出来的。

有研究表明，站桩产生于上古时期，从产生时间来看，站桩可能略晚于导引，但其在实践过程中的效果和价值得到了广泛的认可。正所谓"万动不如一静，万练不如一站"。站桩是在身体相对静态下维持姿势，由于仅需关注身体的微小调控，因此人的精神更易集中。正如《黄帝内经》中提到的"提挈天地，把握阴阳，呼吸精气，独立守神，肌肉若一"，即相对静止状态下的"站"更易于调动全身的气机，促进经络、气血的畅通。从而达到通百脉、通经络、通气血，缓解、降低疼痛感受的作用。站桩是练习内功的好方法，可以充分挖掘人体潜在的生命原动力，增强内劲。桩法有云："大动不如小动，小动不如不动，不动之动才是生生不已之动。"

二、"百家争鸣"的站桩功

1. 道家

道家的站桩功最早可以追溯到春秋老子《道德经》中抱一无离，独立不改，以观其妙，周行不殆，以观其徼（一章、十章、二十五章）；战国后期的《行气玉佩铭》中的"天几春在上，地几春在下"指的也是站桩；据《道藏》记载，全真派王玉阳真人在修炼时曾"偏翘一足，独立者九年，东临大海，未尝昏睡，人呼为'铁角先生'"。由此可知，在道家追求性命双修、最终达到天人合一的过程中，站桩发挥着重要的作用。后世流传的"强壮功"同样以站桩功为主，也是传统内丹术的筑基功法，以治疗神经系统疾病为主，对于增强体质、陶冶情操、开发智能具有良好的效果。

道家站桩功属于丹道内功的初步功法。丹道是道家传统内丹术的另一种称谓，古称为修道或修浑沌术，其是以天人合道、天人合一为最高修炼原则，以"精气神"为药物，在丹田之中炼养元气从而达到培元固本、延年益寿、疑难病康复的目的，甚至开发先天智慧的中国传统养生功法。因其认为道是宇宙的本原，要通过天人合道达到元气回归之还丹境界来发挥养生、康复等诸多作用，故称丹道内功。丹道二字既强调了"道"的本原性，又强调了丹（大药——元气）的养生康复作用，既重视术的层面，又没有忽视道的层面，较全面地反映了传统内功修炼是性命双修的整体。丹道内功的最终目的是追求人心性的彻底解放，智慧与道圆融，生命无限自由，甚至超脱生死。这一独特的生命科学历史悠久，源远流长。

2. 佛家

佛家站桩功以调心为主，注重调心与调息相结合。功法以静为多，强调"一行三昧"。意思是在一切地方，任何时间，无论是行、站、坐、卧，都直接按照本心去修行。《净名经》："直心是道场，直心是净土。莫心行谄曲，口但说直，口说一行三昧，不行直心。但行直心，于一切法勿有执着。迷人著法相，执一行三昧，直言常坐不动，妄不起心，即是一行三昧。作此解者，即同无情，却是障道因缘。"佛家站桩功也是按照一行三昧的

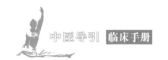

总原则修行的,顺其自然,不注重于形式,行、站、坐、卧均可修行。若只教导人们久坐或者久站,保持身体不动,想用这种办法来建树功德,就执迷于此,颠倒妄想,背离了外不着相、内不乱心的禅定初衷了。站桩只是让自己内心安静下来的一个方法,就像渡河的船,到了岸上就可以抛弃,而不是执迷地背着船继续前进。

佛家站桩功最典型的莫过于"少林内劲一指禅",作为少林寺的看家功法、护山功法,"少林内劲一指禅"认为"内劲"是人体生命活动的物质基础,是蕴藏在人体内待挖掘的能量宝库。该功法中的"内劲站桩功"是初级功法中的筑基功,其中的马步站桩功又叫"马步巧取真元",旨在通过保持特定姿势,促进心神的恬淡、形神的统一、真气的蓄积,使周身经络通畅、气血调和、阴阳平衡,达到防治疾病、健身益寿的目的。不仅如此,在站桩的基础上,少林内劲一指禅功法还有其独特的扳指功法,以及打坐、卧功等,不仅可以积蓄、调节、释放"内劲",还能提高练功效率,使之收到事半功倍的效果。

3. 武术

武术桩功与医家桩功起源略同,而且或多或少与道家桩功、佛家桩功具有一定的渊源关系,如武当派多与道家相关,少林派多与佛家有关。武术桩功的修炼旨在向外防身擒敌,医家桩功则向内养生祛病。武术桩功侧重于锻炼人体之"形",以内练一口气、外练筋骨皮为主,基本特点是运动量大,动作难度大,需要意气力三者结合,力求意到气到、气到力到。现代流行的武术内功多在站桩的基础上发展而成。

意拳为近代武术大家王芗斋在形意拳的基础上创立的。该功法注重意与精神,练习的方法重在站桩,不论动静、套路均用意念引领。意拳站桩强调动静结合,所谓大动不如小动,小动不如不动,不动才是生生不已之动,故百动不如一静,百练不如一站。站桩时表面波澜不惊,实则体内暗流涌动,这种动静结合的运动能增强人体自身的生命力。站桩时不需刻意注意深呼吸,不强调意守丹田和大小周天的循环,只需单纯地通过自然呼吸,放松全身,凝神定意,调配好姿势、动静、虚实、松紧,渐渐地达到

呼吸慢长细匀、思想入静、身体舒适轻灵、体内息息相生、精神无思无虑
的状态。

4. 医家

最早记录站桩功的中医典籍当属成书于战国至秦汉时期的《黄帝内
经》，该书《素问·上古天真论》中曰："余闻上古有真人者，提挈天地，
把握阴阳，呼吸精气，独立守神，肌肉若一"，其"独立"是站桩的雏
形。从中医学的观点理解，站桩的目的是养神，"神"能得到保养从而使经
络脏腑、四肢百骸都可以得到益处，对调节生理功能、控制疾病发展起着
至关重要的作用。隋朝医学家巢元方在其著作《诸病源候论》中表述"倚
壁""立身"等站式名称；元末明初著名养生家冷谦在《修灵要旨·导引
却病歌诀》中记载："四肢亦欲得小劳，譬如户枢终不朽，熊鸟演法，吐
纳导引，皆养生之术也。平时双手上托，如举大石，两脚前踏，如履平地，
存想神气，依按四时嘘呵二七次。则身轻体健，足耐寒暑。"清代医家徐春
甫的《古今医统大全》曰："一法：立身上下正直，一手上托，仰手如似推
物。一手向下如擦物，极势上下来去，换易四七，去体内风，两腋筋脉挛
急"用于治疗中风；"一法：蹲坐住心，卷两手发心向下，左右手摇臂，递
互欹身尽转势，卷头筑肚，两手冲脉至脐下，来去三七。去腹肿急闷，食
不消化"用于治疗胀满。

医家内功是各家内功中发展最快、普及最广、内容最丰富的一个流派。
医家内功有三个重要特点：一是以中医理论为指导，贯穿于功法的选择、
操作、应用、研究等各个方面；二是医家内功理法清晰，操作规范，普及
广泛，影响大；三是功法选择不拘一格，常常因临床或者养生康复的需要，
选用道家、佛家、武术等诸家功法。站桩功属于医家内功"导引"的范畴。

三、站桩的特点

1. 整体性

中医理论体系以整体观作为指导思想，具体体现在《黄帝内经》的"形
神合一观"、天地人"三才合一"的医学模式上。站桩作为中医养生导引

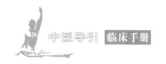

体系中的重要一环，同样遵循这一思想。

根据师传，传统站桩功在传承中曾对练功原理及功法特点进行了高度的概括："生根于地，长劲于身，练气于脏腑，营养于天地，与天地之气相连，与自然之气相接，人与天地形成一个整体，从中获取温煦濡养"。由此可以看出，第一，站桩功对人体的影响是整体的，以改善整体功能状态、提高整体健康水平为目的；第二，站桩时，通过调控神、形，使人与自然处于一个高度和谐、统一的整体，练功者的形、气、神全部熔为一炉，练功者对自身经络、脏腑、腠理、官窍之气的升降出入的感知越来越明显，是身心整体观的体现；第三，待内气日益充足到一定水平，练功者在极其虚静的高级功态下可以直接地体察到人与大自然的息息相关，也就是天人整体观。

2. 主动性

站桩功以自我身心锻炼为主，注重调动自身的潜力，充分发挥个体的主观能动性，一旦练功者掌握了站桩功的功理功法，便可自我调节、自我修复、自我治疗，一改以往以医生或者药物为主导的被动处境，从被动到主动地进行锻炼，对机体的生理和心理产生深刻的影响。需要注意的是，练习站桩功需要有信心、有恒心、有耐心，并且不宜同时进行多种功法的锻炼，认定一种站桩功法后，在达到目的前，尽可能地做到一以贯之。

3. 协同性

指的是在站桩功与其他医疗方法之间基本不存在相互排斥的关系，相反，在与针灸、推拿、药物、手术等其他疗法结合的过程中，往往能获得更好的效果，尤其在站桩功配合药物治疗失眠、抑郁、心脑血管疾病方面，效果明显优于单纯正规服药患者。

4. 简易性

站桩功操作简单，易学易练，容易普及。随着"大健康"时代的到来，人们对高质量的生活有了更多的需求，越来越多的人开始自觉地注意养生保健，以期既可以增强自身正气，提高免疫力，做到未病先防，在疾病发生之际也能快速恢复，做到既病康复。站桩功的优势具体表现在不良反应少、占用空间小、操作简单以及适应人群广泛这四个方面。站桩功不要求必须入静，不需要刻意调整呼吸，不追求意守人体八卦与大小周天，不论在室内室外，只要有空气流通的一席之地，就能随时随地摆好姿势，开始站桩。并且站桩的时间不是绝对的，依照练功者个人体质与功龄，可以从 5 分钟到几个小时不等，全程自然呼吸，做到"松而不懈，紧而不僵"即可，对年龄、性别、职业等没有限制，具有较好的群众性、普及性与推广性。

四、站桩的作用

通过站桩的修炼，可以调节呼吸，畅通气血，舒和筋骨，温养肌肉，疏通经络，使神经系统得到充分的休息、调整和锻炼，以促进体内各系统的新陈代谢，充分挖掘人体潜在的生命原动力，增强内劲，增强腿的坚固性和柔韧性，改善内脏器官功能，提高本体感觉，从而达到养生、祛病、强身和益智的目的。大量的临床实践证明，通过站桩可以改善和提高神经、运动、循环、呼吸、消化、泌尿等系统的功能。

第二节 站桩的身体反应及注意事项

一、站桩的身体反应

1.酸胀感

酸胀感是站桩初期最常出现的一种反应。在开始站桩的前两周内，身体各个部位，尤其是从下肢膝盖部位开始出现明显的酸胀甚至胀痛的感觉，这是正常现象，不用担心，随着站桩时间的推移，酸胀的部位会有所变动，逐渐从下肢部位往腰部、背部、肩部等处转移。

2.疲劳感

疲劳感也属于站桩前期自然身体反应。经过 2～3 周即可消失。这是因为站桩过程中人体内的气血流通加快，正气与体内的邪气斗争，使体内

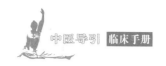

堵塞的经脉重新疏通，这样一来，体内的正气会显得相对不足而出现暂时性的疲劳感。

3. 温热感

站桩时间持续 20 分钟以上时，全身可出现温热感。

4. 震颤感

由于站桩需要长时间保持稳定的姿势，四肢特定部位肌肉会因保持持续不断的收缩而出现震颤。初期震颤感一般伴随酸胀感集中在下肢，随着练功时间的延长，酸胀感会越来越轻，震颤感会从肉眼可见的抖动变为肉眼不可见的抖动，震颤的感觉会从肌肉深处慢慢转移到皮下膜络变为麻痒感。

5. 麻痒感

麻痒感一般见于站桩初期的双手手指和站桩后期震颤从肌肉转移至皮下膜络的时期，痒是真气达于皮表而未通，麻是真气行于毛脉而不畅。出现麻痒感觉时尽量不要搔抓。

6. 不同感

站桩过程的不同感，主要分为以下几种。

（1）高低不同：站桩过程中，时常出现自己感觉上认为一样高，但是睁眼后两手位置明显高低不同现象。

（2）麻木不同：站桩时会出现一边身体麻木，另一边不麻木的感觉，在高血压及半身不遂患者中表现尤为明显。

（3）温度不同：此现象两手最为明显，有的发热，有的冰。

（4）大小不同：部分练功者在站桩时，感觉到全身或身体某一部分长大或缩小。按照中医养生气功的理论，真气冲动阳跷脉时则感觉身体高大，冲动阴跷脉时则感觉身体缩小。

（5）轻重不同：部分练功者在站桩时感觉轻飘欲飞，有的则感到沉重欲坠。一般来说，站桩初期会感觉沉重欲坠比较多，站桩后期感觉轻飘欲飞比较多。这种轻重感觉可以随呼吸而改变，即吸轻呼重。也能以一种感觉（或轻或重）持续到收功。一般真气汇集于督脉时则感觉上升而轻，此轻是轻虚，恬静而不浮；真气汇集于任脉则感觉下降而重，此重是沉重，浑厚而不滞。

7. 舒畅感

站桩练功到一定程度后，由于身体经络得到疏通，气血运行流畅性大大增加，正气相对不足的现象得到改善，大部分练功者会出现流鼻涕、流眼泪、打哈欠、打嗝、放屁等一系列排病反应，这是体内新陈代谢、血液循环等一系列生理功能得到改善的表现，大脑皮层内抑制作用得到增强，身体自然而然产生一种特别舒畅的感觉。

二、注意事项

1. 练习站桩前应排空大小便，避免在站桩过程中因二便而中断。

2. 练习站桩时尽量穿宽松的练功服、不夹脚的鞋子，放下手机和手表，使练功者感到舒适。

3. 练习站桩应循序渐进，不可操之过急，每次练习时间因人而异，以有余力、有余兴、舒适得体、不过分疲劳为原则。

4. 应避免在饭前和饭后半小时之内练习站桩。

5. 练习站桩初期不一定要闭上眼睛，可以等到安静下来后再慢慢闭上眼睛。

6. 站桩时用鼻子呼吸，牙口不要紧闭，两侧面部要有下坠感，双眉不要紧锁，向两侧舒展。

7. 练习站桩最好定点定时，形成良好的作息习惯，若中途有突发情况可以灵活调整，但是一定要有持之以恒、精进的信念。

8. 不论在室内或者室外站桩，都应找一个相对安静的环境，室内站桩时注意保持通风，室外站桩时注意天气。

9. 妇女经期若无不适可继续站桩，若反应剧烈可休息，待经期过后继续练习。

10. 站桩过程中，如果身体出现酸、麻、痒、胀等客观反应和杂念时，任其来去，不理不睬。

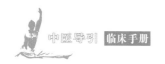

11. 站桩后尽量不要进行剧烈活动，应慢慢直立，安定神志，缓睁双眼。

12. 站桩结束，五分钟以后再喝水。

第三节　混元桩

站桩功流派众多，形式各样，各有特点，而混元桩是医家、道家常练功法，甚至练习传统武术之人也习练之，且混元桩是最基本的术式，也是日常养生保健的基础锻炼方法。混元桩的站法如下。

一、预备式——沐浴守中

口诀：双手合十，冥心泯意，融入虚空，洗清万念。

动作要领：站混元桩的预备式沐浴守中的时候，双脚并拢，双手合十置于胸前，收摄身心，排除内心的一切杂念，然后感觉整个身心都融入虚空之中，站立 3 ~ 5 分钟后开步与肩同宽，开始站混元桩。

二、站式——混元桩

口诀：立身中正，含胸拔背，尾闾内收，命门后凸，虚灵顶劲，下颔微收，沉肩坠肘。（图 5.3.1，2）动作要领如下。

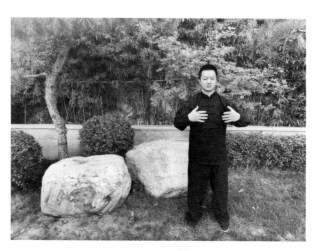

图5.3.1　正面观

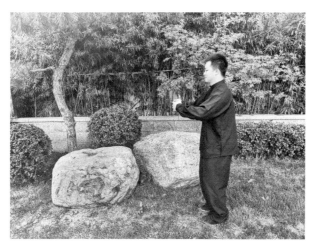

图5.3.2　侧面观

1. 立身中正、含胸拔背

站混元桩时，双脚与肩同宽平行站立，身体重心落在两脚掌上，以保持身体平衡；双膝略有弯曲，以利于脚下产生弹力。注意：两脚平行站立，呈"11"字形，可使习练者根基牢固，稳定性大，人体的下肢关节易于内外旋转，有明显的疏关节、通经络、畅气血的作用。

2. 尾闾内收、命门后凸

臀部如坐高凳，膝部微屈前顶，可使习练者尾闾内收、中正，下元充实，重心平稳，腿部轻灵，步伐稳健。

3. 虚灵顶劲、下颏微收

百会向上悬提头部，有利于大脑的放松入静，心静则意专，具有平衡阴阳的作用；鼻尖对脐，可使习练者的任、督二脉易于流通。两眼似闭非闭，面带一丝微笑，可减少周围环境对习练者的刺激和干扰，也有利于面部肌肉的放松，松则易静。故而眼皮一松，面部肌肉也跟着放松，这样才能使神敛，神一敛则心静，心一静则全身关节肌肉随之皆松，肌肉一松，气血畅通，功感明显。所以，习练者应先从眼皮松、面部松开始，逐步引导到肩松、腰松、胯松，促使人体关节逐段松开，如同水渠打开闸门。俗话说："人身气血如大江，一处不到一处伤"。通过这样练功，才能放松人

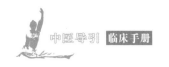

静，治病健身，力达梢节。另外，齿轻靠（指上下牙），嘴微闭，鼻呼吸，要自然（指与平时的呼吸一样）。

4. 沉肩坠肘

抬手的位置，高不过眉，低不过脐，远不过尺，近不贴身；臂半圆，腋半虚；手摆好后，十手指间如夹香烟般分开。两手胸前环抱（意念如抱一个气球），易于形成如同"山环水抱"似的人体浑圆气场。这样练功，往往得气快，功感强，功效高。练功日久，会逐渐达到"气圆、力圆、神圆"的境界。

站桩的时候，对身体各部位的要求是愈松愈好。一开始站桩，要先调身，要提顶，松肩坠肘，松腰松胯，然后体会脚心是不是仿佛在亲吻、在吸大地，身上要松，脚下才不会累。身体松净了，气血也就畅通了，心平气和，这样站下来效果才会好。

三、收式——归元丹田

口诀：双手交叠，归胞丹田，矗立清心，复归寂静。

动作要领：站桩完毕，双手缓缓放下。然后双手从体侧缓缓抬起，举过头顶，想象捧着一股清气从百会灌入直达丹田。双手交叠（男性左手在下，女性右手在下），放于小腹丹田位置，呼吸自然，等二三分钟后收功，双手掌搓热，然后用手"浴目"、搓脸、搓耳、搓项。

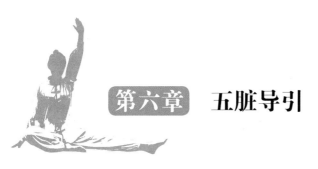

第六章　五脏导引

第一节　五脏导引

中医认为五脏是人体生命活动的中心，精神意志活动分属于五脏，与六腑配合把人体表里的组织器官联系起来构成统一的整体。《黄庭内景经》有言："夫天主阳，食人以五气；地主阴，食人以五味。气味相感，结为五脏。五脏之气散为四肢、十六部、三百六十关节，引为筋脉、津液、血髓，蕴成六腑、三焦、十二经，通为九窍。故五脏者为人形之主，一脏损则病生，五脏损则神灭"。因此保持五脏功能正常运作是人体生命的根本。而导引术兼具养生和治病双重作用，是保证五脏安和的不二选择。

本文五脏导引选自于唐代胡愔的《黄庭内景五脏六腑补泻图》，首先介绍五脏病的特点，然后给出导引法、习练要点和注意事项，并结合古籍和现代临床实践详细分析导引法的作用，为五脏导引的习练提供参考。

一、肺脏

肺病热，右颊赤，色白而毛槁。

肺病者，喘咳逆，胸背及四肢烦疼。或梦见美人乍来亲近。肺虚则少气不能报息，肺燥喉干。

肺风则多汗畏风，时欲咳如气喘。旦则善，暮则甚。

肺病，脐右有动气，按之牢若痛，喘咳，洒淅恶寒。

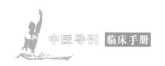

肺有病，鼻塞不通，不闻香臭，或有瘜肉，或生疮，皮肤瘙痒，恶疮疥癣，上气咳嗽，涕唾脓血。

——《黄庭内景五脏六腑补泻图·相肺脏病法》

 ······○ **导 引 法** ○······

1. 原文

可正坐[①]，以两手据地，缩身曲脊向上三举，去肺家风邪积劳。

可反拳捶背上左右各三五度，此去胸臆间风毒。

闭气为之，毕，良久闭目，三咽液，三叩齿而止。

——《黄庭内景五脏六腑补泻图·肺脏导引法》

2. 动作要领

正坐，两手撑地，收缩躯干，弯曲脊柱，两臂用力将躯干向上抬起，上下三次（图6.1.1）。

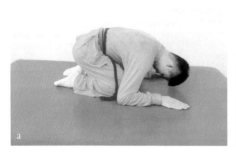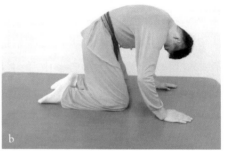

图6.1.1　肺脏导引法一

又可正坐，握拳，反复捶打后背，左右各十五次（图6.1.2）。

---

①正坐：屈髋屈膝屈踝，臀部坐在脚踝上。

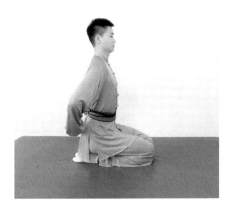

图6.1.2　肺脏导引法二

习练时闭气，结束后闭上眼睛，咽唾液三次，叩齿三次。

3. 作用分析

双手撑地，弯曲脊柱，可排空肺脏浊气，吸入自然之清气；同时弯曲脊柱时收缩小腹，使丹田之气上升，与自然清气交于胸中，促进肺部气血交融流通，锻炼肺脏功能。

握拳捶打后背，缓解胸腹疝瘕积聚，促进气血流通。

4. 适应证

喘咳逆、少气不能息、鼻塞不闻香臭、皮肤瘙痒等肺系病症。

5. 注意事项

习练导引动作时宜缓不宜急。缩身屈脊要考虑习练者脊柱的活动度，如有椎间盘脱出或突出等急慢性腰部疾患，应谨慎习练。

二、心脏

心热者，色赤而脉溢，颜先赤。

心病者，口生疮腐烂，心胸、肩胁、两肋背、两臂皆痛。或夜梦赤衣人持赤刀杖火来怖之。人心虚则胸腹腰相引而痛。

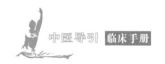

心病证，当脐上有动气，按之牢若痛，苦烦心，病手足心热，哕①。

心有病，口干舌强，咽喉口痛，咽食不得，口内生疮，忘前失后，梦见炉冶之类。

——《黄庭内景五脏六腑补泻图·相心脏病法》

 导 引 法

1. 原文

可正坐，两手作拳，用力左右互筑各五六度。

又可正坐，以一手向上拓空如拓重石。又以两手急相叉，以脚踏手中各五六度。

闭气为之，毕，良久，闭目，三咽液，三叩齿而止。

——《黄庭内景五脏六腑补泻图·心脏导引法》

2. 动作要领

正坐，双手握拳，捶打左右胸口三十次（图6.1.3）。

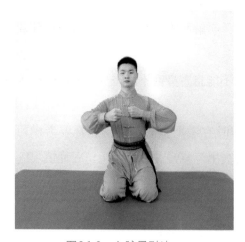

图6.1.3　心脏导引法一

---

① 哕：同哕，干呕、呃逆。

82 ·

又可正坐，一手如托举石头般上举（图6.1.4a）。然后两手交叉抱左右脚，手心放足底涌泉，脚用力蹬，各做三十次（图6.1.4b）。

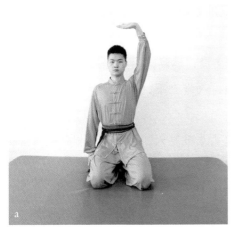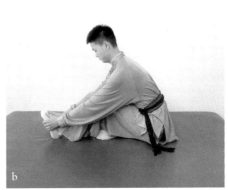

图6.1.4　心脏导引法二

习练时闭气，以上动作结束后闭眼睛，咽唾液三次，叩牙齿三次。

3. 作用分析

两手握拳交替捶打胸口，既可泄心胸浊气，又能锻炼上肢关节的柔韧性、功能的协调性。

双侧手臂交替向上托举，外导内行，使肾水上升以制心火，脚踏手中，使心火下降，心肾相交，水火相济，调理心肾功能。脚踏手中，还可促进心胸气机流通，去除心胸风邪。

4. 适应证

面赤、口舌生疮、心胸肩背皆痛、手心烦热、口干舌强等心系病症。

5. 注意事项

捶打胸口不宜过度用力。

三、肝脏

肝热者，左颊赤。

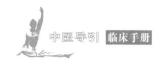

肝病者，目夺精，两胁下痛引小腹，令人喜怒。肝虚则恐，如人将捕之；实则怒。虚则寒，寒则阴气壮，梦见山树园林。

肝气逆则头痛、耳聋、颊肿。

又曰：肝病欲散，急食辛以散之，用酸补之，辛泻之。禁当风，肝恶风也。

肝病，脐左有动气，按之牢若痛，支满，淋溲，大小便难，好转筋。

肝有病，昏昏饶睡，眼膜视物不明，飞蝇上下，努肉漫睛，或生晕映，冷泪下，两角赤痒。

——《黄庭内景五脏六腑补泻图·相肝脏病法》

 ## 导 引 法

1. 原文

可正坐，以两手相重按髀①，徐徐缓绬②身，左右各三五度。

又可正坐，两手相叉，翻覆向胸三五度。

——《黄庭内景五脏六腑补泻图·肝脏导引法》

2. 动作要领

正坐，双手叠加按在一侧大腿上，然后上身徐徐向左扭转，再徐徐向右扭转，左右各十五次（图6.1.5）。

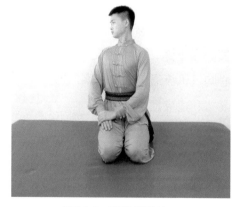

图6.1.5　肝脏导引法一

① 髀：大腿。
② 绬（liè）：扭转；转。《正字通·系部》："绬，又音列，绞之急也。与捩通"。

又可正坐，两手十指交叉，用力向前推，掌心朝外；然后掌心翻向内，向胸前回收，然后再翻向外，用力向前推，反复做十五次（图6.1.6）。

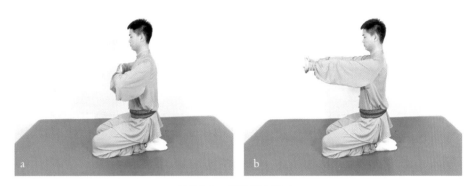

图6.1.6　肝脏导引法二

3. 作用分析

上身左右旋转，使腰部及腹部的组织器官得到锻炼，提高腰腹和消化功能，并能疏通带脉，使全身气机得以升降。

掌心向外为泄，向内为补，一泄一补，疏通肝经气机。

4. 适应证

胁下痛、耳聋、努肉漫睛、眼角赤痒、视物不清等肝系病症。

5. 注意事项

扭转身体角度视个人身体情况而定。

四、脾脏

脾热者，鼻赤色黄而肉臑。

脾病，体上游风习习之，遍体闷疼，身重，喜饥肉痿，足不能行，喜声，脚下痛。脾虚则腹肚胀鸣成溏痢，食多不化。

脾风之状，多汗恶风，身体怠惰，四肢不收，微黄不嗜饮食。诊在鼻，其色黄。

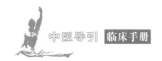

脾恶湿,食苦以燥之。又曰,脾病欲缓,急食甘即补之,苦即泻之。禁湿,脾恶湿也。

脾病,当脐有动气,按之牢若痛,苦腹满,食不消,体重,骨节疼,嗜卧。

脾有病,两胁胀满,饮食不消,时时呕逆不能下食,背膊沉重,气满冲心,四肢虚肿。

——《黄庭内景五脏六腑补泻图·相脾脏病法》

 · 导 引 法 ·

1. 原文

可大坐,伸一脚,以两手向后反掣,各三五度。

亦可跪坐,以两手拒地,回顾用力虎视,各三五度。

能去脾脏积聚、风邪毒气。

——《黄庭内景五脏六腑补泻图·脾脏导引法》

2. 动作要领

盘腿坐,伸出一腿,双手放足底涌泉用力向后拉,左右腿各做十五次(图6.1.7)。

又可跪坐,两手撑地,回头用力瞪眼,左右各做十五次(图6.1.8)。

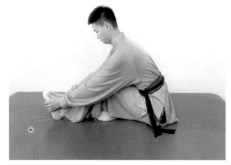
图6.1.7 脾脏导引法一

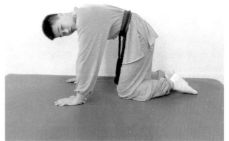
图6.1.8 脾脏导引法二

3. 作用分析

伸腿，腹部用力，手向后拉，伸展四肢，充分锻炼腹部及四肢肌肉，促进脾胃气机升降流通。

跪坐后顾瞪眼，自觉腹部胀满，促进肠胃蠕动，调理脾胃气机。

4. 适应证

水谷不化、便溏泄泻、喜饥肉痿、四肢浮肿、遍身疼痛、四肢不收等脾系病症。

5. 注意事项

后顾瞪眼时要用力睁眼。

五、肾脏

肾热者，颐赤，色黑而齿槁。

肾病者，腹大胫肿体重，喘咳，寝汗出恶风。肾病则腰中痛。

肾风之状，多汗恶风，面痝然浮肿，脊痛不能正立，其色炲，隐曲不利，诊在肌上，其色黑。

肾苦燥，急食辛以润之。又曰：肾病欲坚，急食苦以坚之，用苦以补之，咸以泻之。禁无犯热食温衣，肾恶燥也。

肾病，脐下有动气，按之牢若痛，苦逆气，小肠急痛，泄下，足重胫寒。

肾有病，腰胯膀胱冷痛，脚冷疼或痹，小便余沥，疝瘕所缠。

——《黄庭内景五脏六腑补泻图·相肾脏病法》

 导 引 法

1. 原文

可正坐，以两手耸，拓石，引胁三五度。

亦可手著膝挽肘，左右同，缎（liè）身三五度。亦可以足前后踏，左右各数十度。

——《黄庭内景五脏六腑补泻图·肾脏导引法》

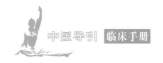

2.动作要领

正坐，双手上举，如托举石头，牵引胁肋十五次（图6.1.9）。

又可盘腿坐，将双手手背放在膝盖上，向左右转动腰部十五次（图6.1.10）。

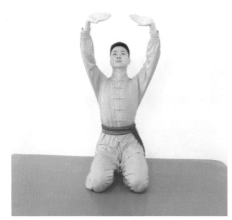
图6.1.9 肾脏导引法一

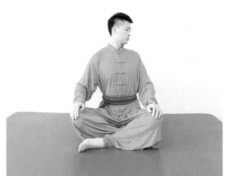
图6.1.10 肾脏导引法二

又可跪坐，伸出一脚前后交替踏步，左右腿各做数十次（图6.1.11）。

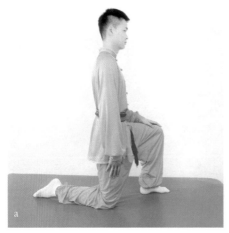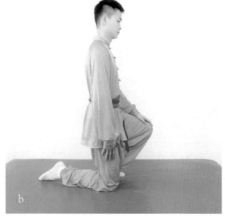
图6.1.11 肾脏导引法三

3. 作用分析

双手上举，使肾水上升，激发肾气；"腰为肾之府"，牵引胁肋，转动腰部，强化腰部肌肉力量，增强腰部功能；盘腿坐，转身，可牵拉肾经，疏通肾气；伸脚前后踏，锻炼下肢及腰部核心稳定性，增强肾功能。

4. 适应证

面红齿黑、腹大胫肿、畏寒肢冷、面色黧黑、小便清长等肾系病症。

5. 注意事项

双手上举时手腕用力背屈；跪坐踏脚时注意保持身体平衡。

六、胆

胆之有病，太息，口苦，呕宿汁，心中澹澹恐人将捕之。

胆若实，则精神不守，卧起无定，若虚则伤寒，寒则恐畏头眩。虚损则爪发枯燥，目中泪出，膀胱连腰小腹俱痛。

——《黄庭内景五脏六腑补泻图·相胆腑病法》

 ········ 导 引 法 ········

1. 原文

可正坐，合两脚掌，昂头，以两手挽脚腕，起摇动，为之三五度。

亦可大坐，以两手拓地举身，努腰脊三五度。

——《黄庭内景五脏六腑补泻图·胆腑导引法》

2. 动作要领

盘腿坐，脚掌相对，仰头，两手挽脚腕，抬起脚腕摇动十五次（图6.1.12）。

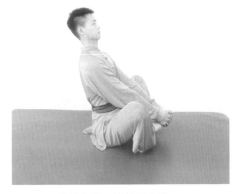

图6.1.12 胆腑导引法一

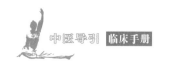

又可盘腿坐，两手撑地，用力上抬腰部十五次（图6.1.13）。

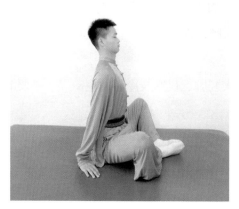

图6.1.13　胆腑导引法二

3. 作用分析

胆为中正之官，主决断，双手挽脚掌摇动，锻炼人的胆量，增强决断。

上抬腰部，一抬一降，通畅胆腑气机，促进胆汁排泄，并能去除胆腑风毒邪气。

4. 适应证

口苦、太息、呕吐、惊惧、精神不守、爪发枯燥等胆系病症。

5. 注意事项

第一势摇动时注意保持身体平衡，第二势上抬腰部不必将身子完全抬起。

第二节　六字诀

六字诀最早见于南北朝陶弘景所著的《养性延命录》，书中首次提出了五脏病的六字气诀治病法，后世在此基础上不断丰富和发展六字诀的方法和理论。本书参照《黄庭内景五脏六腑补泻图·六气法》和国家体育总局健身气功管理中心《健身气功·六字诀》编纂整理六字诀相关动作。

《黄庭内景五脏六腑补泻图·六气法》为静功，没有配合动作，适合身体状况不佳、不能独立完成动作的患者，《健身气功·六字诀》动作配合呼吸吐纳，适合身体状况较好、平衡良好的患者，大家可根据自己的身体情况选择适合的导引方法。

一、黄庭内景六气法

🟦 治肝六气法

1. 原文

治肝脏用嘘，法以鼻渐长引气，以口嘘之。

肝病，用大嘘三十遍，细①嘘十遍，自然去肝家虚热，亦除四肢壮热、眼暗、一切烦热等。数嘘之，绵绵相次不绝为妙。

疾差止，过度则损。

——《黄庭内景五脏六腑补泻图》

2. 动作要领

"嘘"字音（xū），属牙音。发音吐气时，嘴角后引，槽牙上下平对，中留缝隙，槽牙与舌边亦有空隙。发声吐气时，气从槽牙间、舌两边的空隙中呼出体外。

🟦 治心六气法

1. 原文

治心脏用呵，法以鼻渐长引气，以口呵之，皆调气如上，勿令自耳闻之，然后呵之；

心有病，用大呵三十遍，细呵十遍，去心家劳热、一切烦闷；

疾差止，过度损。

——《黄庭内景五脏六腑补泻图》

---

① 细：小，微。细嘘：浅呼吸。

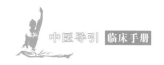

2. 动作要领

"呵"字音（hē），为舌音，发声吐气时，舌体上拱，舌边轻贴上槽牙，气从舌与上腭之间缓缓呼出体外。

治脾六气法

1. 原文

治脾脏吐纳用呼，法以鼻渐长引气，以口呼之。

脾病，用大呼三十遍，细呼十遍，能去脾家一切冷气、壮热、霍乱、宿食不消、偏风麻痹、腹内结块。数数呼之，相次勿绝。

疾退即止，过度则损。

——《黄庭内景五脏六腑补泻图》

2. 动作要领

"呼"音（hū），为喉音，发声吐气时，舌两侧上卷，口唇撮圆，气从喉出后，在口腔中形成一股中间气流，经撮圆的口唇呼出体外。

治肺六气法

1. 原文

吐纳用呬，法以鼻微长引气，以口呬之，勿令耳闻也。皆先须调气令和，然后呬之。

肺有病，用大呬三十遍，细呬三十遍，去肺家劳热、上气咳嗽、皮肤疮痒、四肢劳烦、鼻塞、胸背疼痛。

依法呬，疾差止，过度则损。

——《黄庭内景五脏六腑补泻图》

2. 动作要领

"呬"字音（sī），为齿音。发声吐气时，上下门牙对齐，留有狭缝，舌尖轻抵下齿，气从齿间呼出体外。

🔲 治肾六气法

1. 原文

治肾脏吐纳用吹，法以鼻渐长引气，以口吹之。

肾病，用大吹三十遍，细吹十遍，能去肾家一切冷，腰疼膝冷，腰脚沉重，久立不得，阳道衰弱，耳中虫鸣及口中有疮，是肾家诸疾诸烦热，悉皆去之。数数吹之，相次勿绝。

疾差则止，过度则损。

——《黄庭内景五脏六腑补泻图》

2. 动作要领

"吹"字音（chuī），为唇音。发声吐气时，舌体、嘴角后引，槽牙相对，两唇向两侧拉开收紧，气从喉出后，从舌两边绕舌下，经唇间缓缓呼出体外。

🔲 治胆六气法

1. 原文

治胆腑吐纳用嘻，法以鼻渐长引气，以口嘻之，去胆家病，并除阴脏①一切冷，阴汗盗汗，面无颜色，小腹胀满，脐下冷痛，口干舌涩，数嘻之，疾乃愈。

——《黄庭内景五脏六腑补泻图》

2. 动作要领

"嘻"字音（xī），为牙音，发声吐气时，舌尖轻抵下齿，嘴角略后引并上翘，槽牙上下轻轻咬合，呼气时使气从槽牙边的空隙中经过呼出体外。

---

① 阴脏：中医指肺脾肾三脏。

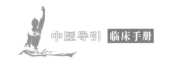

二、健身气功六字诀

预备势

两脚平行站立，与肩同宽，两膝微屈；头正颈直，下颌微收，竖脊含胸；两臂自然下垂，周身中正；唇齿合拢，舌尖放平，轻贴上腭；目视前下方（图6.2.1）。

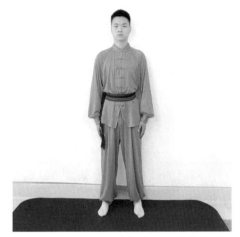

图6.2.1　预备势

1. 动作要领

（1）鼻吸鼻呼，自然呼吸。

（2）面带微笑，思想安静，全身放松。

（3）两膝似屈非屈，关节放松。

（4）内收下颌，目视前下方，竖直脊柱，两肩微内含。

2. 注意事项

两膝不宜过直或过曲，使髋、膝关节紧张。

3. 作用分析

（1）可使习练者身体放松，心平气和，渐入练功状态，并且具有沟通任、督二脉，利于全身气血运行的作用。

（2）可起到集中注意力、养气安神、消除疲劳及内心焦虑的作用。

起势

一势：接上势。屈肘，两掌十指相对，掌心向上，缓缓上托至胸前，约与两乳同高；目视前方（图6.2.2）。

二势：两掌内翻，掌心向下，缓缓下按，至肚脐前；目视前下方。

三势：微屈膝下蹲，身体后坐；同时，两掌内旋外翻，缓缓向前拨出，至两臂成圆（图6.2.3）。

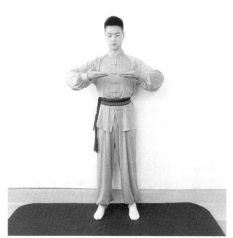

图6.2.2　一势

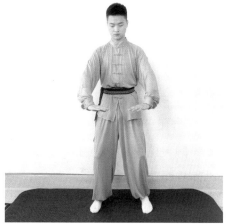

图6.2.3　三势

四势：两掌外旋内翻，掌心向内。起身，两掌缓缓收拢至肚脐前，虎口交叉相握轻覆肚脐；静养片刻，自然呼吸；目视前下方（图6.2.4）。

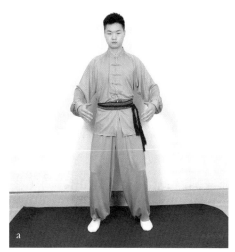

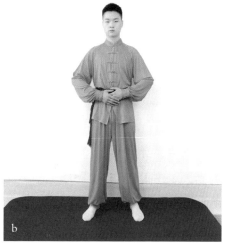

图6.2.4　四势

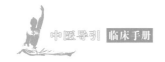

1. 动作要领

（1）鼻吸鼻呼。

（2）两掌上托时吸气，下按、向前拨出时呼气，收拢时吸气。

（3）掌上托时，两肘向前，张肩含胸。

（4）两掌向前拨出时，身体后坐，掌向前撑。

（5）两肘略外展，虚腋。

2. 作用分析

（1）通过两掌托、按、拨、拢及下肢的节律性屈伸，同时配合呼吸，外导内行，可以协调人体"内气"的升、降、开、合，并且有促进全身气血畅通的作用，同时也为以下各势的习练做好准备。

（2）腰膝关节柔和的节律运动，有利于改善和增强中老年人的腰膝关节功能。

3. 注意事项

（1）两掌向前拨出时，不要挺胸突腹。

（2）两掌轻覆肚脐静养时两肘不要后夹，双手轻抱肚脐。

第一势嘘字诀

一势：接起势。两手松开，掌心向上，小指轻贴腰际，向后收到腰间；目视前下方。两脚不动，身体左转90°；同时，右掌由腰间缓缓向左侧穿出，约与肩同高，并配合口吐"嘘"字音；两目渐渐圆睁，目视右掌伸出方（图6.2.4）。

二势：右掌沿原路收回腰间，同时身体转回正前方，目视前下方。

三势：身体右转90°；同时，左掌由腰间缓缓向右侧穿出，约与肩同高，并口吐"嘘"字音；两目渐渐圆睁，目视左掌伸出方向（图6.2.5）。

四势：左掌沿原路收回腰间，同时，身体转回正前方；目视前下方。

如此左右穿掌各3次。本势共吐"嘘"字音6次。

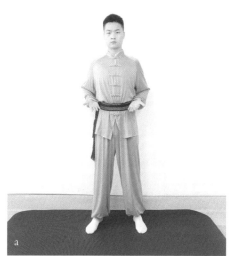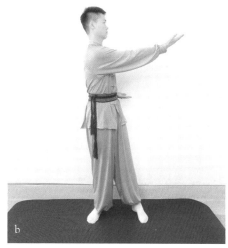

图6.2.4　一势

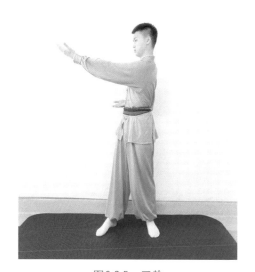

图6.2.5　三势

1. 动作要领

（1）发声同治肝六气法。

（2）穿掌时口吐"嘘"字音，收掌时鼻吸气，动作与呼吸应协调一致。

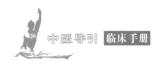

（3）穿掌与吐气要同始同终，势成气尽。

（4）穿掌时手指应指向左（或右）侧。

（5）两脚不动，身体中线保持垂直做水平旋转。

2. 作用分析

（1）掌心向上从腰间向对侧穿出，一左一右，交替练习，外导内行，使肝气升发，气血调和。

（2）身体的左右旋转，使腰部及腹内的组织器官得到锻炼，不仅能提高中老年人的腰膝及消化功能，而且还能使人体的带脉得到疏通与调节，全身气机得以顺利升降。

3. 适应证

肝牙目疾、肝大、胸胁胀闷、食欲不振、两目干涩、头目眩晕等肝系病症。

▦ 第二势呵字诀

一势：接上势（嘘字诀）。两掌小指轻贴腰际微上提，指尖朝向斜下方；目视前下方。屈膝下蹲同时，两掌缓缓向前下约45°方向插出，两臂微屈；目视两掌心（图6.2.6）。

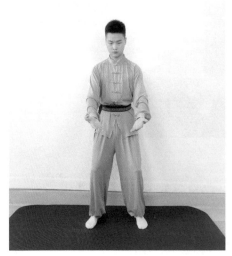

图6.2.6　一势

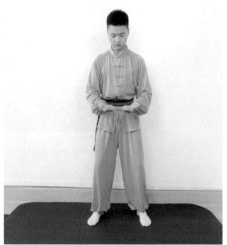

图6.2.7　二势

二势：微微屈肘收臂，两掌小指一侧相靠，掌心向上，成"捧掌"，约与肚脐相平；目视两掌心（图6.2.7）。

三势：两膝缓缓伸直；同时屈肘，两掌捧至胸前，掌心向内，两中指约与下颏同高；目视前下方（图6.2.8）。

四势：两肘外展，约与肩同高；同时，两掌内翻，掌指朝下，掌背相靠（图6.2.9）。然后两掌缓缓下插；目视前下方从插掌开始，口吐"呵"字音。

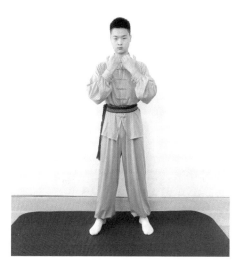

图6.2.8　三势

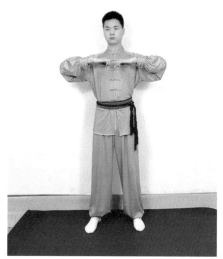

图6.2.9　四势

五势：两掌下插至肚脐前时，微屈膝下蹲（图6.2.10 a），同时，两掌内旋外翻，掌心向外，缓缓向前拨出至两臂成圆；目视前下方（图6.2.10 b）。

六势：两掌外旋内翻，掌心向上，于腹前成"捧掌"（见图6.2.7）。重复二势到六势五次，本势共吐"呵"字音六次。

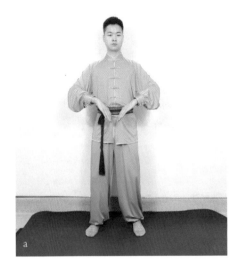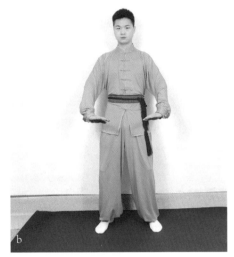

图6.2.10　五势

1. 动作要领

（1）吐气发声同治心六气法。

（2）两掌捧起时鼻吸气；插掌、外拨时呼气，口吐"呵"字音。

（3）屈肘时，低头含胸。

2. 作用分析

（1）通过捧掌上升、翻掌下插，外导内行，使肾水上升，以制心火，心火下降，以温肾水，达到心肾相交、水火既济、调理心肾功能的作用。

（2）两掌的捧、翻、插、拨，肩、肘、腕、指各个关节柔和连续的屈伸旋转运动，锻炼了上肢关节的柔韧性、功能的协调性，有利于防治中老年人的上肢骨关节退化等病症。

3. 适应证

心悸、心绞痛、失眠、健忘、盗汗、口舌糜烂、语塞等心经疾患。

▶ 第三势呼字诀

一势：当上势最后一动两掌向前拨出后（见图6.2.10 a），外旋内翻，转掌心向内对肚脐，指尖斜相对五指自然张开，两掌心间距与掌心至肚脐距离相等，目视前下方（图 6.2.11）。

二势：两膝缓缓伸直；同时，两掌缓缓向肚脐方向合拢至肚脐前约 10 厘米（图 6.2.12）。

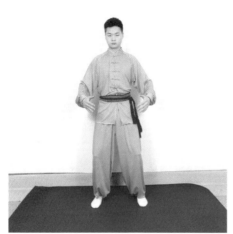
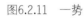

图6.2.11　一势

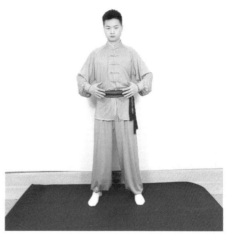

图6.2.12　二势

三势：微屈膝下蹲，同时，两掌向外展开至两掌心间距与掌心至肚脐距离相等，两臂成圆形，并口吐"呼"字音；目视前下方。

四势：两膝缓缓伸直；同时，两掌缓缓向肚脐方向合拢。

重复三至四势五次。本势共吐"呼"字音六次。

1. 动作要领

（1）吐气发声同治脾六气法。

（2）两掌向肚脐方向收拢时吸气，两掌向外展开时口吐"呼"字音。

（3）两掌外开时，身体后坐，臂掌外撑，手腰运动方向相反。

2. 作用分析

（1）中医认为，"呼"字诀与脾脏相应。口吐"呼"字具有泄出脾胃之浊气、调理脾胃功能的作用。

（2）通过两掌与肚脐之间的开合，外导内行，使整个腹腔形成较大幅

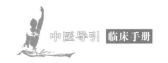

度的舒缩运动，具有促进肠胃蠕动、健脾和胃、消食导滞的作用。

3. 适应证

腹胀、腹泻，四肢疲乏，食欲不振，肌肉萎缩、皮肤水肿等脾经疾患。

■ 第四势呬字诀

一势：接上势（呼字诀）（图6.2.11）。两掌自然下落，掌心向上，十指相对；目视前下方。

二势：两膝缓缓伸直；同时，两掌缓缓向上托至胸前，约与两乳同高；目视前下方（图6.2.13）。

三势：两肘下落，夹肋，两手顺势立掌于肩前，掌心相对，指尖向上。两肩胛骨向脊柱靠拢，展肩扩胸，藏头缩项；目视前斜上方（图6.2.14）。

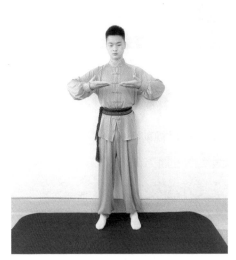
图6.2.13　二势

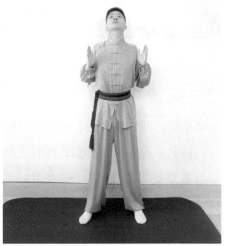
图6.2.14　三势

四势：微屈膝下蹲；同时，松肩伸项，两掌缓缓向前平推逐渐转成掌心向前亮掌，同时口吐"呬"字音；目视前方（图6.2.15）。

五势：两掌外旋腕，转至掌心向内，指尖相对，约与肩宽（图6.2.16）。屈肘收掌于胸前，约与两乳同高；目视前下方（图6.2.13）。重复二势到五势五次，本势共吐"呬"字音六次。

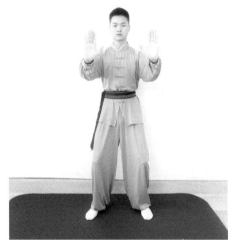

图6.2.15　四势

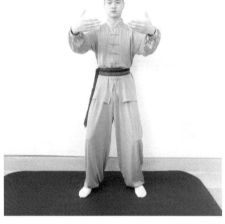

图6.2.16　五势

1. 动作要领

（1）吐气发声同治肺六气法。

（2）推掌时，呼气，口吐"呬"字音；两掌外旋腕，指尖相对，缓缓收拢时鼻吸气。

（3）立掌、展肩扩胸、藏头缩项同时完成。

（4）藏头缩项时头后仰。

（5）先立掌肩前，后展肩扩胸，再藏头缩项，以上动作要依次完成。

（6）藏头缩项时，下颌略内收。

2. 作用分析

（1）通过展肩扩胸、藏头缩项的锻炼，使吸入的大自然之清气布满胸腔，同时小腹内收，使丹田之气也上升到胸中。先天、后天二气在胸中会合，具有锻炼肺的呼吸功能、促进气血在肺内的充分融和与气体交换的作用。

（2）立掌展肩与松肩推掌，可以刺激颈项、肩背部周围的穴位，并能

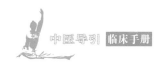

有效地解除颈、肩、背部的肌肉和关节疲劳，防治颈椎病、肩周炎和背部肌肉劳损等。

3. 适应证

口干咽痛，外感、伤风、发热咳嗽，痰涎上涌，背痛怕冷，呼吸急促、气短等肺系病症。

📑 第五势吹字诀

一势：接上势（呬字诀）（图6.2.15）。两掌前推，随后松腕伸掌，指尖向前，掌心向下（图6.2.17）。

二势：两臂向左右分开成侧平举，掌心斜向后，指尖向外。

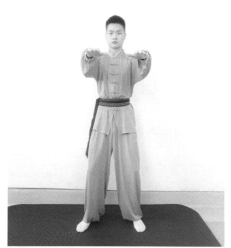
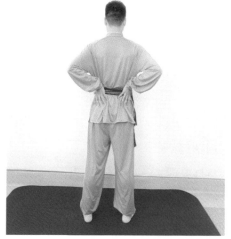

图6.2.17　一势　　　　　　　　　　图6.2.18　三势

三势：两臂内旋，两掌向后划弧至腰部，掌心轻贴腰眼，指尖斜向下；目视前下方（图6.2.18）。

四势：微屈膝下蹲，同时，两掌向下沿腰骶、两大腿外侧下滑（图6.2.19 a），后屈肘提臂环抱于腹前，掌心向内，指尖相对，约与脐平；目视前下方（图6.2.19 b）。两掌从腰部下滑时，口吐"吹"字音。

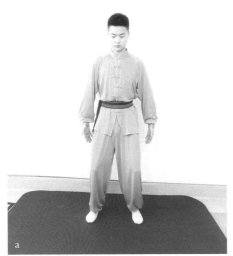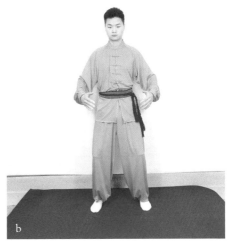

图6.2.19　四势

五势：两膝缓缓伸直；同时，两掌缓缓收回，轻抚腹部，指尖斜向下，虎口相对；目视前下方（图6.2.20）。

六势：两掌沿带脉向后摩运，划至后腰，掌心轻贴腰眼（同三势，图6.2.18）。

重复三势到六势五次，本势共吐"吹"字音六次。

1. 动作要领

（1）吐气发声同治肾六气法。

（2）两掌从腰部下滑、环抱

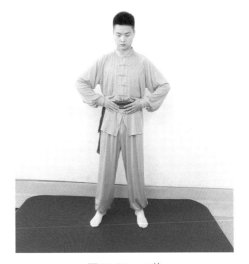

图6.2.20　五势

于腹前时呼气，口吐"吹"字音；两掌向后收回、横摩至腰时以鼻吸气。

2. 作用分析

"腰为肾之府"，肾位于腰部脊柱两侧，腰部功能的强弱与肾气的盛衰

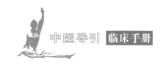

息息相关。本势动作通过两手对腰腹部的摩按，具有壮腰健肾、增强腰肾功能和预防衰老的作用。

3. 适应证

腰膝酸软、盗汗、子宫虚寒等肾系病症。

第六势嘻字诀

一势：接上势（图6.2.19 b）。两掌环抱，自然下落于体前；目视前下方。两掌内旋外翻，掌背相对，掌心向外，指尖向下；目视两掌（图6.2.21）。

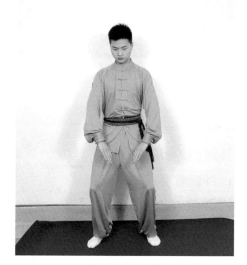

图6.2.21　一势

二势：两膝缓缓伸直；同时，提肘带手，经体前上提至胸（图6.2.22 a）。随后，两手继续上提至面前，分掌、外开、上举，两臂成弧形，掌心斜向上；目视前上方（图6.2.22 b）。

三势：屈肘，两手经面部前回收至胸前，约与肩同高，指尖相对，掌心向下；目视前下方。然后，微屈膝下蹲；同时，两掌缓缓下按至肚脐前（图6.2.23）。

四势：两掌继续向下、向左右外分至左右髋旁约15厘米处，掌心向外，指尖向下；目视前下方。从上动两掌下按开始配合口吐"嘻"字音。

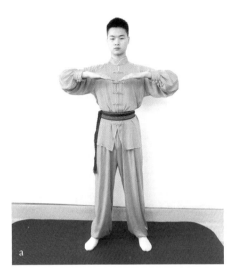 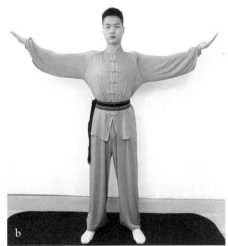

图6.2.22　二势

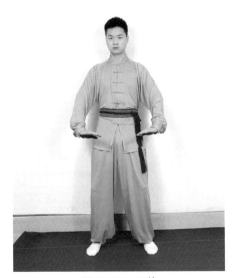

图6.2.23　三势

五势：两掌背相对合于小腹前，掌心向外，指尖向下；目视两掌（同一势，图6.2.21）。

重复二势到五势五次。本势共吐"嘻"字音六次。

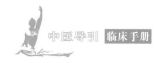

1. 动作要领

（1）吐气发声同治胆六气法。

（2）提肘、分掌、向外展开、上举时鼻吸气，两掌从胸前下按、松垂、外开时呼气，口吐"嘻"字音。

2. 作用分析

通过提手、分掌、外开、上举和内合、下按、松垂、外开，分别可以起到升开与肃降全身气机的作用。二者相反相成，共同达到调和全身气血的功效。

3. 适应证

三焦不畅而引起的眩晕、耳鸣、喉痛、胸腹胀闷、小便不利等以及胆经气机失常导致的口苦、善太息、心胁痛不能转侧、甚则面微有尘、体无膏泽、足外反热等。

收势

一势：接上势（如图6.2.21）。两手外旋内翻，转掌心向内，缓缓抱于腹前，虎口交叉相握，轻覆肚脐；同时两膝缓缓伸直；目视前下方；静养片刻（图6.2.24）。两掌以肚脐为中心揉腹，顺时针六圈，逆时针六圈。

二势：两掌松开，两臂自然垂于体侧；目视前下方（图6.2.25）。

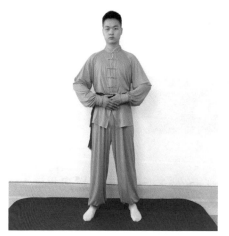

图6.2.24　一势

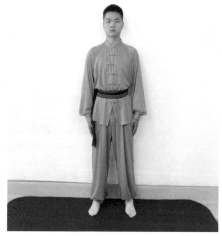

图6.2.25　二势

1. 动作要领

形松意静，收气静养。

2. 作用分析

通过收气静养按揉脐腹，由炼气转为养气，可以达到引气归元的作用，进而使练功者从练功状态恢复到正常状态。

三、验案分享

赵某，男，56 岁，2021 年 6 月 13 日就诊。患者 2 个月前突然出现剧烈头痛，头晕，就诊于当地医院，行颅脑 CT 示"左侧基底节区脑出血"。给予对症治疗后病情稳定，行康复治疗。遗留右侧肢体功能障碍。既往高血压病史。诊见：神志清，精神一般，饮食可，睡眠差，肺功能检查可见第一秒用力呼气量（FEV_1）1.76、用力肺活量（FVC）1.96、最大随意通气量（MVV）54，改良 Borg 呼吸困难指数 2 分，大便秘结，小便未见明显异常，舌红，苔黄腻，脉弦。四诊合参，属中风病，肝阳上亢证。给予呼吸六字诀导引治疗，每周 5 天，每天 1 次，每次 20 分钟。4 周治疗后，复查肺功能指标，FEV_1 2.03、FVC 2.44、MVV 61，改良 Borg 呼吸困难指数 1 分，整体状态改善，大便两天一行，睡眠可。

姚某，男，56 岁，2020 年 10 月 23 日就诊。患者于 4 年前出现反复咳嗽、气喘，就诊于外院，诊断为"慢性阻塞性肺疾病"，给予青霉素、氟氯噻嗪等药物治疗后，病情稳定。近期天冷，患者病情加重，特来我院就诊，清晨咳嗽剧烈，痰少不易咳出，气喘加重，伴有心悸，血氧饱和度为 89，FVC 1.04、FEV_1 2.03，气道炎性因子 CRP、TNF-α、IL-8 分别为 78.11、82.35、43.61。既往冠心病、糖尿病病史。诊见：神志清，精神可，饮食及睡眠可，大便干燥，淡红舌，薄白苔，脉细数。四诊合参，属喘病，肺脾气虚证。给予呼吸六字诀导引治疗，每周 5 天，每天 1 次，每次 20 分钟。4 周治疗后，血氧饱和度为 97，复查肺功能指标，FVC 1.57、FEV_1 2.52，气道炎性因子 CRP、TNF-α、IL-8 分别为 30.02、52.71、20.42。

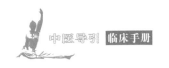

四、临床试验研究

为探讨六字诀联合吸气肌训练对改善脑卒中偏瘫患者肺功能的影响，有研究将 75 例脑卒中偏瘫患者随机分为联合组、训练组和对照组，每组 25 例。3 组均给予常规康复训练（PT、OT），训练组在此基础上进行吸气肌训练，联合组在训练组的基础上进行六字呼吸训练。训练前后，对患者的肺通气功能和吸气肌功能进行检测，并比较各组间差异。训练 3 个月后，联合组和训练组患者的肺通气功能均较治疗前明显提高，对照组治疗前后没有明显变化；联合组干预后的 FVC、FEV_1、MVV 均明显高于对照组；训练组干预后的 FEV_1、MVV 均明显高于对照组；联合组干预后的 FEV_1、MVV 均明显高于训练组。干预后，联合组和训练组的 MIP、PIF 均较治疗前明显提高，对照组治疗前后比较差异无统计学意义；且联合组患者干预后的 MIP、PIF 均明显高于训练组及对照组。结果表明：与单独的吸气肌训练相比，六字诀联合吸气肌训练能够显著提高偏瘫患者的肺通气功能和吸气肌功能，对患者肺功能的改善作用显著。

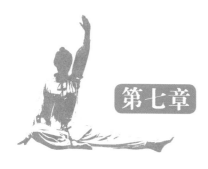

第七章　内科病症导引

第一节　虚劳候

一、五劳六极七伤候

夫虚劳者，五劳、六极、七伤是也。五劳者，一曰志劳，二曰思劳，三曰心劳，四曰忧劳，五曰瘦劳。又，肺劳者，短气而面肿，鼻不闻香臭。肝劳者，面目干黑，口苦，精神不守，恐畏不能独卧，目视不明。心劳者，忽忽喜忘，大便苦难，或时鸭溏，口内生疮。脾劳者，舌本苦直，不得咽唾。肾劳者，背难以俯仰，小便不利，色赤黄而有余沥，茎内痛，阴湿，囊生疮，小腹满急。

六极者，一曰气极，令人内虚，五脏不足，邪气多，正气少，不欲言。二曰血极，令人无颜色，眉发堕落，忽忽喜忘。三曰筋急，令人数转筋，十指爪甲皆痛，苦倦不能久立。四曰骨极，令人酸削，齿苦痛，手足烦疼，不可以立，不欲行动。五曰肌极，令人赢瘦，无润泽，饮食不生肌肤。六曰精极，令人少气噏噏然，内虚，五脏气不足，毛发落，悲伤喜忘。

七伤者，一曰阴寒，二曰阴萎，三曰里急，四曰精连连，五曰精少、阴下湿，六曰精清，七曰小便苦数，临事不卒。又，一曰大饱伤脾，脾伤善噫，欲卧，面黄。二曰大怒气逆伤肝，肝伤少血目暗。三曰强力举重，久坐湿地伤肾，肾伤少精，腰背痛，厥逆下冷。四曰形寒寒饮伤肺，肺伤，

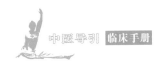

少气，咳嗽鼻鸣。五曰忧愁思虑伤心，心伤苦惊，喜忘善怒。六曰风雨寒暑伤形，形伤发肤枯夭。七曰大恐惧不节伤志，志伤恍惚不乐。

——《诸病源候论》

 导引法一

1. 原文

两手拓两颊，手不动，搂肘使急，腰内亦然，住定。放两肘头向外，肘髆腰气散，尽势，大闷始起，来去七通，去肘臂劳。

——《诸病源候论》

2. 动作要领

（1）取正坐姿势，腰部直立，全身放松，自然呼吸。

（2）举起两手，托住两颊，手不动，两肘用力并拢，肘尽量与肩平（图7.1.1 a）。

（3）腰部伸直，稳定片刻。

（4）然后再放开两肘头向外（图7.1.1 b）。

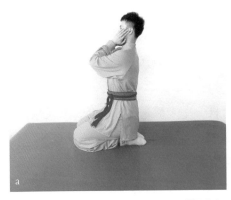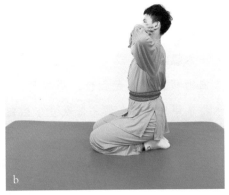

图7.1.1 动作要领

3. 作用分析

此动作将两手固定，使肩臂用力，促进血液循环和新陈代谢，营养肘部及周围组织；促进气血的运行和经络的畅通；拉伸经筋，使挛缩的经筋舒张，并恢复筋膜张力。

4. 适应证

肘臂劳损、疼痛。

5. 注意事项

（1）两肘要用力搂紧，相互接触，腰部尽量用力伸直。

（2）两肘尽量同肩平，动作幅度和强度应因人而异。

 导引法二

1. 原文

跪一足，坐上，两手髀内捲足，努踹向下。身外扒，一时取势，向心来去二七。左右亦然。去五劳，足臂疼闷，膝冷阴冷。

——《诸病源候论》

2. 动作要领

（1）取单足跪姿，一足下跪，身体虚坐于足跟上，另一足向前屈曲并脚掌踏地。

（2）然后上半身略向前倾，两手用力抬起平踏在地面上的脚掌，使脚跟向下用力蹬（图7.1.2），上身向外侧倾斜，保持片刻，然后再向内移动回到原位，如此向外向内，重复14次。

（3）然后再换另一足跪姿，其余姿势同上。

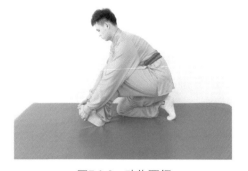

图7.1.2 动作要领

3. 作用分析

此动作上半身内外倾斜，下半身保持不动，上动下静，使足膝腰脊有缓有急，可以有效地活动、松解髋

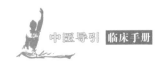

膝关节，起到疏经通络、流通气血的作用，有利于阳气温煦膝关节；用力跷脚动作，使小腿前侧肌肉收缩，小腿后侧肌肉被充分拉伸。

4. 适应证

足臂四肢疼痛不舒，膝冷。

5. 注意事项

移动身体时，下肢尽量保持不动。

6. 验案分享

侯某，男，56 岁，2021 年 7 月 12 日就诊，自述近 3 年来腰膝疼痛，劳累及遇冷后加重，自觉腹部寒凉，进食生冷食物会出现腹胀疼痛，无其他明显不适，饮食及睡眠可，大便 2 ～ 3 天一行，不成形，小便清长。辅助检查：腰椎 X 线未见明显异常，双侧膝关节退行性改变，肝胆胰脾肾超声未见异常，大便常规和尿常规正常。既往体健。诊见：神志清，精神一般，四肢肌力及肌张力未见异常，系统查体未见阳性体征。舌红，苔薄白，脉沉迟。四诊合参，患者属虚劳脾肾阳虚。遂指导患者行导引术治疗，选自《诸病源候论》中"五劳六极七伤候"中导引法二，患者按照动作要领练习 4 周，复诊自觉腰膝疼痛明显减轻，视觉模拟评分法（VAS）评分为 1 分，配合晒太阳（温阳通督），腹部虚寒感几无，大便平均 2 日一行，成形，精神状态好转，淡红舌、薄白苔，脉稍弦。

 导引法三

1. 原文

坐抱两膝，下去三里二寸，急抱向身极势，足两向身，起，欲似胡床，住势，还坐。上下来去三七。去腰足臂内虚劳、膀胱冷。

——《诸病源候论》

2. 动作要领

（1）取踞坐姿势，两脚底和臀部着地而坐，两腿屈曲，两手用力抱紧距离两侧足三里下二寸处，使两腿用力靠近上半身，两足也要用力背屈，向上半身方向翘起（图7.1.3），保持。

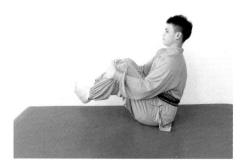

图7.1.3　动作要领

（2）然后放松，舒展开足、膝，恢复原位，重复21次。

3. 作用分析

两腿用力靠近上半身，对小腹部产生挤压，而膀胱正在小腹部，从而起到按摩膀胱、加快气血运行的作用，另有温煦膀胱的功效；此动作要求两脚离地，且上肢用力抱紧双腿，能够锻炼到腰背部核心肌群以及上肢肌肉；要求两足用力翘起（背屈），能够牵拉到足部以及小腿的肌肉和筋膜组织。

4. 适应证

腰部、足部、臂内疼痛，小腹不温，小便清长等。

5. 注意事项

开始练习的时候，两脚离地保持的时间可短一些，高度先低一些，慢慢延长时间并加大幅度。

 ························· **导引法四** ·························

1. 原文

两足相踏，向阴端急蹙，将两手捧膝头，两向极势，捺之二七，竟；

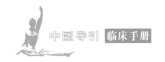

身侧两向取势二七，前后劲腰七。去心劳，痔病，膝冷。调和未损尽时，须言语不瞋喜。

——《诸病源候论》

2.动作要领

（1）取平坐姿势，两腿平地屈曲，两足脚掌相对平踏合拢，用两手抓住两脚踝，用力使两脚尽量向会阴部靠近（图7.1.4）。

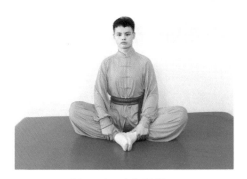

图7.1.4　动作要领一

（2）用手扶起两膝盖（图7.1.5 a），再将之用力向外向下按（图7.1.5 b），重复14次。

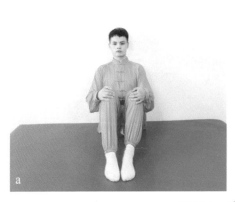
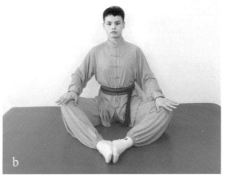

图7.1.5　动作要领二

（3）用两手抓住并固定两踝，然后上半身向左侧倾斜，保持，回到原位继续向右侧倾斜，保持，回到原位（图7.1.6），重复14次。

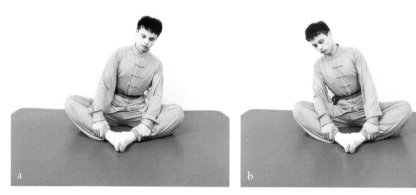

图7.1.6　动作要领三

（4）向前弯腰，然后慢慢直起腰部，尽量伸展，重复7次。

3. 作用分析

两脚掌平踏合拢向会阴部用力靠近，手扶膝盖上下运动，此动作可以锻炼到耻骨肌等肛门周围肌肉，并能活动髋膝关节，加快局部血液循环和废物代谢，从而可以改善痔疮和髋膝疼痛。挺胸屈背动作可以有效牵拉胸廓及胸背腰部肌肉筋膜等组织，加快心胸部血液循环和新陈代谢，缓解心脏虚劳症状。

4. 适应证

心脏病、痔疮、膝部寒凉疼痛。

5. 注意事项

做此动作要体会到腿部内侧拉伸的感觉，所以每个动作都应尽量去做。当心劳尚未完全恢复时，还应在言语交往中不怒不喜，心气平和，这对于心劳的恢复尤为重要。

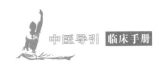

 · **导引法五** ·

1. 原文

偏跏，两手抱膝头，努膝向外，身手膝各两向极势，挽之三七。左右亦然。头须左右仰扙。去背急臂劳。

——《诸病源候论》

2. 动作要领

（1）取单腿盘膝坐姿，一侧足背压于对侧大腿上，足掌上仰，两手抱住上方膝头，膝关节用力向外顶，两臂用力回拉，同时头向后仰，两手和膝关节保持不动，形成静力性对拉姿势，然后放松，重复21次（图7.1.7）。

（2）然后换腿盘坐，动作同上。

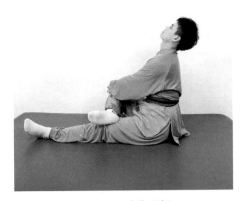

图7.1.7　动作要领

3. 作用分析

头后仰，膝关节和两臂形成静力性对拉的姿势，可以使颈、背、腰部和上臂的肌肉筋膜组织得到有效牵拉。促进气血运行，疏通手臂经络，使挛缩的经筋舒张。

4. 适应证

背部拘急僵硬，两臂劳损疼痛。

・118・

5. 注意事项

腰背尽量要挺直，手臂尽量不要有弯曲，手足用力同时应保持固定不动，否则会有代偿产生，影响腰背部及手臂的牵拉效果。

 ·········· ⚬ **导引法六** ⚬ ··········

1. 原文

两足相踏，令足掌合也；蹙足极势，两手长舒，掌相向脑项之后，兼至膊，相挽向头膊，手向席，来去七；仰手，合手七。始两手角上极势，腰正，足不动。去五劳、七伤、脐下冷暖不和。数用之，常和调适。

——《诸病源候论》

2. 动作要领

（1）取平坐姿势，两腿平地屈曲，两足脚掌相对平踏合拢。

（2）用两手抓住两脚踝，用力使两脚尽量向会阴部靠近（图7.1.8 a），然后两臂伸直，手掌相对，从身体前侧向上举起，屈肘移向后脑项部（图7.1.8 b），并至肩部，接着两手十指交叉，按在头后，连带肩部两手，一起用力向下按压头项部，使之下倾叩向床席（图7.1.8 c），然后放松仰头坐起，重复7次。

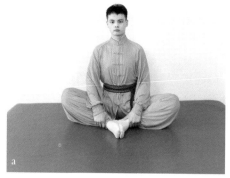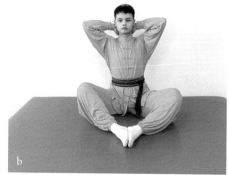

图7.1.8 动作要领一

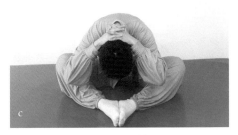

图7.1.8 （续）

（3）两臂从身体两侧伸直举起，手掌向上（图7.1.9 a），尽量向远处延伸保持牵拉感，然后合掌，重复7次（图7.1.9 b）。

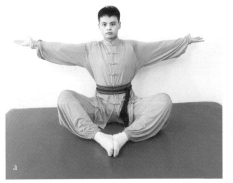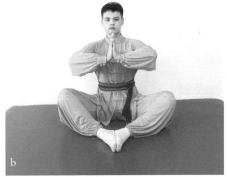

图7.1.9　动作要领二

（4）两手从头部两侧举起（图7.1.10 a），如头上长着两角那样，举到极致（图7.1.10 b），腰部伸直，足保持不动，然后放松。

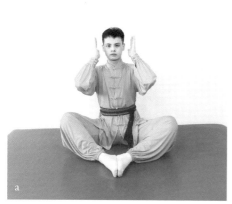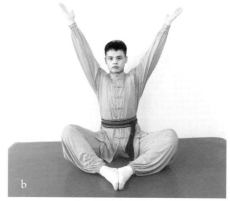

图7.1.10 动作要领三

3. 作用分析

图 7.1.8 所示动作可以牵拉足太阴脾经，增强脾经经气，并改善脊柱柔韧性；牵拉督脉和足太阳膀胱经，促进气血运行，缓解脊柱僵硬和疼痛；挤压腹部起到按摩作用，温运中阳、改善腹部虚寒症状。图 7.1.9、图 7.1.10 所示动作可以牵拉胁肋部和腰背部肌肉筋膜组织、疏通局部经络、调节胁肋部气机、缓解疼痛。

4. 适应证

脊柱僵硬、疼痛，胁肋部疼痛，腹部虚寒（腹痛、腹泻）。

5. 注意事项

（1）两手抓脚踝靠近会阴部时，应用力去做，要体会到腿部内侧拉伸的感觉。

（2）仰头坐起时，动作要慢。

（3）仰掌时手臂要保持伸直，应体会到手臂的牵拉感。

6. 验案分享

张某，男，45 岁，2018 年 11 月 16 日初诊。自述 2 个月前因猛然用力提重物引起右侧胁肋部不适，初未重视，后渐加重，抬右肩引起胁肋部疼痛不爽，遂前来就诊治疗。诊见：患者精神佳，纳眠尚可，肢体未见水肿，口眼鼻舌无特殊，双上肢肌力 V 级，双下肢肌力 V 级，腱反射正常，未引

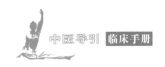

出其他病理征。肌肉瘦削，畏寒，心烦口干，舌质淡红，舌苔薄白，脉细数。依症状当属肝肾亏虚的痹证范畴，遂指导患者习练针对性的中医导引术治疗，选自《诸病源候论》中"虚劳候"五劳七伤中的导引法六。并嘱患者回去按照动作要领自行习练，所有动作做完为1组，1天练习2组，1周练习6天。1周后复诊，患者已痊愈。

 ## 导引法七

1. 原文

一足踏地，一足屈膝，两手抱犊鼻下，急挽向身极势。左右换易四七。去五劳，三里气不下。

——《诸病源候论》

2. 动作要领

（1）取踞坐姿势，两腿屈曲，两脚底和臀部着地而坐（图7.1.11 a）。

（2）然后一足仍然踏地，两手抱住另外一条腿足三里部位，用力将腿抬起向上半身并贴紧，然后放松（图7.1.11 b）。

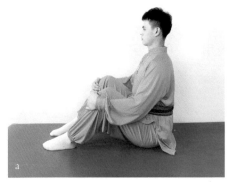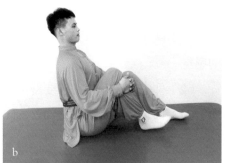

图7.1.11　动作要领

（3）左右两足交替进行，重复28次。

3.作用分析

足三里为足阳明胃经合穴，此动作可以刺激足三里，从而激发足阳明胃经经气。且能够挤压和按摩腹部，起到温运中阳、调节腹部气机的作用。

4.适应证

胃胀、腹胀。

5.注意事项

上半身要挺直，腰背保持伸展状态，不要弯腰驼背。

二、虚劳里急候

虚劳则肾气不足，伤于冲脉。冲脉为阴脉之海，起于关元，关元穴在脐下，随腹直上至咽喉。劳伤内损，故腹里拘急也。

——《诸病源候论》

1.原文

正偃卧，以口徐徐纳气，以鼻出之。除里急、饱食。后小咽气数十，令温寒者，干呕腹痛，从口纳气七十所，大填腹后，小咽气数十；两手相摩，令极热，以摩腹，令气下。

——《诸病源候论》

2.动作要领

（1）取仰卧位，用口慢慢吸气，使吸入的清气充满于腹中，再用鼻缓慢呼气。

（2）再小咽气数10次，感觉到腹中温和为止。

（3）若是腹中寒气导致的干呕腹痛，此时可再用口纳气70次，随即咽下，清气充满于腹中后，再纳气、咽气数10次。

（4）摩擦两手至手极热，然后用手按摩腹部。

3.作用分析

呼吸调节可以调整腹部肌肉的张力，促进腹部气血运行；咽气数十次可以起到温中益气的作用。所以此套动作可以有效缓解虚劳里急症状。

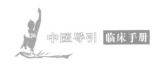

4. 适应证

口干、口渴，胃痛，小腹腰背拘急疼痛，怕冷等。

5. 注意事项

做纳气吐气时，尽量做到纳气多、吐气少。

6. 验案分享

李某，女，46 岁，2020 年 12 月 3 日初诊。胃脘部隐痛反复发作 1 年，加重 1 周。1 年前由于工作关系，经常不能按时进餐，而出现胃脘部隐痛，在当地医院经胃镜检查诊断为十二指肠球部溃疡。1 周前因劳累加重，前来就诊。诊见胃痛隐隐不止，喜温喜按，空腹痛甚，得食则缓，神疲纳呆，四肢倦怠、不温，泛吐清水，大便溏薄，舌淡苔白，脉虚弱。四诊合参，患者属于脾胃虚寒而致的胃脘部疼痛。遂指导患者进行导引术治疗，选自《诸病源候论》卷三第十七候中的虚劳里急候导引法。1 周后进行随访，患者自述腹中寒凉感减轻。1 个月后复诊，患者疼痛消失，四肢手足温度极大改善，食欲增加，大便接近正常，精神尚佳。

三、虚劳体痛候

劳伤之人，阴阳俱虚，经络脉涩，血气不利。若遇风邪与正气相搏，逢寒则身体痛，值热则皮肤痒。

——《诸病源候论》

 导引法一

1. 原文

双手舒指向上，手掌从面向南，四方回之，屈肘上下尽势四七，始放手向下垂之，向后双振，轻散气二七；上下动两膊二七。去身内、臂、肋疼闷。渐用之，则永除。

——《诸病源候论》

2. 动作要领

（1）身体直立，头目平视，两手自然下垂，下颌微收，颈项拔伸。

（2）舒展十指，掌心向面（图 7.1.12 a），举起两手过头顶，腕关节用力背屈（图 7.1.12 b），并在上下前后四个方向做环转运动，活动 14 次。

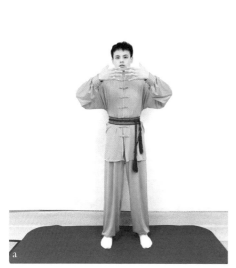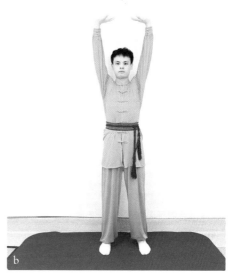

图7.1.12　动作要领一

（3）两臂于体侧屈曲，腕关节用力背屈（图 7.1.13），两手如拖重物般向上举过头顶，然后回到原位，重复 28 次。

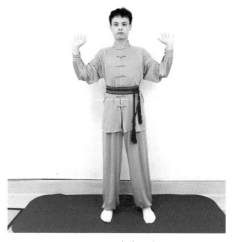

图7.1.13　动作要领二

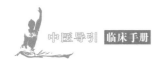

（4）放松两臂，接着伸向后方并振动，重复14次（图7.1.14 a）。

（5）最后耸动两肩，重复14次（图7.1.14 b）。

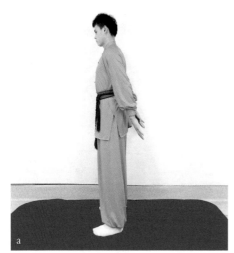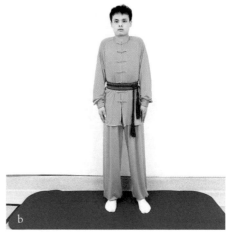

图7.1.14　动作要领

3. 作用分析

此动作可以牵拉、松解手臂和胁肋部肌肉、筋膜组织，有利于气血的运行和经络的畅通，按照"通则不痛"的原理，解决两臂疼痛不舒问题。

4. 适应证

两臂、两肋的疼痛不舒。

5. 注意事项

（1）向上举起两手时，两臂尽量伸直，并用力屈腕，体会到前臂的牵拉感。

（2）两肘屈曲向上举时，应尽量使肩胛骨后缩，打开胸廓。

（3）两臂向后振动时要尽量放松，切忌僵硬。

6. 验案分享

张某，女，55岁，2018年7月1日初诊。自述双上臂及双前臂疼痛数月余，初起时有恶风、发热，双上肢关节、肌肉疼痛酸楚，屈伸不利，疼痛呈游走性，未及时就医，现经朋友推荐前来就诊治疗。诊见：患者神志清，精神可，二便正常，四肢肌力及肌张力未见异常，系统查体未见阳性体征。舌苔薄白，脉浮。四诊合参，患者证属风寒湿痹，为风邪兼夹寒湿，留滞经脉，闭阻气血。遂指导患者习练中医导引术治疗，选自《诸病源候论》中"虚劳体痛候"中的导引法一。并嘱患者回去按照动作要领坚持习练，所有动作做完一遍为1组，每天练习2组。1个月后随访，患者已基本痊愈。

 ······················ **导引法二** ······················

1. 原文

大踑坐，以两手提足五指，自极，低头不息九通。治颈、脊、腰、脚痛，劳疾。

——《诸病源候论》

2. 动作要领

长坐位，两腿伸直岔开，然后上半身向前俯趴，用两手抓住两足五趾，用力抓紧，并下垂头部，尽量使额头触地（图7.1.15），屏住呼吸，再缓缓呼气，重复9次。

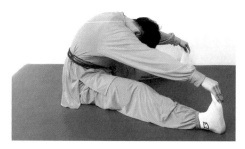

图7.1.15　动作要领

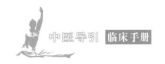

3. 作用分析

此动作可以牵拉颈、胸、背、腰、大腿、小腿的肌肉和筋膜组织，使整个脊柱都受到拉伸，可改善身体柔韧性和全身血液循环。督脉沿脊柱走行，所以此动作可以疏通督脉、促进阳气的流通和气血的运行，并起到祛寒、引气下行归肾、引精上行补脑的作用。

4. 适应证

头颈、背脊、腰部、两脚疼痛，癌痛。

5. 注意事项

下肢保持伸直，不要屈曲，要尽量使头触地，这样才能有效地牵拉脊柱。

6. 验案分享

盛某，女，50岁，头颈、腰背、两脚疼痛5个月余，遇寒加重，易感冒，入夏以来时常全身皮肤出现湿疹，腹胀，饮食及睡眠差，时常腹泻，小便频。辅助检查及全身体格检查未见异常。既往高脂血症、糖尿病病史。诊见：神疲乏力，面色萎黄，脉象细缓，舌苔薄白。四诊合参，患者劳伤之人，阴阳俱虚，经络脉涩，血气不利。若遇风邪与正气相搏，逢寒则身体痛，值热则皮肤痒。遂选取《诸病源候论》中"虚劳体痛候"导引法二的导引动作，9次为1组，1天练习2组，1周练习6天。4周后复诊，患者全身疼痛减轻，自练习导引后全身皮疹未再出现，饮食及睡眠明显改善，无腹胀腹泻，二便渐趋正常。

导引法三

1. 原文

偃卧，展两足指右向，直两手身旁，鼻纳气七息。除骨痛。

——《诸病源候论》

2. 动作要领

取仰卧位，两臂伸直放于身体两旁，展开并翘起足趾，十趾均侧向右方，鼻吸气并屏住呼吸，然后呼气，重复7次。

3. 作用分析

此动作可引肾气下行，遵循"肾主腰脚"而治骨痛之意。

4. 适应证

骨痛。

5. 注意事项

十趾侧向右方时，要尽量绷紧翘起足趾。

 ··· **导引法四** ·································

1. 原文

端坐，伸腰，举右手，仰其掌，却左臂，覆左手。以鼻纳气自极七息，息间，稍顿左手。除两臂背痛。

——《诸病源候论》

2. 动作要领

（1）端坐位，臀部虚坐于足跟上，伸直腰部，举起右臂，并仰掌使掌心朝上，左臂向下伸直，掌心朝下，两手臂、手掌形成右上左下的对拉姿势（图7.1.16）。

（2）用鼻吸气，屏住呼吸，然后呼气，重复7次，在呼吸间（呼气后，吸气前），稍微上抬左手，再按下。

3. 作用分析

此动作形成对拉姿势，可以

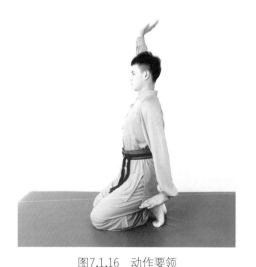

图7.1.16　动作要领

有效牵拉两臂、腹部和腰背部肌肉、筋膜组织，疏通经络和促进气血运行，升降阴阳之气，舒展肾气，流通经脉。

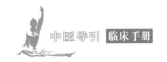

4. 适应证

两臂、背部疼痛，腹部肿瘤。

5. 注意事项

充分伸直腰部，不要弯腰驼背，两臂、两手掌要有上下对拉的牵拉感。

 ·················· **导引法五** ··················

1. 原文

双足互跪安稳，始抽一足向前，极势，头面过前两足指，上下来去三七。左右换足亦然。去臂、腰、背、髀、膝内疼闷不和，五脏六腑气津调适。

——《诸病源候论》

2. 动作要领

（1）取双足交互下跪姿势，先一足胡跪（单膝跪地），开始抽出一足，伸向前方，尽量伸直，同时两手向前，撑在地面上，带动头面、胸部均尽力前倾（图7.1.17），然后放松，仰起坐直，重复21次。

（2）再交换两足位置，重复21次。

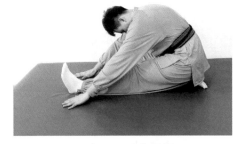

图7.1.17 动作要领

3. 作用分析

此动作可以牵拉整个脊柱、上臂和腿部肌肉筋膜组织，起到活血通络的作用。按照"不通则痛"的发病机制，解决各部位的疼痛。

4. 适应证

两臂、腰、背、腿、膝内的疼痛不舒。

5. 注意事项

伸向前方的腿和双臂要尽量保持伸直，不要弯曲；此动作难度较大，尽自己所能达到的程度即可，循序渐进。

四、虚劳膝冷候

肾弱髓虚，为风冷所搏故也。肾居下焦，主腰脚，其气荣润骨髓。今肾虚受风寒，故令膝冷也。久不已，则脚酸疼屈弱。

——《诸病源候论》

 导引法一

1. 原文

卧展两胫，足十指相柱，伸两手身旁，鼻纳气七息。除两胫冷，腿骨中痛。

——《诸病源候论》

2. 动作要领

（1）取仰卧位姿势，舒展两足，十个脚趾均用力竖起，直立如柱。

（2）然后用鼻吸气，屏住呼吸，呼气，重复7次。

3. 作用分析

此动作重点在两脚，尤其十趾。一方面是引气归肾，另一方面又可散气。用鼻吸气，起到引气补气、纳新祛邪的作用，还可以温补肾阳，起到改善两腿寒冷的作用。两足十趾用力绷紧翘起，趾长伸肌等小腿前外侧肌肉收缩（类似于肌肉的等长收缩），且趾长伸肌邻近骨间膜和小腿深筋膜，能改变膝关节周围筋膜张力。在肌肉、筋膜的共同作用下，可以促进膝关节周围血液循环，增强膝关节周围肌肉力量，加强膝关节稳定性，故能够改善膝关节寒冷、疼痛、肌肉无力等症状。

4. 适应证

膝关节骨性关节炎导致的膝关节寒凉、疼痛等。

5. 注意事项

十个脚趾要用力绷紧翘起，这样才能充分地收缩肌肉和牵拉筋膜。

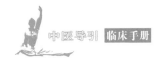

6. 验案分享

郭某，女，58岁，2021年6月3日初诊。患者自述双膝冷痛二十余年，双膝怕冷，遇寒痛甚。患者多地治疗，效果不佳，特前来就诊治疗。辅助检查：X线检查提示双膝关节退行性变、双膝关节骨性关节炎；双下肢动静脉彩超未见异常表现。诊见：患者双膝关节、肌肉、韧带疼痛，重着、屈伸不利，触诊双膝皮温略低；双膝关节VAS疼痛评分4分、肌力V级、关节活动度基本正常。舌苔薄白，脉弦紧。四诊合参，该患者为以肝肾亏虚为根本、风寒湿邪为外因所致的膝痹。遂指导患者习练中医导引术治疗，选自《诸病源候论》中"虚劳膝冷候"中的导引法一。嘱患者回去按照动作要领坚持习练，所有动作做7次为1组，1天练习1组，1周练习6天。2个月后随访，患者基本痊愈。

 导引法二

1. 原文

两手抱两膝，极势，来去摇之七七，仰头向后。去膝冷。

——《诸病源候论》

2. 动作要领

取蹲坐位，两腿屈曲，两脚掌着地，两手抱住两膝，用力使其贴紧上身，两脚离地，头部用力向后仰（图7.1.12），同时以腰、臀为基础进行前后摇动，重复49次。

3. 作用分析

此动作功力主要集中在下半身，腰腿部用力，可疏通经络和

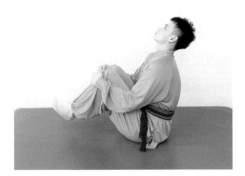

图7.1.18　动作要领

促进血液流通，具有强力专攻作用，能够驱冷散寒。两膝贴紧上半身，可

使大腿前侧的髂腰肌、股四头肌（股直肌）等屈髋肌肉收缩，加强大腿前侧肌肉力量，促进血液循环。两手紧抱膝关节，使膝关节保持在屈曲状态，可以锻炼膝关节的稳定性。前后摇动可锻炼躯干核心肌群力量。

4. 适应证

膝关节骨性关节炎导致的膝关节寒凉、疼痛等。

5. 注意事项

抱起两膝贴紧上半身和向后仰头都要尽量用力；开始练习时，前后摇动幅度应小，循序渐进。

第二节　风病候

一、风偏枯候

风偏枯者，由血气偏虚，则腠理开，受于风湿，风湿客于半身，在分腠之间，使血气凝涩，不能润养，久不瘥，真气去，邪气独留，则成偏枯。其状，半身不随，肌肉偏枯，小而痛，言不变，智不乱是也。邪初在分腠之间，宜温卧取汗，益其不足，损其有余，乃可复也。

诊其胃脉沉大，心脉小牢急，皆为偏枯。男子则发左，女子则发右。若不喑，舌转者可治，三十日起。其年未满二十者，三岁死。又左手尺中神门以后脉足太阳经虚者，则病恶风偏枯。此由愁思所致，忧虑所为。

——《诸病源候论》

 ·······························　**导引法一**　·······························

1. 原文

仰两足指，五息止。引腰背痹，偏枯，令人耳闻声。

——《诸病源候论》

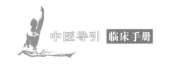

2. 动作要领

（1）取仰卧位，手足自然放平，用力屈踝勾脚，足趾向头端上翘，尽量使得足趾螺纹面向上（图7.2.1）。

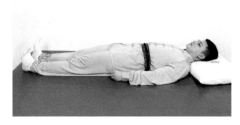

图7.2.1　动作要领

（2）配合呼吸，吸气时上翘、呼气时放松，5次呼吸吐纳为止。

3. 作用分析

该动作可以有效活动到踝关节和脚趾关节，增强踝背伸肌力、避免肌肉萎缩，促进下肢血液循环和淋巴回流、消除肿胀，防止下肢深静脉血栓形成。另外，此动作可以牵拉下肢后侧足太阳膀胱经，足太阳膀胱经循行腰背部，因此可以治疗腰背痹痛。

4. 适应证

中风早期卧床，下肢水肿，腰背拘挛紧张疼痛等。

5. 注意事项

尽力上翘脚趾、用力绷紧脚底，以下肢后侧感到牵拉感为度。

6. 验案分享

王某，男，68岁，因"左侧肢体活动受限3周"入院，患者3周前因与老伴发生争吵出现左侧肢体活动受限，言语不清，头颅CT示：右侧基底节区脑出血，诊断"脑出血，高血压病3级极高危，2型糖尿病"，住院手术治疗，好转出院。2021 年 7 月 2 日为求进一步康复入住我科。诊见：神志清楚，精神差，二便正常，血压 145/95 mmHg，随机血糖 13.4 mmol/L，左侧下肢肌力 2 级，左侧上肢 4 级，左侧肌张力 1+ 级，日常生活能力（ADL）评分 40 分，生活基本需要他人协助，左侧巴宾斯基征阳性，右侧病理反射未引出。患者偏身功能障碍，依症状当属中医痿证范畴，遂令患者进行《诸病源候论》"中风偏枯候"的导引一和导引二；"风不仁候"导引一和导引二，每次 30 分钟，1 次 / 天。4 周后查体：左侧下肢肌力 4 级，左侧肌张力正常，ADL 评分 75 分，对家人的依赖大大降低，独自可以完成一些生活活动。

 ·· **导引法二** ··

1. 原文

一足踏地，足不动，一足向侧相，转身欹势，并手尽急，回。左右选互二七。去脊风冷，偏枯不通润。

——《诸病源候论》

2. 动作要领

（1）取站立姿势，右足自然踏地不动，左足朝侧前方踏地，形成"丁"字步。

（2）两臂向前伸直、与肩同高，手掌相对，以腰为轴用力向左转动身体，然后返回原位。左右交替各 14 次（图 7.2.2）。

3. 作用分析

两臂平举可以改善肩关节的力量；旋转腰脊，牵拉一侧胸胁部位的筋膜链，增加腰部核心力量进而

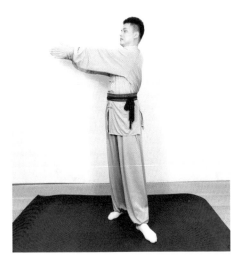

图7.2.2 动作要领

增强躯干的稳定性，同时具有通利周身血脉筋骨的作用。

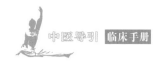

4. 适应证

中风半身不遂，也可用于帕金森患者身体僵硬、平衡功能障碍。

5. 注意事项

偏瘫患者站立位做该动作时要注意安全，防止跌倒。

二、风四肢拘挛不得屈伸候

此由体虚腠理开，风邪在于筋故也，春遇痹为筋痹，则筋屈，邪客关机，则使筋挛。邪客于足太阳之络，令人肩背拘急也。足厥阴肝之经也，肝通主诸筋，王在春。其经络虚，遇风邪，则伤于筋，使四肢拘挛，不得屈伸。诊其脉急细如弦者，筋急足挛也。若筋屈不已，又遇于邪，则移变入肝。其病状，夜卧惊，小便数。

——《诸病源候论》

 ·················· **导引法一** ··················

1. 原文

手前后递互拓，极势，三七……头动，膊前后欹侧，柔转二七。去膊井冷血，筋急，渐渐如消。

——《诸病源候论》

2. 动作要领

（1）站立姿势，左手臂向前尽力伸展，右手臂向后尽力伸展，两手掌心均向上，一前一后、如托重物。左右手交替运动，做21次（图7.2.3 a）。

（2）站立姿势，两肩膊分别一前一后运动，同时头部左右倾斜触碰肩头，做14次（图7.2.3 b）。

3. 作用分析

手前后互拓，使得肩周的肌群前后交替主动运动，牵拉肩周紧张的肌群；转头、肩方法，舒筋活络，促进肩部气血通畅，动中有柔，安徐收功。

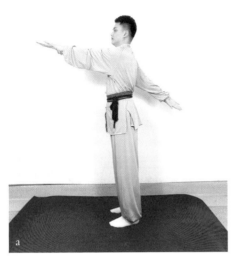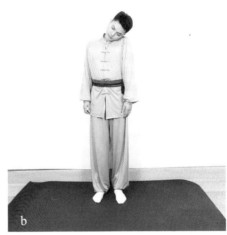

图7.2.3　动作要领

4. 适应证

肩颈疼痛，也可用于脑卒中上肢不遂、帕金森肢体僵硬。

5. 注意事项

两肩膀一前一后运动，头部侧倾用耳触碰在前的肩。

6. 验案分享

吴某，女，62岁，汉族，退休，腰椎间盘突出病史5年加重2周。自觉腰部疼痛伴腰椎活动范围减小，活动不利，劳累及受凉可加重，既往高血压病史20年，口服降压药，血压控制可。无其他疾病史，二便大致正常。腰椎 MRI 示：L4~5、L5~S1椎间盘突出。诊见：神志清，精神可，面色晦浊，腰椎活动及行走不利，舌红、苔黄，脉细数。四诊合参：患者怕冷，体虚腠理不固，邪客于足太阳之络，令人腰背拘急。遂选取《诸病源候论》中"风四肢拘挛不得屈伸候"导引法一的导引动作，2次为1组，每天5组，每周5天。3周后复诊，患者腰椎活动度明显改善，增加约20°，自述腰痛明显减轻。

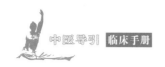

 ·· 导引法二 ··

1. 原文

踞，伸右脚，两手抱左膝头，伸腰，以鼻内气，自极，七息，展右足著外。除难屈伸拜起，胫中痛痹。

——《诸病源候论》

2. 动作要领

踞坐于席，右膝伸直，左膝屈曲，双手抱住左膝，腰部伸直尽力后仰，同时用鼻吸气到最大限度，然后右腿外旋，使足外侧着席（图7.2.4）。左右交替各做 7 次。

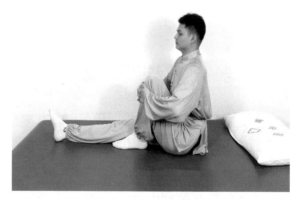

图7.2.4　动作要领

3. 作用分析

该动作可以增大髋关节、膝关节的屈曲活动度；腿外旋可改善一侧髋关节的外旋活动度，疏通足三阴经的经络、调理肝脾肾三脏；身体后仰可以改善坐位平衡能力。

4. 适应证

腰痛、髋痛、小腿痿软不能行走、下肢关节僵硬。

5. 注意事项

双手可以抱于膝关节稍下方，同时腰部伸直尽力后仰。

 导引法三

1. 原文

两手抱左膝，著膺，除下重，难屈伸。

——《诸病源候论》

2. 动作要领

站立姿势，双手抱住左膝下方，牵拉使得膝关节贴紧胸部。可左右侧
交替进行（图 7.2.5）。

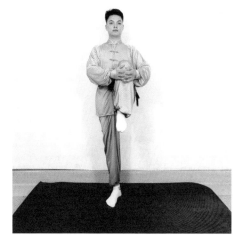

图7.2.5　动作要领

3. 作用分析

该动作可以改善髋关节、膝关节的屈曲活动度。另一侧单腿支撑，可
以增强一侧下肢的股四头肌、腘绳肌等肌力，进而增强膝关节的稳定性和
下肢平衡功能。

4. 适应证

下肢沉重、膝关节屈伸不利、平衡功能障碍。

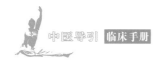

膝部要尽量和胸部相贴；注意保护患者，谨防跌倒。

 导引法四

1. 原文

立身，上下正直，一手上拓，仰手如似推物势，一手向下如捺物，极势。上下来去，换易四七。去膊内风，两膊井冷血，两腋筋脉挛急。

——《诸病源候论》

2. 动作要领

站立姿势，两脚开立、与肩同宽，右手掌心向上，并朝正上方推出，左手掌心向下，用力向下方按捺（图7.2.6）。左右交替做28次。

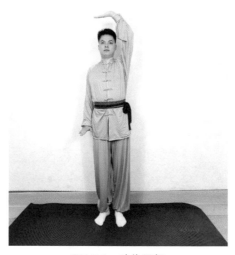

图7.2.6 动作要领

3. 作用分析

该动作可以改善肩关节前屈的活动度，增强肩前肌群的力量；上举下按同时可以疏通手三阴三阳经的经脉气血运行；左右交替上下，可以锻炼上肢的协调性。

4. 适应证

肩痛，也可用于脑卒中肩手综合征、帕金森肢体震颤僵硬。

5. 注意事项

上推手的指尖朝对侧，下按手的指尖朝前；上举的手臂无须过度伸直，肘关节可微曲。

三、风身体手足不遂候

风身体手足不遂者，由体虚腠理开，风气伤于脾胃之经络也。足太阴为脾之经，脾与胃合；足阳明为胃之经，胃为水谷之海也。脾候身之肌肉，主为胃消行水谷之气，以养身体四肢。脾气弱，即肌肉虚，受风邪所侵，故不能为胃通行水谷之气，致四肢肌肉无所禀受，而风邪在经络，搏于阳经，气行则迟，机关缓纵，故令身体手足不遂也。诊脾脉缓者，为风痿，四肢不用。又心脉、肾脉俱至，则难以言，九窍不通，四肢不举；肾脉来多，即死也。

——《诸病源候论》

 ·· **导引法一** ··

1. 原文

极力左右振两臀，不息九通，愈臀痛，劳倦，风气不随。振两臀者，更互踹蹙，犹言厥。九通中间，偃伏皆为之，名虾蟆行气，久行不已，愈臀痛劳倦，风气不随，不觉痛痒，作种种形状。

——《诸病源候论》

2. 动作要领

（1）仰卧位，两臂自然放于体侧，屈髋屈膝，两足缓缓向外上方踹出（图 7.2.7 a）。

（2）俯卧位，两手放于额头之下，膝关节屈曲，两足缓缓向后上方踹出，像蛙泳一样的动作（图 7.2.7 b）。

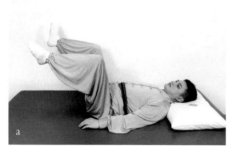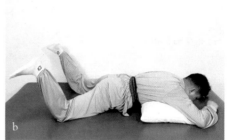

图7.2.7 动作要领

3. 作用分析

该动作可以改善髋关节前屈、外展的活动度，增强髂腰肌、臀大肌等肌力，同时可以改善腹部核心肌群的力量；并且可以牵拉足厥阴肝经、足少阴肾经、足太阴脾经三条阴经的经筋，调理肝脾肾三脏。

4. 适应证

下肢疼痛、麻木不仁，也可用于脑卒中、帕金森下肢痿软无力。

5. 注意事项

该动作主要是模拟蛤蟆后肢的动作特点。

6. 验案分享

王某，男，43岁，2021年7月20日就诊。自述平素体虚易感冒，半月前夜间吹风扇后出现食欲减退，大便溏泻，自觉四肢无力。诊见：神志清，精神一般，舌胖，苔厚，脉浮缓。辅助检查未做。结合病史分析，患者属体虚腠理开，风气伤于脾胃经络，胃行水谷之力乏，脾气弱不能温养肌肉，致四肢乏力。选取《诸病源候论》中"风身体手足不得屈伸候"导引法一的导引动作，5个为一组，2组/天，每周5天。3周后复诊，自述饮食佳，觉四肢力量增强，大便成形，全身状态改善。

导引法二

1. 原文

偃卧，合两膝，布两足，伸腰，口纳气，振腹自极七息。除壮热疼痛，两胫不随。

——《诸病源候论》

2. 动作要领

仰卧位，两臂放于体侧，屈髋屈膝，两膝并拢，挺直腰腹，上抬臀部离开下方接触面，然后口吸气、鼓动小腹，最后下落至原位，反复7次（图7.2.8）。

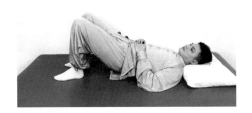

图7.2.8　动作要领

3. 作用分析

该动作可以有效增强躯干的核心肌群力量，进一步增强躯干的稳定性；同时牵拉督脉、膀胱经的经脉，疏通督脉和膀胱经的气血运行。

4. 适应证

腰腿疼痛，也可以用于脑卒中、帕金森的下肢不遂。

5. 注意事项

双膝一直保持并紧，不得松开；动作缓慢，有控制地抬起下落。

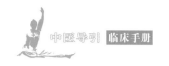

四、风痹手足不遂候

风寒湿三气合而为痹，风多者为风痹。风痹之状，肌肤尽痛，诸阳之经，尽起于手足，而循行于身体。风寒之客肌肤，初始为痹，后伤阳经，随其虚处而停滞，与血气相搏，血气行则迟缓，使机关弛纵，故风痹而复手足不随也。

——《诸病源候论》

 ● 导 引 法 ●

1. 原文

左右拱手两臂，不息九通。治臂足痛，劳倦，风痹不随。

——《诸病源候论》

2. 动作要领

两足开立、与肩同宽，两手相拱，一手握拳、一手为掌，拳掌相抵，两臂尽力向身体左前侧伸直，屈曲回到胸前，然后两臂尽力向身体右前侧伸直（图7.2.9）。左右交替各做9次。

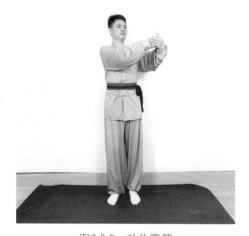

图7.2.9　动作要领

3. 作用分析

两手相拱向前伸臂，改善肘关节和肩关节的屈伸活动度；同时可以牵拉上肢三阳经的经脉，疏通瘀滞的气血。

4. 适应证

肩痛，也可用于脑卒中、帕金森的肢体僵硬。

5. 注意事项

两臂尽力向左前和右前方向伸直。

五、偏风候

偏风者，风邪偏客于身一边也。人体有偏虚者，风邪乘虚而伤之，故为偏风也。其状，或不知痛痒，或缓纵，或痹痛是也。

——《诸病源候论》

 ○──────── **导引法一** ────────○

1. 原文

一手长舒，令掌仰，一手捉颏，挽之向外，一时极势，二七。左右亦然。手不动，两向侧极势，急挽之，二七。去颈骨急强，头风脑旋，喉痹，膊内冷注，偏风。

——《诸病源候论》

2. 动作要领

（1）站立姿势，两足开立、与肩同宽，一侧手臂尽量向身体一侧伸展，手掌朝上。另一手掌托住下颌，用力向外侧拉动下颌，尽力使颈椎向外侧旋转（图7.2.10 a）。左右交替操作14次。

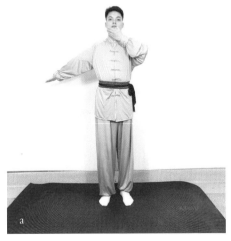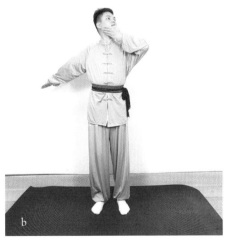

图7.2.10 动作要领

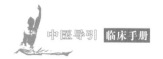

（2）一侧手臂尽量向身体一侧伸展，手掌朝上，颈椎主动尽力向外侧旋转，另一手掌托住下颌反向用力牵拉使其保持正立不动（图7.2.10 b）。左右交替操作14次。

3. 作用分析

第一个动作颈椎的旋转是被动运动，被动牵拉颈部紧张的肌群，增大颈椎的活动度，缓解颈部气血的不畅；第二个动作颈椎的旋转是主动运动，且是静力性收缩，增强颈椎旋转的肌肉力量，使颈项部的气血均匀分布。同时一侧上肢手三阴、三阳经被动拉伸，有利于气血运行通畅。

4. 适应证

颈椎病，肩痛，眩晕耳鸣，也可用于脑卒中上肢痉挛、帕金森上肢震颤。

5. 注意事项

（1）起始姿势可坐、可立，需注意保持躯干正直位。

（2）第一个动作颈部的动作是被动运动，第二个动作颈部的旋转是主动运动。

 ● ● ● **导引法二** ● ● ●

1. 原文

一足踏地，一手向后长舒努之，一手捉涌泉急挽，足努手挽，一时极势。左右易，俱二七。治上下偏风，阴气不和。

——《诸病源候论》

2. 动作要领

坐于席垫，右足掌踏席，左上肢向后尽量伸展，右手握住左侧涌泉，手足相对用力至极致（图7.2.11）。左右交替做14次。

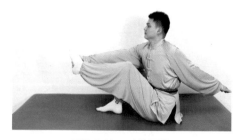

图7.2.11 动作要领

3. 作用分析

手足左右配合，以腰部为中心，手足发力。脊柱的旋转，有助于气血在四肢和后背部的输布，使得腹内外斜肌被拉伸。借挽足一侧的"手"主要靠上肢的屈肌群完成，一侧上肢伸肌群以及肩胛部肌群都被动拉伸；另一侧上肢尽力后伸，主要牵拉上肢的经筋。

4. 适应证

肩痛，中风病上肢不遂，也可用于脑卒中上肢痉挛、帕金森上肢震颤、躯干不稳等。

5. 注意事项

手足交替配合，手和足之间的相对用力，手足相挽、足如蹬车。

6. 病案分享

林某，女，63 岁，2021 年 7 月 29 日就诊。患者于 3 个月前突发语言不利伴右侧肢体无力，被家人送至某医院，确诊"脑梗死"，经治疗，患者遗留右侧肢体活动不利，肌张力增高。既往高血压病史 10 余年，有糖尿病病史 1 年余，有高脂血症病史；1 年前发作 TIA 1 次，发现右侧大脑中动脉闭塞，左侧大脑中动脉水平段狭窄病史；有肾结石、脂肪肝病史。诊见：右侧肢体无力，右上肢为甚，右手屈曲，行走尚可，吐词欠流利，反应稍迟钝，疲乏，无明显心慌胸闷、头痛头晕等不适，饮水不呛，大便干结，小便不调，纳差，夜寐尚安。舌红苔黄腻，脉弦。四诊合参：患者属风四肢拘挛不得屈伸候，此由体虚腠理开，风邪侵犯筋骨。遂选取《诸病源候论》中"偏风候"导引法一和导引法二的动作。患者照此，2 次为 1 组，5 组 / 天，每周 5 天。3 周后复诊，见右手屈曲减轻，可自主伸展，范围稍小，右侧肢体力量改善。

六、风不仁候

风不仁者，由荣气虚，卫气实，风寒入于肌肉，使血气行不宣流。其状，搔之皮肤如隔衣是也。诊其寸口脉缓，则皮肤不仁。不仁，脉虚数者生，牢急疾者死。

——《诸病源候论》

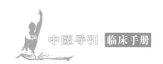

 ·················· 导引法一 ··················

1. 原文

偃卧，展两胫两手，足外踵，指相向，以鼻纳气，自极，七息。除死肌，不仁，足寒。

——《诸病源候论》

2. 动作要领

取仰卧姿势，舒展四肢、两腿伸展，然后下肢内旋，足趾相对、足跟向外（图7.2.12），安神定气、深长呼吸，然后恢复脚掌直立，脚趾朝上。如此做7次。

3. 作用分析

该动作主要改善髋关节内旋关节活动度，同时重在牵拉下肢

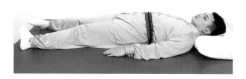

图7.2.12　动作要领

三阳经的经筋，疏通下肢的经络运行。足趾相对，下肢用力内旋，则气血皆汇聚于此，用以改善下肢的气血循行。

4. 适应证

腰腿疼痛，下肢麻木不仁，也可用于脑卒中下肢活动不利、帕金森下肢活动受限。

5. 注意事项

下肢内旋，足趾尽量相对即可。

6. 验案分享

孙某，女，62岁，2021年7月3日突感左侧身体感觉异常，活动受限，不能行走，遂于我院急诊治疗，病情稳定后，7月21日转我科就诊。高血压病2级、2型糖尿病、冠心病等多种慢性病。查头MRI示：右侧脑室旁急性脑梗死。诊见：精神尚可，可正常交流，左侧鼻唇沟变浅，皮肤巩膜无黄染。左侧下肢肌力4级，左侧上肢肌力3级，坐位平衡2级，立位平衡

1级，不能独立行走。舌暗红，苔薄白，脉弦细。患者偏身功能障碍，依症状当属中医痿证范畴，试从中医导引理气行气分析，气血运行不畅，机体不得养。脑梗死属于中医风候症候，遂令患者进行《诸病源候论》"中风偏枯候"的导引一和导引二，以及"风不仁候"导引一和导引二，每次30分钟，1次／天。4周后查体：左侧下肢肌力4级，左侧上肢肌力4级，坐位平衡3级，立位平衡2级，能独立行走。

 导引法二

1. 原文

展两足，上。除不仁、胫寒之疾也。

——《诸病源候论》

2. 动作要领

仰卧位，四肢自然伸展，两足呈外八状，踝关节背曲，脚趾上翘，然后恢复至中立位（图7.2.13），反复操作28次。

3. 作用分析

该动作可促进下肢血液循环，增强小腿前侧肌群的力量；同时可牵拉大腿后侧的筋膜，疏通足太阳膀胱经。

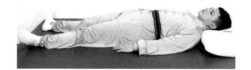

图7.2.13　动作要领

4. 适应证

下肢痿软无力，也可用于脑卒中、帕金森下肢活动不利。

5. 注意事项

脚趾用力上翘，尽量使脚趾螺纹面朝上。

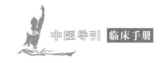

七、风湿痹候

风湿痹病之状，或皮肤顽厚，或肌肉酸痛。风寒湿三气杂至，合而成期。其风湿气多而寒气少者，为风湿痹也。由血气虚，则受风湿，而成此病。久不瘥，入于经络，搏于阳经，亦变令身体手足不随。

——《诸病源候论》

 ● 导 引 法 ●

1. 原文

以手摩腹，从足至头；正卧，蜷臂导引，以手持引足，住；任臂，闭气不息，十二通。以治痹湿不可任，腰脊痛。

——《诸病源候论》

2. 动作要领

（1）仰卧位，一手放于体侧，一手从下向上轻柔摩腹，数遍。

（2）然后屈髋屈膝，以两手握两足，用力牵拉双足，头可尽力向上抬，维持此姿势不动，然后身体放松（图7.2.14），重复操作12次。

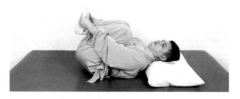

图7.2.14 动作要领

3. 作用分析

由下向上摩腹，调理任脉，以阴补阳、以助阳气，同时可以健脾化湿。手足相牵引而不用力，髋、膝关节屈曲，肩、肘关节屈曲，保持稳定，增强盆底肌的控制力，有利于气血在全身的疏布和运行。

4. 适应证

腰背疼痛，膝痹，四肢关节屈伸不利，也可用于脑卒中上肢不遂、帕金森肢体僵硬。

5. 注意事项

摩腹动作直线上下，均匀轻柔；第二个动作重在维持姿势不动，即运动控制。

6. 验案分享

张某，女，57岁，农民，5年前右膝关节反复疼痛，缠绵不愈，持续钝痛，劳累后加重，休息时缓解。劳作环境潮湿，晨起疼痛较轻，傍晚疼痛明显。1个月前疼痛加重，关节僵硬，活动受限，休息不能得到缓解，到本院就诊，X线影像检查诊断"右膝关节骨性关节炎"。膝关节周围红肿，舌红，苔黄腻，脉滑数。分析病情患者为膝痹（风湿热证）。选取《诸病源候论》中"风湿痹候"导引法，动作重复12次为1组，每日3组。2周后患者自诉膝关节僵硬缓解，疼痛明显减轻。

八、风痹候

痹者，风寒湿三气杂至，合而成痹。其状：肌肉顽厚，或疼痛。由人体虚，腠理开，故受风邪也。病在阳曰风，在阴曰痹，阴阳俱病，曰风痹。其以春遇痹者为筋痹，则筋屈。筋痹不已，又遇邪者，则移入肝。其状：夜卧则惊，饮多，小便数。夏遇痹者为脉痹，则血凝不流，令人萎黄。脉痹不已，又遇邪者，则移入心。其状：心下鼓，气暴上逆，喘不通，嗌干喜噫。仲长夏遇痹为肌痹，在肉则不仁。肌痹不已，后复遇邪者，则移入脾。其状：四肢懈惰，发咳呕汁。秋遇痹者为皮痹，则皮肤无所知。皮痹不已，又遇邪，则移入于肺，其状：气奔痛。冬遇痹者为骨痹，则骨重不可举，不随而痛。骨痹不已，又遇邪，则移入于肾，其状喜胀。诊其脉大而涩者为痹；脉来急者为痹。

——《诸病源候论》

 ············· **导引法一** ·············

1. 原文

一曰以右踵拘左足拇趾，除风痹；二曰以左踵拘右足拇趾，除厥痹；

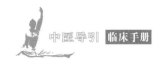
三曰两手更引足跌，置膝上，除体痹。

——《诸病源候论》

2. 动作要领

（1）仰卧姿势，四肢自然伸展，右足中蹈趾上翘，用左足跟压住右足蹈趾，使之弯曲向上（图 7.2.15 a）。

（2）左足蹈趾上翘，用右足跟压住左足蹈趾，使之弯曲向上。

（3）平坐于席，两腿自然伸直，两手握住一侧足踝，牵拉至对侧膝盖上，左右交替进行（图 7.2.15 b）。

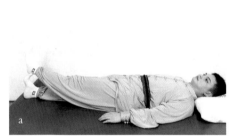
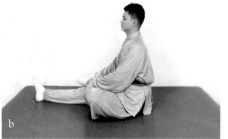

图7.2.15 动作要领

3. 作用分析

第一、二个动作牵拉下肢足太阳膀胱经的经筋，且具有助阳的效果，足蹈趾为肝脾两经的起始处，肝主疏泄、脾主运化，故可以调理肝脾；第三个动作可以改善下肢髋、膝、踝的关节活动度。

4. 适应证

下肢痿软无力、麻木不仁，膝关节僵硬，也可用于脑卒中、帕金森的下肢活动不利。

5. 注意事项

足跟按压蹈趾动作缓慢柔和，不可过度牵拉。

6. 验案分享

张某，女，65 岁，退休，2021 年 8 月 1 日就诊，既往脑梗死病史 5 年，高血压、高脂血症病史 8 年余，此次就诊因双下肢麻木无力，双膝关节僵硬。行相关辅助检查颅脑未见新发病灶，X 线显示双膝关节退行性变。诊见：神志清，精神可，饮食一般，进食后常出现腹胀、不消化情况，情志不舒，善太息，舌胖红，苔腻，脉弦数。四诊合参，患者主要病机为风寒湿三气合至，肝失疏泄，脾失运化。遂选取《诸病源候论》中"风痹候"导引法一的导引动作，5 个为 1 组，每天 10 组，每周 5 天。3 周后患者复诊，自述双下肢无力改善，情绪改善，膝关节活动度增大约 30°，膝关节负重改善。

7. 临床试验研究

现有临床随机对照试验观察《诸病源候论》导引法对脑卒中患者平衡功能以及日常生活能力的影响。将符合要求的 68 例脑卒中偏瘫患者随机分为导引组和对照组，各 34 例。对照组仅进行常规康复治疗，导引组在常规康复的基础上进行《诸病源候论》导引法训练，共 6 周。治疗前，两组偏瘫患者在性别、卒中类型、病程、年龄等一般资料方面差异均无统计学意义（$P > 0.05$），具有可比性，且两组在 Berg 评分、Fugl-Meyer 平衡量表评分、稳定指数得分、总力量标准差得分和 Barthel 指数评分方面差异均无统计学意义（均 $P > 0.05$）。治疗结束后，导引组和对照组的 Berg 评分、Fugl-Meyer 平衡量表评分和 Barthel 指数评分均较治疗前明显提高（均 $P < 0.01$），且导引组在改善 Berg 评分、Fugl-Meyer 平衡量表评分和 Barthel 指数评分方面明显优于对照组（均 $P < 0.05$）。导引组和对照组的总力量标准差、稳定指数均较治疗前有明显降低（均 $P < 0.01$），且导引组较对照组能更大程度地降低脑卒中患者的稳定指数（均 $P < 0.05$）。表明《诸病源候论》导引法训练在改善脑卒中患者的平衡功能及提高日常生活活动能力方面优于常规康复训练。

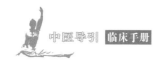

 ·导引法二·

1. 原文

偃卧，端展两手足臂，以鼻纳气，自极七息，摇足三十而止。除胸、足寒，周身痹，厥逆。

——《诸病源候论》

2. 动作要领

（1）仰卧位，端正身体，四肢舒展伸直，鼻尽力吸气，屏气顷刻，缓慢呼气、手足放松，如此反复做7次。

（2）然后两足同时左右摇动，反复做30次。

3. 作用分析

该动作可以改善髋关节内旋、外旋的关节活动度；同时牵拉下肢内侧三阴经和外侧三阳经，促进下肢的气血运行。

4. 适应证

下肢痿软无力、关节疼痛，也可用于脑卒中、帕金森下肢屈伸不利。

5. 注意事项

两足由中立位向左右摆动，使得足趾尽力朝向左右两侧。

 ·导引法三·

1. 原文

左右手夹据地，以仰引腰，五息止，去痿痹，利九窍。

——《诸病源候论》

2. 动作要领

臀部坐于席，两足踏地，双手放于身后两侧，手掌按地，身体略后倾，仰头收下颌，牵伸腰背部（图7.2.16），反复做5次。

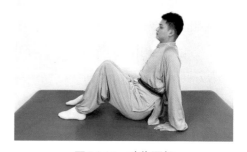

图7.2.16　动作要领

3. 作用分析

该动作可以增强腹部和骨盆的核心肌群力量，增强躯干的稳定性。同时可以疏通督脉，温补阳气，利于气血达于周身。

4. 适应证

上肢屈伸不利，腰背疼痛，也可用于脑卒中、帕金森的躯干僵硬。

5. 注意事项

牵引腰背时肘关节始终保持伸直。

九、风冷候

风冷者，由脏腑虚，血气不足，受风冷之气。血气得温则宣流，冷则凝涩。然风之伤人，有冷有热。若挟冷者，冷折于气血，使人面青心闷，呕逆吐沫，四肢痛冷，故谓之风冷。

——《诸病源候论》

导引法一

1. 原文

蹲坐，身正头平，叉手安额下，头不动，两肘向上振摇，上下来去七七。亦持手三七，放纵身心。去乳房风冷肿闷，鱼寸不调，日日损。

——《诸病源候论》

2. 动作要领

（1）蹲坐姿势，臀部和两脚着地，上身正直，双手十指交叉、手心向下，置于下颌之下，保持头部不动，双肘上下移动，反复操作49次（图7.2.17）。

（2）双手分开，在胸前改为握手姿势，做21次，全身从上向

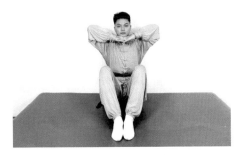

图7.2.17 动作要领

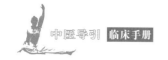

下放松。

3. 作用分析

蹲坐位，双手托下巴，引动人体气机在上；双手固定，肘部上下，带动肩周肌群被动拉伸，针对乳房的风冷肿闷。

4. 适应证

乳癖等乳房疾病，上肢疼痛及活动不利。

5. 注意事项

随着两肘的上抬下落，身体始终保持端正。

 ● **导引法二**

1. 原文

坐，两足长舒，自纵身，内气向下，使心内柔和适散，然始屈一足，安膝下，努长舒一足，仰足趾向上，使急。仰眠，头不至席，两手急努向前，头向上努挽，一时各各取势，来去二七，迭互亦然。去脚疼，腰膊冷，血冷，风痹，日日渐损。

——《诸病源候论》

2. 动作要领

（1）坐于席，两腿自然伸直，全身放松，引气向下，宁心安神，心中感到柔和舒适为佳。然后左膝弯曲，左足放于右膝下，右腿伸直尽力上翘足趾。

（2）然后身体后仰，直到肩背稍微接近席垫，此时头部尽力上抬，双上肢向前尽力伸出（图7.2.18），左右交替反复操作14次。

3. 作用分析

该动作可以充分牵拉后背部，后背属太阳阳气最胜，主一身之

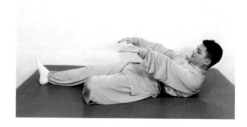

图7.2.18 动作要领

表，进而提升人体阳气；尤其是可以疏通督脉和膀胱经的经筋；此外，可以增强腹部核心肌群的力量，增强躯干核心稳定性。

4. 适应证

腰背疼痛，下肢麻木、痿软无力，也可用于脑卒中及帕金森躯干僵硬。

5. 注意事项

保持肩背位置刚刚离开席面即可，以后背感到拉紧酸胀为佳。

导引法三

1. 原文

长舒足，肚腹着席，安徐看气向下，知有去处，然始著两手掌拓席，努使臂直，散脊背气向下，渐渐尽势，来去二七。除脏腑内宿冷，脉急，腰髀风冷。

——《诸病源候论》

2. 动作要领

（1）俯卧姿势，双下肢长伸，缓慢呼吸，引气下行至丹田。

（2）然后手掌推席，胸前离开席垫，使得躯干后伸，保持顷刻（图7.2.19）。反复操作14次。

3. 作用分析

上肢推席、撑起上身，充分伸展上臂，增强肩关节稳定性。

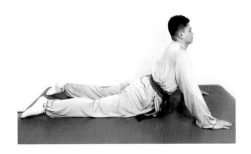

图7.2.19　动作要领

同时牵伸任脉，疏通任脉的气血，腹部逐渐伸展，利于引气下行至下丹田，缓解脏腑内宿冷。

4. 适应证

腰背疼痛，下肢痿软，也可用于脑卒中、帕金森的肢体活动不利。

5. 注意事项

在手推席过程中仔细体会腹部温热的感觉。

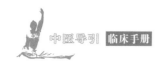

 ·············· • 导引法四 • ··············

1. 原文

肚腹着席，长舒一足向后，急努足趾，一手舒向前尽势，将一手向背上，挽足倒极势，头仰蹙背，使急。先用手足斜长舒者，两向自相挽急，始屈手足共头，一时取势。常记动手足先后，交番上下，来去二七，左右亦然。去背项腰膝膊井风冷疼闷，脊里偃强。

——《诸病源候论》

2. 动作要领

俯卧姿势，肚腹着席垫，左下肢伸展，脚趾用力向后伸直绷紧，右侧上肢尽量向前舒展，右下肢屈曲，左上肢后伸握住右足踝尽力牵伸，足向相反的方向用力，慢慢仰起头，胸背用力上抬（图7.2.20）。左右侧交替进行共14次。

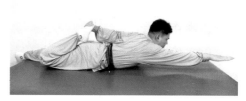
图7.2.20　动作要领

3. 作用分析

手足向两个方向尽力伸展，改善上下肢伸展的关节活动度，可以疏通上下肢的经络；手足在后背相互挽拉，可以增强肩袖稳定性，改善膝关节的活动度和伸膝肌力；配合仰头改善整个后背的气血运行，故有利于胸腰背的气血流畅。

4. 适应证

肩背疼痛，腰痛，膝痹，也可用于脑卒中、帕金森的肢体僵硬。

5. 注意事项

先手足相牵，再慢慢伸颈抬头，以肩胛腰背部有温热感为佳。

·· **导引法五** ···

1. 原文

正坐，两手向后捉腕，反向拓席，尽势，使腹弦弦上下七，左右换手亦然。损腹肚冷风、宿气积，胃口冷，食饮进退，吐逆不下。

——《诸病源候论》

2. 动作要领

双膝跪席、坐于足跟，双手向后，右手握于左手腕，左手手掌按于床面，尽力使腹部向上挺，如此来去7次（图7.2.21）。左右交替重复7次。

3. 作用分析

躯干后仰，上肢伸直支撑，改善肘关节伸展度；躯干的后仰可以改善躯干僵硬，进而增强核

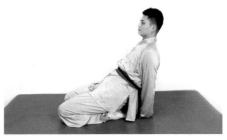

图7.2.21　动作要领

心稳定性；活动腹部促进肠胃消化功能；后仰前挺，可以充分调节任督二脉，达到温阳散寒的目的。

4. 适应证

腹部冷痛，消化不良，呕吐，腰痛，也可用于脑卒中、帕金森的肢体活动不利和躯干僵硬。

5. 注意事项

腹部绷紧上挺，以小腹部温热感为佳。

·· **导引法六** ···

1. 原文

长舒一足，一脚屈，两手挽膝三里，努膝向前，身却挽，一时取势，气

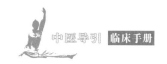

内散消，如似骨解。迭互换足，各别三七，渐渐去膊脊冷风、冷血，筋急。

——《诸病源候论》

2. 动作要领

伸腿坐于席，左侧下肢尽量伸展，屈曲右膝，双手十指交叉抱住足三里处，右膝尽量向前用力，两手向后拉，躯干尽量后仰，头颈尽量前伸（图7.2.22）。左右侧交替各做21次。

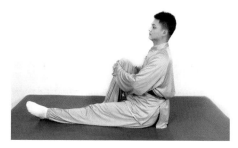

图7.2.22　动作要领

3. 作用分析

此动作可以锻炼下肢股四头肌的肌力，同时使腰骶部得到适度牵拉，可以改善督脉气血运行，同时纠正骶髂关节紊乱；足三里为后天补益要穴，挽膝下足三里，可以鼓动气血运行。

4. 适应证

腰痛，膝痹，下肢痿软无力，也可用于脑卒中、帕金森下肢无力和躯干僵硬。

5. 注意事项

保持彼此牵拉姿势顷刻，感觉腰背松懈温热为佳。

 · 导引法七 ·

1. 原文

两手向后，倒挽两足，极势。头仰，足趾向外努之，缓急来去七，始手向前直舒，足自摇，膝不动，手足各二七。去脊腰闷、风冷。

——《诸病源候论》

2. 动作要领

（1）俯卧位，双手后伸，握住双足用力牵伸，屈膝到极致，头颈躯干后仰，足趾朝外，操作 7 次（图 7.2.23 a）。

（2）然后双手松开，两臂向前尽力伸直，左右摇动两足，使得足趾先朝内侧再朝外侧，保持膝关节和小腿不动，反复操作 14 次（图 7.2.23 b）。

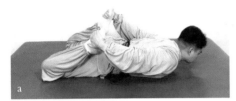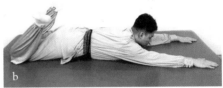

图 7.2.23　动作要领

3. 作用分析

该动作可以改善上下肢的关节活动度和伸肌肌力；充分牵拉任脉，疏通任脉气血运行；改善躯干核心力量以及腹部肌群的控制力；足趾内外运动，实际依靠髋的内外旋，可以牵拉两侧胆经的经筋。

4. 适应证

四肢痿软无力、屈伸不利，也可用于脑卒中、帕金森的关节僵硬。

5. 注意事项

手足相对用力，以后背有温热感为佳。

 ·········○ **导引法八** ○·········

1. 原文

身平正，舒两手向后，极势，屈肘向后，空捺四七。转腰，垂手向下，手掌四面转之。去膊内筋急。

——《诸病源候论》

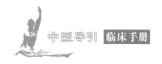

2. 动作要领

（1）站立姿势，两脚开立、与肩同宽，两臂后伸最大限度（图7.2.24 a），然后屈肘两手放于身后，掌心朝下用力按压，如重按于物（图7.2.24 b），如此重复 28 次。

（2）然后向左右转腰，同时两臂自然下垂，腕背伸，做前臂的旋前旋后运动，使得手指朝向四面转换（图7.2.24 c）。

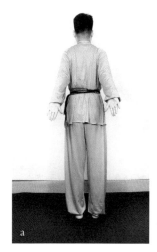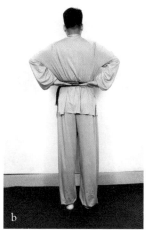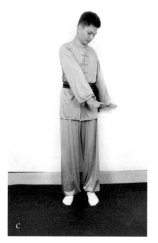

图7.2.24　动作要领

3. 作用分析

该动作可以改善肩关节的后伸和肘关节屈伸的活动度及力量，同时牵拉上肢的手三阴经、三阳经；转腰，改善腰椎旋转的活动度；旋手可以改善前臂的旋前旋后力量。

4. 适应证

肩痛，也可用于脑卒中上肢屈伸活动不利，帕金森上肢震颤。

5. 注意事项

屈肘用力下按，动作缓慢轻柔，防止肩关节损伤。

6. 验案分析

周某，男，62 岁，2 年前因吹空调引发腰痛，反复发作，寒冷阴雨天气加重，得温则减轻，前后弯腰受限，走路十余米即腰部疼痛难忍，于当地医院就诊，无明显疗效。腰椎 X 线检查无明显异常。舌白，苔白腻，脉沉缓。综合分析病情，患者为腰痛（风寒湿痹）。选取《诸病源候论》中"风冷候"导引法二和导引法三，均为 14 次为 1 组，每天 3 组。患者自我练习 3 周后，自诉可前后活动腰部，弯腰捡物体、步行 500 米无疼痛感。

十、头面风候

头面风者，是体虚，诸阳经脉为风所乘也。诸阳经脉，上走于头面，运动劳役，阳气发泄，腠理开而受风，谓之首风。病状，头面多汗，恶风，病甚则头痛。又，新沐中风，则为首风。又，新沐头未干，不可以卧，使头重身热，反得风则烦闷。诊其脉，寸口阴阳表里互相乘。如风在首，久不瘥，则风入脑，变为头眩。

——《诸病源候论》

导引法一

1. 原文

一手拓颐，向上极势，一手向后长舒急努，四方显手掌，一时俱极势，四七。左右换手皆然。拓颐，手两向共头欹侧，转身二七。去臂膊头风，眠睡。

——《诸病源候论》

2. 动作要领

（1）站立姿势，两脚开立、与肩同宽，然后一手置于下颌，尽力向上托，另一手后伸至极致，前臂做旋前旋后运动，使手掌朝上下左右四面转换（图 7.2.25），左右交替做 28 次。

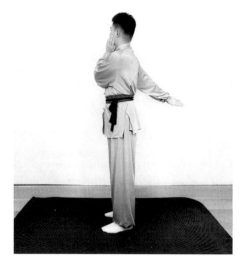

图7.2.25　动作要领

（2）然后双手置于下颌上托，使头向左右侧倾，两手自然下垂，左右旋转身体，做14次。

3. 作用分析

一手托下颌，可以充分拔伸颈椎，增大颈椎椎间盘间隙，改善脑供血不足；另一手后伸牵拉斜方肌等颈后肌群，同时改善肩关节后伸的活动度。托下颌侧倾颈部，牵拉两侧斜方肌，同时可以改善颈椎小关节紊乱。

4. 适应证

头痛，眩晕，也可用于高血压，失眠。

5. 注意事项

一手上推下颌时，颈部放松不要对抗；动作不可暴力，需缓慢侧倾颈部。

 导引法二

1. 原文

端坐伸腰，左右倾头，闭目，以鼻内气，自极七息止。除头风。

——《诸病源候论》

2. 动作要领

端坐位，上身正直，向左右侧倾斜颈椎，恢复正直位，用鼻吸气至极致然后缓慢呼出，左右各 7 次。

3. 作用分析

左右侧倾颈椎，增大颈椎的活动度和灵活度，同时可以有效牵拉颈椎两侧紧张的肌群；颈椎向一侧倾斜，可以增大对侧椎间隙，减轻对神经根的压迫；有利于疏通颈椎的气血运行，进而增强气血对脑的濡养。

4. 适应证

项痹，头痛，眩晕。

5. 注意事项

颈部侧倾不可动作过快，尽量缓慢。

6. 验案分享

胡某，女，35 岁，2 个月前无明显诱因出现头痛，部位在后枕部，伴项背紧缩感，于当地医院就诊，行对症治疗，疼痛未缓解，且有加重，昼夜不止。来我院就诊时头胀痛较剧，部位主要在两侧颞部及后枕部，烦躁易怒，恶风怕冷，失眠多梦，舌暗淡，脉弦。查头颅 CT 未见异常。患者无既往高血压病史，平素血压 125/82 mmHg。症候分析为头痛（风邪侵袭证）。选取《诸病源候论》中"头面风候"导引法一和导引法二，每天 3 组。患者坚持练习导引 1 个月，头痛症状明显减轻。

十一、风头眩候

风头眩者，由血气虚，风邪入脑，而引目系故也。五脏六腑之精气，皆上注于目，血气与脉并于上系，上属于脑，后出于项中。逢身之虚，则为风邪所伤，入脑则脑转而目系急，目系急故成眩也。诊其脉，洪大而长者，风眩。又得阳经浮者，暂起目眩也。风眩久不瘥，则变为癫疾。

——《诸病源候论》

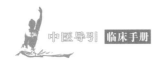
 导引法一

1. 原文

以两手抱右膝，着膺，除风眩。

——《诸病源候论》

2. 动作要领

站立位，两脚开立、与肩同宽，然后两手抱住右膝，尽量上提，靠近胸部，左脚保持稳定站立（图7.2.26）。可左右侧交替。

3. 作用分析

抱住一侧膝，可以改善膝关节屈曲活动度；单腿站立，可以增强下肢的肌力，进而增强平衡功能及步行能力。

4. 适应证

眩晕，也可用于脑卒中、帕金森的下肢屈伸不利、平衡功能障碍。

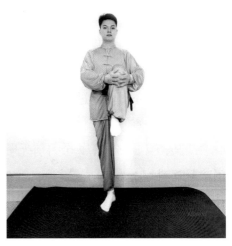

图7.2.26 动作要领

5. 注意事项

开始练习时膝可稍微低些，不必刻意追求膝紧贴胸；行动不灵活者，注意保护，预防跌倒。

 导引法二

（同偏风候导引法一）

1. 原文

一手长舒，令掌仰，一手捉颏，挽之向外，一时极势，二七。左右亦然。手不动，两向侧极势，急挽之，二七。去颈骨急强，头风脑旋，喉痹，腢内冷注，偏风。

——《诸病源候论》

2. 动作要领

（1）站立姿势，两足开立、与肩同宽，一侧手臂尽量向身体一侧伸展、手掌朝上。另一手掌托住下颌，用力向外侧拉动下颌，尽力使颈椎向外侧旋转。左右交替操作 14 次。

（2）一侧手臂尽量向身体一侧伸展，手掌朝上，颈椎主动尽力向外侧旋转，另一手掌托住下颌用力牵拉使其保持正立不动。左右交替操作 14 次。

3. 作用分析

第一个动作颈椎的旋转是被动运动，被动牵拉颈部紧张的肌群，增大颈椎的活动度，缓解颈部气血的不畅；第二个动作颈椎的旋转是主动运动，且是静力性收缩，增强颈椎旋转的肌肉力量，使颈项部的气血均匀分布。同时一侧上肢手三阴、三阳经被动拉伸，有利于气血运行通畅。

4. 适应证

颈椎病，肩痛，眩晕耳鸣，也可用于脑卒中上肢痉挛、帕金森上肢震颤。

5. 注意事项

（1）起始姿势可坐、可立，需注意保持躯干正直位。

（2）第一个动作，颈部的动作是被动运动，第二个动作，颈部的旋转是主动运动。

 导引法三

1. 原文

凡人常觉脊背皆倔强而闷，不问时节，缩咽腢内，仰面，努腢并向上，头左右两向按之，左右三七，一住，待血行气动定，然始更用。初缓后急，不得先急后缓。若无病人，常欲得旦起、午时、日没三辰，如用，辰别二七。除寒热病，脊腰颈项痛，风痹，口内生疮，牙齿风，头眩尽除。

——《诸病源候论》

· 167 ·

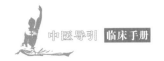

2. 动作要领

立式坐式均可。咽喉回缩、抬头仰面、颌微收，耸两肩，颈部歪向一侧至最大角度，用耳朵与肩峰端进行前后搓摩，每侧各做21次（图7.2.27）。

3. 作用分析

此导引动作可以改善颈椎部的关节紊乱，以及周围的肌群紧张度；通过缩咽耸肩，使气血汇聚于颈项部，通过颈项侧歪并前后搓摩，使气血随运动在颈项部得到敷布，因此可以调整局部气血的循行，而改善咽喉、头面、颈椎、口齿的症状。

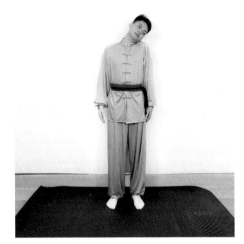

图7.2.27　动作要领

4. 适应证

腰痛，头晕，眼花，耳鸣，口舌生疮。

5. 注意事项

颈部侧倾斜，尽力到最大限度。

 导引法四

1. 原文

伏，前，侧牢，不息六通。愈耳聋目眩。随左右聋，伏，并两膝，耳着地；牢，强意多用力，至大极。愈耳聋目眩病。头则不眩也。

——《诸病源候论》

2. 动作要领

双膝跪地，弯腰上半身匍匐，使得侧脸、耳朵紧紧接触席垫，膝关节屈曲，双手掌心朝下放于头两侧，然后挺腰直立而跪（图7.2.28）。

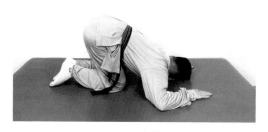

图7.2.28 动作要领

3. 作用分析

弯腰使得头部放于较低位置，促进气血达于头，濡养脑及五官。

4. 适应证

头晕目眩，耳聋。

5. 注意事项

用力弯腰下压，耳朵紧贴于席垫。

6. 验案分享

吴某，男，62岁，主诉反复头晕、头痛3余年，加重7天。近日症状加重，严重时感觉天旋地转，前来就诊。现症：头晕，头痛，口渴，腰酸，纳可，大便日一行，舌淡红，苔白腻，脉弦。患者既往高血压病史5年，平素血压155/90 mmHg。颅脑CT检查无明显异常。症候分析为眩晕（肝阳上亢证）。选取《诸病源候论》中"风头眩候"导引法一，14次为1组，每日3组；"风头眩候"导引法三，21次为1组，每日3组。患者坚持导引3个月，血压恢复正常，头晕症状明显减轻。

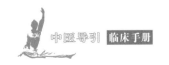

第三节 积聚候

积聚者，由阴阳不和，腑脏虚弱，受于风邪，搏于腑脏之气所为也。腑者，阳也；脏者，阴也。阳浮而动，阴沉而伏。积者阴气，五脏所生，始发不离其部，故上下有所穷已；聚者阳气，六腑所成，故无根本，上下无所留止，其痛无有常处。诸脏受邪，初未能为积聚，留滞不去，乃成积聚。

肝之积，名曰肥气。在左胁下，如覆杯，有头足。久不愈，令人发痎疟，连岁月不已。

心之积，名曰伏梁。起脐上，大如臂，上至心下。久不愈，令人病烦心。

脾之积，名曰痞气。在胃脘，覆大如盘。久不愈，令人四肢不收，发黄疸，饮食不为肌肤。

肺之积，名曰息贲。在右胁下，覆大如杯。久不愈，令人洒淅寒热，喘嗽发肺痈。

肾之积，名曰奔豚。发于少腹，上至心下，若豚奔走之状，上下无时。久不愈，令人喘逆，骨痿少气。

——《诸病源候论》

 导引法一

1. 原文

（1）以左足践右足上。除心下积。

（2）病心下积聚，端坐伸腰，向日仰头，徐以口内气，因而咽之，三十过而止，开目。

（3）左胁侧卧，伸臂直脚，以口纳气，鼻吐之，周而复始。除积聚，心下不便。

（4）以左手按右胁，举右手极形。除积及老血。

（5）闭口微息，正坐向王气，张鼻取气，逼置脐下，小口微出气，十二通。以除结聚。

（6）端坐伸腰，直上，展两臂，仰两手掌，以鼻内气，闭之自极，七息，名曰蜀王乔。除胁下积聚。

（7）向晨去枕，正偃卧，伸臂胫，瞑目，闭口不息，极张腹、两足，再息项间，吸腹，仰两足倍拳，欲自微息定，复为之，春三、夏五、秋七、冬九。

2. 动作要领

（1）取站立姿势，身体直立，安心宁神，舌抵上腭，闭口微息。然后左脚踏在右脚上，使两脚呈现一虚一实（图 7.3.1 a）。

（2）取端坐姿势，舌抵上腭，闭上嘴巴，用鼻微微呼吸；然后仰起头部，以嘴吸气，并咽下；这种功法要睁开眼睛进行。

（3）取左侧卧姿势，伸展上下肢，放松全身，舌抵上腭，闭口微息，安心宁神。以口吸气，以鼻呼气，如此循环（图 7.3.1 b）。

（4）取端坐姿势，伸直腰部，眼睛向前平视，安心宁神，舌抵上腭，闭上嘴巴，用鼻微微呼吸。然后提起左手，按摩右胁；同时升举右手，伸展到极限，使右侧胸胁部位尽量暴露（图 7.3.1 c）。

（5）取正坐姿势，面向东方，舌抵上腭，闭上嘴巴，用鼻微微呼吸，处于入静状态。然后用鼻子吸气，并咽下，咽到脐下，充实丹田，然后微微开口，缓慢吐气。

（6）取端坐姿势，外展两臂，手平仰掌。注意以鼻纳气，口鼻均闭，达到极度，而后慢慢从鼻呼出（图 7.3.1 d）。

（7）取仰卧姿势，宜在清晨醒时，去掉枕头，正身平直仰卧，伸展四肢，呈"大"字形，两手握拳，闭目宁神，以鼻纳气，闭口不使气出，张开腹部以及两足，使清气尽量充满全身，而后缓缓呼出，此时要收紧腹部，仰起两足五趾，腰部反张挺起。

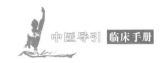
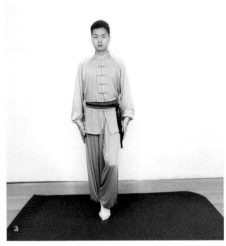
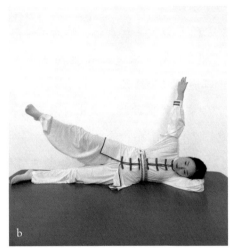
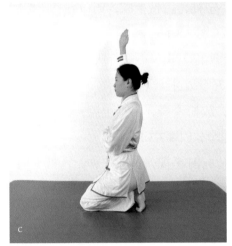
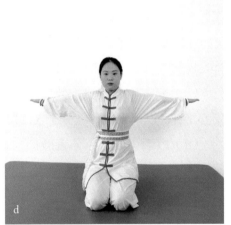

图7.3.1　动作要领

3. 作用分析

（1）导引术起始位为侧卧位姿势时，能够将意念集中于病变之处，有意守病位之意。侧卧姿势，大都拱手屈膝，而这里伸臂直脚，可以放松身体，使气易行。张嘴吸气、用鼻呼气，能够引气排除积滞，疗效更显。原文无呼吸的次数，而描述"周而复始"，这是无正限数，以见效为度；特别对积聚痞滞之病，运气除邪，非时见功，须要持之以恒。同时，根据积聚结滞部位的差异，左侧改为右侧，或左右交替。

（2）取端坐伸腰姿势导引按摩，重点在右胁，与以上二条互参，正是心下和一左一右并列。病在心下，则吸纳日光精华之气；在左胁，则以吐纳，口纳鼻吐；在右胁则用按摩。这里的按摩在于右胁，右主气主降，运动气机，助其肃降，对息积、肺积以及肝积尤宜，亦可旁治胁痛，以及瘀血阻络的其他病症。

（3）取正坐姿势行功，张鼻吸气，小口微出气，逼置脐下，纳新扶正。而且要求"闭口微息"与"低头"，都是在入静状态下进行吐纳，其行气功用更佳。

（4）取端坐伸腰姿势行功，极度伸展上半身，直腰背，展两手可以尽量扩展胸胁部位，行气吐纳，功量更大。能升降气机，亦能按摩内脏。而且鼻吸鼻呼，闭气自极，可补益正气，活动内脏，并有闭气攻病作用。

（5）取仰卧式导引行气，重点在于腹部，其仰卧伸臂胫，使全身放松，而集中其功于腹部。瞑目闭口无息，是闭气攻病方法，在这个时候极张腹，又张两足，使引气充满于体内，攻击患病之所。再息顷间，又吸腹，仰两足，倍拳，则把体内浊气患病之邪，尽量排挤出去，散气下行，亦散邪外出；同时亦可按摩内脏，增强纳新吐故的作用。其功效可佳，所以能够涤荡五脏，津润六腑，使所病皆愈。

4. 适应证

结节、增生以及各类良性肿瘤等。

5. 注意事项

（1）积聚类疾病应及时就医，明确诊断，正确选择导引法。

（2）以上七条，是积聚病的一套养生导引法。

（3）行功姿势，有正坐、侧卧、仰卧、站立，而以正坐为多数，又大部分行气，这与腹中之病是相适应的。

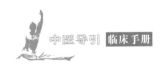

导引法二

1. 原文

以左手向前上伸，以右手向后下伸，闭气一口，扭身转项，左右转换各十七回。

——《保生秘要》

2. 动作要领

（1）左手向前上方尽力伸展，右手向后下方尽力伸展，屏住呼吸。

（2）向左、向右转动头颈部，同时转动身体，重复做 17 次。

3. 作用分析

此类疾病常因寒而痰与血食凝结为病，中医认为，"卒然多饮食则胀满，起居不节，用力过度则阳络脉伤，阳络伤则血外溢，阴络伤则血内溢，血内溢则后血，肠胃之络伤则血溢于肠外，肠外有寒，汁沫与血相搏，则并合凝聚不得散，而积成矣"。扭身转颈牵拉肝经、脾经，顺肝理气，培土健运，积聚自消。补益攻伐，相间而今，方为正治。

4. 适应证

积聚、癥瘕、痞块等。

5. 注意事项

左手指尽力向前向上延伸，右手指尽力向后向下延伸。

第四节 头部及五官病症

一、耳病

肾为足少阴之经而藏精，气通于耳。耳，宗脉之所聚也。若精气调和，则肾脏强盛，耳闻五音。若劳伤血气，兼受风邪，损于肾脏而精脱，精脱者，则耳聋。然五脏六腑、十二经脉，有络于耳者，其阴阳经气有相并时，并则有脏气逆，名之为厥，厥气相搏，入于耳之脉，则令聋。

其肾病精脱耳聋者，候颊颧，其色黑。手少阳之脉动，而气厥逆，而耳聋者，其候耳内辉辉焞焞也。手太阳厥而聋者，其候聋而耳内气满。

——《诸病源候论》

1. 原文

（1）凡搓掌心五十度，热闭耳门，空观，次又搓又闭又观，如此六度。耳重皆如此导引法，兼以后功，无不应验。

（2）定息坐，塞兑，咬紧牙关，以脾肠二指捏紧鼻孔，睁二目，使气串耳，通窍内，觉哄哄然有声，行之二三日，窍通为度。

2. 动作要领

（1）两手相互揉搓，待搓热之后，捂住两耳，重复6次。

（2）静坐，轻闭合口，咬紧牙关，用食指和拇指捏住鼻孔，睁开双眼，使气到达耳朵，听到耳内有哄哄声即可（图7.4.1）。

3. 作用分析

耳为宗脉之所聚，"十二经脉，三百六十五络，其气血皆上于面而走空窍……其别气走于耳而为听"。咬紧牙关、捏住鼻孔使气聚于耳。

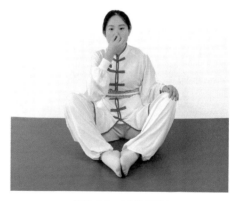

图7.4.1　动作要领

4. 适应证

耳聋、耳鸣等。

5. 注意事项

自然呼吸，使牙关紧闭使气进入耳内。

6. 验案分享

张某，男，31岁，2020年11月11日初诊，1天前无明显诱因突发右耳耳闷、自觉听力下降。现症见右耳耳闷加重，偶有耳鸣，听力较前下降，特来我院就诊，现患者神志清，精神可，右耳持续性闷胀感，耳鸣持续，无发热，无头晕头痛。辅助检查：双耳郭无畸形，牵拉耳郭无疼痛，双侧鼓膜完整，未见脓液和耵聍，音叉试验（C256）：RT（＋）。诊见：小便黄，大便不成形、黏稠，舌红苔黄，脉弦滑。四诊合参，患者属肝胆湿热型耳聋。遂指导患者进行导引术治疗，选自《诸病源候论》"耳病"耳聋后养生方导引法，每日1组。患者治疗1周后自觉耳闷、耳鸣减轻，听力部分恢复，治疗16天后，症状消失。

二、齿痛

手阳明之支脉入于齿，齿是骨之所终，髓之所养。若风冷客于经络，伤于骨髓，冷气入齿根，则齿痛。若虫食齿而痛者，齿根有孔，虫在其间，此则针灸不瘥，敷药虫死，痛乃止。

——《诸病源候论》

1. 原文

东向坐，不息四通，琢齿二七。治齿痛病。大张口，琢齿二七。

2. 动作要领

（1）面向东方，取正坐姿势，腰部直立，闭目，舌抵上腭，进行不息式吐纳法四通。

（2）叩齿时要尽力张口，才能更有力，叩齿14次。

3. 作用分析

肾主骨，生髓，齿为骨之余。"齿者，肾之标"，牙齿由肾中精气所涵养，肾中精气充沛，牙齿坚固，肾中精气不足，则牙齿易松动。叩齿可以补充肾气，让牙齿更加坚固。同时促进牙龈周围组织的血液循环，使血液循环通畅。

4. 适应证

牙龈肿痛、牙痛、牙齿松动、龋齿等。

5. 注意事项

叩齿时应该张大嘴巴，屏住呼吸。

6. 验案分享

王某，男，58 岁，2019 年 10 月 15 日初诊。患者自述 3 日前因咬硬物致使第一磨牙松动，无疼痛，特前来就诊治疗。诊见：患者神志清，精神尚可，纳眠可，二便调，四肢肌力及肌张力未见异常，咀嚼肌肌力正常，颞颌关节活动度正常，系统查体未见异常。舌质淡，苔薄白，脉细弱。四诊合参，证属肾气不固引起的牙齿松动。遂指导患者习练中医导引术治疗，选自《诸病源候论》中"牙齿病候"中的导引法。嘱患者回去按照动作要领每日坚持练习。14 次为 1 组，每天 1 组，每周 5 天。1 个月后随访痊愈。

三、喉痹

喉痹者，喉里肿塞痹痛，水浆不得入也。人阴阳之气出于肺，循喉咙而上下也。风毒客于喉间，气结蕴积而生热，故喉肿塞而痹痛。脉沉者为阴，浮者为阳，若右手关上脉阴阳俱实者，是喉痹之候也。亦令人壮热而恶寒，七八日不治，则死。

——《诸病源候论》

1. 原文

两手拓两颊，手不动，搂肘使急，腰内亦然，住定。放两肘头向外，肘腰气散尽势，大闷始起，来去七通。去喉痹。

2. 动作要领

（1）取正坐姿势，腰部直立，全身放松，自然呼吸（图 7.4.2 a）。

（2）而后举起两手，托住两颊，手不动，两肘用力并拢，肘尽量与肩平（图 7.4.2 b）。

（3）腰部伸直，稳定片刻。

（4）然后再放开两肘头向外。

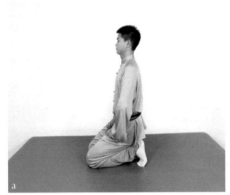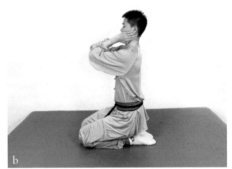

图7.4.2 动作要领

3. 作用分析

此导引法起始姿势为正坐姿势，先是两手托住两颊，两肘头用力并拢，意念集中于咽喉部。具有意守上半身，尤其扼住喉胸部，遏抑邪气，使其不得扩散之意。然后放开两肘头向外，在肩、肘、腰部尽量散气，这是使腰以上气行通彻，并祛邪从外向下而排出。最后用气达到大闷时，起身调和气息。如此上下来去七通，使一身气机流通，邪毒尽去。同时两肘头并拢动作，咽喉部肌肉收缩，随着两肘头向外分开，咽喉部肌肉放松，咽喉部在一松一弛中得到有效调节，使血液运行通畅，对咽喉部疾患具有一定的疗效。

4. 适应证

咽喉肿痛等喉部疾患。

5. 注意事项

（1）始终保持颈部中立位。

（2）两手拖住两颊，不可做成捧两颊的动作。

（3）肘部活动时，保持肩部下掣，避免耸肩。

6. 验案分享

王某，男，42岁，2021年6月16日初诊。咽部不适半年余，近1个月加重。半年前患者受凉感冒后，咽部不适，症状反复，现咽部不适感加重，有异物感，咽部分泌物不易咳出，咽部有痒感，晨起刷牙时干呕，诊为"慢性咽喉炎"。患者有 20 年吸烟史，鼻炎病史 3 年。为求进一步治疗特来我科就诊。诊见：咽部不适，轻微充血，色红，口舌干燥，舌淡胖，苔薄，脉细缓。四诊合参，患者属中气不足型。遂指导患者进行导引术治疗，选自《诸病源候论》"咽喉病喉痹候"养生方导引法，每日 1 组。患者治疗 1 周后咽部异物感消失，晨起干呕感缓解。1 个月后随访，患者慢性咽炎未发作。

四、目茫茫

夫目是五脏六腑之精华，宗脉之所聚，肝之外候也。腑脏虚损，为风邪、痰热所乘，气传于肝，上冲于目，故令视瞻不分明，谓之茫茫也。凡目病，若肝气不足，兼胸膈风痰劳热，则目不能远视，视物则茫茫漠漠也。若心气虚，亦令目茫茫，或恶见火光，视见蜚蝇黄黑也。诊其左手尺中脉，沉为阴，阴实者目视茫茫。其脉浮大而缓者，此为逆，必死。

——《诸病源候论》

 ·········· **导引法一** ··········

1. 原文

鸡鸣以两手相摩令热，以熨目，三行；以指抑目，左右有神光。令目明，不病痛。

——《诸病源候论》

2. 动作要领

（1）鸡鸣时分，以两手相摩擦，使手掌发热，然后将手放在眼部，连续进行 3 次（图7.4.3）。

（2）再用两手指轻轻按揉眼部。

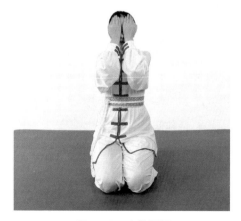

图7.4.3　动作要领

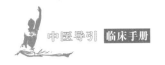

3. 作用分析

双手搓热，可助气行。手按住眼球，帮助散通眼睛周围之滞。

4. 适应证

视物不清、近视，眼部营养不足导致的眼部干涩、易疲劳等。

5. 注意事项

导引操作时应呼吸均匀；意念置于双目，仔细体会双目的感受。

 ·········· ● **导引法二** ● ··········

1. 原文

东向坐，不息再通，以两手中指点口中唾之，二七，相摩试目，令人目明。以甘泉漱之，洗目，去其翳垢，令目清明。上以内气洗身中，令内睛洁，此以外洗，去其尘障。

——《诸病源候论》

2. 动作要领

（1）取正坐姿势，面向东方，屏住呼吸后自然呼吸，连续进行2次。

（2）然后用两手中指，沾口中唾液，互相摩擦，再用两中指擦拭两目，连续进行14次。

（3）漱口中津液，名为甘泉水，用以洗目，能够祛除眼睛上的翳膜污垢。

3. 作用分析

东方对应人体肝脏，此动作面向东而坐，有利于肝气的升发；用唾液洗眼部，可以加快眼部周围气血运行，加快废物代谢。并且唾液为肾之液，可以起到滋阴养肾的作用。

4. 适应证

视物不清、近视，眼部营养不足导致的眼部干涩、易疲劳等。

5. 注意事项

避免过度用力按压眼球。

···················· **导引法三** ····················

1. 原文

先以手抱昆仑，仰头吐气，或嘘或呵，泻而复纳，次以二目转动，左右上下，转时先开后闭，闭而复开，随时行之不间。

——《保生秘要》

2. 动作要领

（1）用手抱住昆仑穴，仰头慢慢吐气，同时发出嘘或呵声，用力吐净之后，再吸气（图7.4.4）。

（2）两眼球上下、左右转动，此时先开目后闭目。

3. 作用分析

肝发窍于目，故目病多由于肝，而肝实藏血，心主血，肝血不足，则病目昏生花，用"嘘"去肝火，治眼昏；用"呵"去心热，治久视无力。

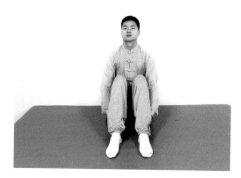

图7.4.4　动作要领

4. 适应证

眼昏、眼花、近视等。

5. 注意事项

昆仑穴在足外踝后方，外踝尖与跟腱之间的凹陷处。

五、鼻齆

肺主气，其经手太阴之脉也，其气通鼻。若肺藏调和，则鼻气通利，而知香臭。若风冷伤于脏腑，而邪气乘于太阴经，其气蕴积于鼻者，则津液鼻，鼻气不宣调，故不知香臭，而为齆也。

——《诸病源候论》

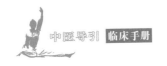

1. 原文

东向坐，不息三通，手捻鼻两孔。治鼻中患。交脚踑坐。治鼻中患，通肺痈疮，去其涕唾，令鼻道通，得闻香臭。

2. 动作要领

（1）面向东方而坐，两脚掌相对，两膝分开，髋关节呈外展外旋位，形似簸箕式。

（2）深吸气，手捏于鼻翼，捻鼻，此时应当闭气，进行 3 次。

3. 作用分析

此法能够通泻肺中痈疮，去除涕唾，使鼻道通，可闻香臭之气。两脚掌相对，两膝分开而坐，有利于气机下沉，引气下行。鼻为肺之窍，固有"肺开窍于鼻"之说。中医认为，鼻的通气和嗅觉功能，主要由肺气所主。肺气和，则呼吸通畅、嗅觉灵敏。同时，鼻是空气出入的主要通道。手捻鼻孔，则意念自然置于患处。此类疾病由肺冷鼻气不和，津液壅塞所致。结合行气法，从头顶至足心，引滞气下行，因而可令鼻道通畅。

4. 适应证

鼻塞、鼻炎等。

5. 注意事项

（1）捏鼻时不可过度用力，手法应轻柔，以不产生不适感为度。

（2）导引练习过程中应注意呼吸的配合。

（3）捏鼻时注意闭气，在下一次开始前需调整好呼吸。

6. 验案分享

孙某，女，27 岁，2021 年 4 月 7 日初诊，鼻塞、打喷嚏 5 年余，曾于社区医院就诊，诊断"感冒"，给予抗感冒药物治疗无效，后于 XX 医院就诊，诊断为"过敏性鼻炎"，给予抗过敏药物治疗，症状缓解。现晨起鼻塞加重，每日平均打喷嚏 8 次，伴鼻痒，秋季加重，患者为求进一步治疗特来我院就诊。诊见：腰痛、畏寒、面白，脉沉迟无力，舌淡苔白，四诊合参，患者属阳虚证。遂指导患者进行导引术治疗，选自《诸病源候论》"鼻齆"养生方导引法，嘱其每日晨起练习，每天 1 组，坚持每天练习。

1个月后随访，患者自觉鼻塞减轻，每日平均3次喷嚏，半年后随访，患者鼻炎未发作，1年后随访患者鼻塞未发作。

六、口病

1. 原文

左右足心，每搓三十六回，按时吐纳，津回即咽，六度，数周为定。

——《保生秘要》

2. 动作要领

（1）揉搓左右足心36次，配合呼吸（图7.4.5）。

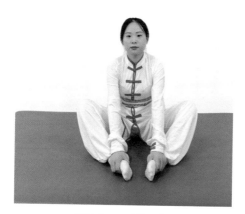

图7.4.5　动作要领

（2）有唾液时即可咽下，做6次。

3. 作用分析

足心涌泉穴为肾经井穴，井穴具有清热的作用，所以按揉足心涌泉能够达到滋补肾阴、清热的功效；肾在液为唾，唾属阴，咽唾也可滋补肾阴，具有清虚火的作用。

4. 适应证

口干、口苦等。

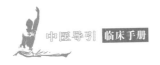

5. 注意事项

导引坚持练习，方可见效。

七、头痛

头痛，经气逆上，干遏清道，不得运行病也。统天气六淫之邪，人气六贼之逆，皆有之。经曰：风气循风府而上，则为脑风。新沐中风，则为首风。此盖以太阳之脉达风府，太阳受风，则脑痛而为脑风。又以沐则腠开，风伤于卫故也。

——《杂病源流犀烛》

 导引法一

1. 原文

用手法百会穴掐六十四度，擦亦如是。

——《保生秘要》

2. 动作要领

先用手指掐百会穴 64 次，再擦 64 次。

3. 作用分析

百脉之会，贯达全身。头部是诸阳之会，百脉之宗，而百会穴则是各经脉气汇聚之处。穴性属阳，又于阳中寓阴，掐和擦百会可通达阴阳脉络、连贯周身经穴、调节机体的阴阳平衡，经气调达、阴阳平衡则头痛自解。

4. 注意事项

掐和擦都不宜过度用力，不可擦破皮肤。

 导引法二

1. 原文

观空，坐定，闭气，以两手心掩耳击天鼓，次擦涌泉穴，次以手按膝端^①而坐，呵气九口，如法定神。

——《保生秘要》

2. 动作要领

（1）盘腿坐，收敛神气，屏住呼吸，用两手掩耳抱头，用除大拇指外的其余八指叩击后脑勺，然后按擦涌泉穴。

（2）再用手按阴陵泉，然后发"呵"音9次（图7.4.6）。

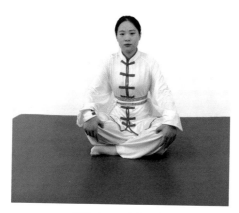

图7.4.6　动作要领

3. 作用分析

击天鼓以助肾精，擦涌泉以引精益肾，按阴陵泉，促进脾胃运化功能，发挥后天之本的作用。最后结合六字诀之"呵"音，泻心火以助肾水。肾精充盈则脑髓得养。

4. 注意事项

下坐时宜缓，并注意保持平衡。

八、眩晕

头痛巅疾，下虚上实，过在足少阴巨阳，甚则入肾。又曰：徇蒙招尤，

---

① 膝端：阴陵泉。

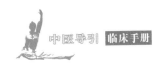

目眩耳聋，下实上虚，过在足少阳厥阴，甚则入肝。经言下虚，肾虚也，肾虚者头痛。经言上虚，肝虚也，肝虚者头晕。夫肾厥则巅疾，肝厥则目眩，此其所以异也。

——《杂病源流犀烛》

 ● **导引法一** ●

1. 原文

单搭膝坐，二指点闭耳门，及口眼鼻七窍之处，躬身微力前努，使真气上升，脑邪自散矣。

——《保生秘要》

2. 动作要领

坐位，一条腿搭在另一条腿的膝盖上，两手指分别按在耳门、口、眼、鼻处，躯干弯曲，轻轻用力向前伸。

3. 作用分析

单膝搭腿，可以牵拉下肢外侧的胆经，疏通足少阳胆经，胆经循行又经过头颈及面部，因此可以利头目，清肝利胆。手指按摩耳、鼻等官窍，可以通利官窍，以散邪气。前屈身体可以牵拉后侧督脉，升发阳气。

4. 注意事项

躯干前屈时注意保持稳定，循序渐进。

 ● **导引法二** ●

1. 原文

热摩手心，频拭额上，谓之修天庭，连发际，二三七遍，面上自然光泽，所谓手宜在面是也。

——《杂病源流犀烛》

2. 动作要领

两手相互搓摩，直至手心发热，两手掌心上下移动擦拭额头，反复做

14遍或21遍。

3. 作用分析

搓摩额头温热，可以温通阳明经脉，祛风除湿，通经散寒；有助于足阳明胃经的气血运行，阳明胃经的经脉循行于头面部，脾胃为"后天之本""气血生化之源"，故有利于头面气血充盈，进而使得面部红润有光泽。

4. 适应证

面色晦暗无光泽，也可以用于头痛、头晕。

5. 注意事项

擦拭额头不可用力过猛，避免擦破皮肤，以额头自感温热为宜。

九、感冒

1. 原文

先擦手心极热，按摩风府百余次，后定心以两手交叉紧抱风府，向前拜揖百余，俟汗自出，勿见风，定息气海，清坐一香，饭食迟进，则效矣。

——《杂病源流犀烛》

2. 动作要领

（1）两手相互搓摩，直至手心发热，两手掌分别按摩揉搓颈后的风府穴（在项部，后发际正中直上1寸，枕外隆凸直下，两侧斜方肌之间凹陷处）。

（2）然后安神定气，两手十指交叉紧抱颈项部的风府穴位置，向前弯腰俯身如同拜揖的动作，可反复做百余次（图7.4.7），直至微微出汗停止，避免吹风，静坐半小时。

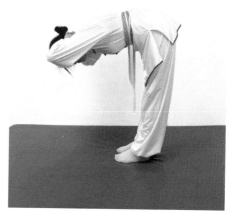

图7.4.7 动作要领

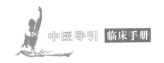

3. 作用分析

搓摩后颈部，可以温通足阳明经脉，"足太阳膀胱经主一身之表"，为人身体的藩篱，是抵御外界风寒的天然屏障，因此可达到祛风散寒的目的。弯腰俯身拜揖，可以牵拉督脉，督脉为"阳脉之海"，进而可以提升人体的阳气。

4. 适应证

感冒引起的发热、头痛、颈项部僵硬等症状。

5. 注意事项

（1）搓揉风府穴不可用力过猛，避免擦破皮肤，以自感温热为宜。

（2）拜揖动作的次数，根据自身情况量力而行，以身体微微出汗为宜。

第五节　脚气病

凡脚气病，皆由感风毒所致。得此病，多不即觉，或先无他疾，偶忽得之；或因众病后得之。初甚微，饮食嬉戏，气力如故，当熟察之。

其状：自膝至脚有不仁，或若痹，或淫淫如虫所缘，或脚指及膝胫洒洒尔，或脚屈弱不能行，或微肿，或酷冷，或酸疼，或缓从不随，或挛急；或至困能饮食者，或有不能者，或见饮食而呕吐，恶闻食臭；或有物如指，发于腨肠，迳上冲心，气上者；或举体转筋，或壮热、头痛；或胸头冲悸，寝处不欲见明；或腹内苦痛而兼下者；或言语错乱，有善忘误者；或眼浊，精神昏愦者。此皆病之证也，若治之缓，便上入腹。入腹或肿，或不肿，胸胁满，气上便杀人。急者不全日，缓者或一二三日。初得此病，便宜速治之，不同常病。

——《诸病源候论》

○ 导引法一 ○

1. 原文

坐，两足长舒，自纵身，纳气向下，使心内柔和适散；然后屈一足，安膝下努，长舒一足，仰足取指向上使急；仰眠，头不至席，两手急努向前，头向上努挽。一时各各取势，来去二七，递互亦然。去脚疼、腰髆冷、血冷、风痹、日日渐损。

——《诸病源候论》

2. 动作要领

（1）取平坐位，坐于席上，两眼轻轻闭合，意识集中，两足于体前并拢伸直，全身从上至下、由里到外放松。

（2）上半身慢慢弯腰向前，然后左侧膝盖弯曲收回，此时左腿保持贴于席上，左足放于右膝下方。

（3）右腿伸直并用力翘起右足趾。

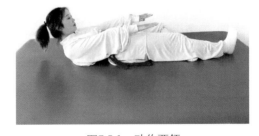

图7.5.1　动作要领

（4）上半身以腰骶为轴，头部和身体自然缓缓向后仰倒，此时两臂可随着身体向前平举，向后仰倒到似睡状但头部悬空不沾席子。

（5）两手尽力向前伸出，带动头部尽力向上抬，然后缓慢恢复至起式。重复做 14 次（图 7.5.1）。

（6）更换两足姿势，右侧重复上述操作 14 次。

3. 作用分析

足太阳膀胱经是阳气最充裕的一条经脉，是使外邪排出体外最迅速的途径，大部分分布于背部和下肢外侧，此方法通过牵拉足太阳膀胱经所过

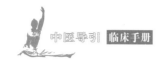

的穴位，引动经脉、祛湿除痹，使气血得到均匀分配，以缓解腿部麻木不仁及腰部冷痛。

4. 适应证

两脚冷疼、腰脊肩膀风冷、血脉冷、风痹等。

5. 注意事项

（1）操作时注意以后背感到酸紧拉胀感为佳。

（2）上肢及膝关节保持伸直状态，肩关节不可发生内旋。

（3）内心柔和舒适，身心放松。

 导引法二

1. 原文

覆卧，傍视，立两踵，伸腰，以鼻纳气，自极七息。除脚中弦痛、转筋、脚酸疼，脚痹弱。

——《诸病源候论》

2. 动作要领

（1）取俯卧位姿势，头偏向一侧，双上肢自然放置于体侧，手心可朝上也可朝下，腰部保持伸直状态。

（2）两足跟竖起，两足足趾立着朝下并用力抵住床席。

（3）反复7次呼吸吐纳为止。

3. 作用分析

俯卧而立两踵可使小腿前后得到拉伸和放松，可缓解小腿部位的种种不适症状。督脉为人体奇经八脉之一，为"阳脉之海"，总督一身之阳经，立两踵，足趾柱席可调节六条阳经的气血，补肾壮腰、舒筋活络，从而祛除下肢脚气所致的痿痹以及筋骨疼痛。伸腰可向外输布丹田之气。

4. 适应证

脚中弦急疼痛、足部转筋、脚酸疼痛、两脚痹弱。

5. 注意事项

伸直腰部，发力时勿塌腰拱背；双足竖立时以小腿有牵拉感为度。

·································· **导引法三** ··································

1. 原文

舒两足坐，散气向涌泉，可三通。气彻到始收；右足屈卷，将两手急捉脚涌泉，挽。足踏手挽，一时取势。手足用力，逆气向下，三七，不失气。数寻，去肾内冷气、膝冷，脚疼也。

——《诸病源候论》

2. 动作要领

（1）取平坐位，双手重叠置于腹前，垂肩落肘，双腿于体前合拢伸直，目光回收闭合双眼，使全身达到放松状态。

（2）屈曲右侧膝关节并背屈踝关节，两手握住右足的涌泉穴向内挽，同时足用力蹬两手（图7.5.2）。

（3）上述动作重复21次。

3. 作用分析

涌泉穴属于足少阴肾经的

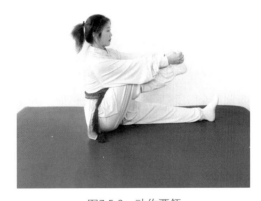

图7.5.2 动作要领

井穴，体内肾经的肾水由此外涌而出体表，使气向上、向外运行，与下行的丹田气相合作用于足上散热生气，且右足为命门所主，手握涌泉，劳宫与涌泉相对再配合呼吸，此法可鼓动阳气、交通心肾、温阳补肾。

4. 适应证

膝关节寒冷、疼痛，脚疼。

5. 注意事项

手挽足踏时保持膝关节屈曲，肘关节略弯的状态；足尽量背屈；此操作只屈曲右侧膝关节。

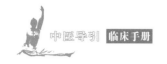

6. 验案分享

张某，女，32岁，汉族，农民。半年前产后于空调房内纳凉数日后，逐渐出现双下肢水肿，最初由脚趾开始，逐步向上蔓延，肢体酸痛，伴有蚁行感，行走困难，惊悸心烦，腹胀、呕吐伴乏力，睡眠差，小便淋漓，舌淡红胖大，边有齿痕，苔白，脉沉弱。患者自发病以来神志清，饮食及精神欠佳，无发热、咳嗽、咳痰，大便无异常。既往体健，否认高血压、糖尿病、心脏病等病史，否认乙肝、结核传染性疾病史。无过敏史，无输血史。无外地居住史。家族无同类病史。查体：体温 36.5℃，呼吸 20 次 / 分，脉搏 80 次 / 分；平卧血压 125/80 mmHg，立位血压 122/80 mmHg；蹲踞试验，患者取蹲踞姿势时，觉小腿疼痛，起立困难，用两手支撑膝部帮助起立；腓肠肌挤压时有疼痛；足背、踝、小腿下部触觉及痛觉减退。本患者产后出现双下肢水肿，行走困难，肢体酸痛伴蚁行感，舌淡红胖大，苔白边有齿痕，脉沉弱，病由脚趾始发，逐步向上蔓延，侵入腹中，而见腹胀脘闷、脐下冷痞、惊悸心烦，此考虑中医脚气病范畴。选取《诸病源候论》中"脚气病"导引法三进行训练。21 个为 1 组，每天 2 组，每周 5 天。进行 5 周导引术练习后，腹胀呕吐、惊悸心烦症状消失，双腿自觉力量提升，可稳健行走。

 导引法四

1. 原文

一足屈之，足指仰，使急；一足安膝头。散心，两足跟出气向下。一手拓膝头向下急捺，一手向后拓席。一时极势，左右亦然，二七。去膝髀疼急。

——《诸病源候论》

2. 动作要领

（1）取平坐位，双腿于体前合拢伸直，左膝关节保持伸直状态，同时尽量背屈踝关节与左足趾。

（2）屈曲右侧膝关节，使得右足踝关节外侧放置于左膝关节处。

（3）右手用力下按右膝关节，左侧肩关节向正后方牵拉，左手向后，手指朝前撑于地上，两手同时用力（图7.5.3）。

（4）交换两手两足位置，左侧重复上述操作14次。

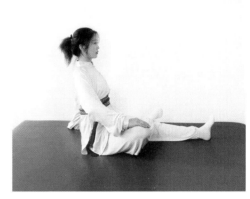
图7.5.3　动作要领

3. 作用分析

手掌推膝头，掌根按压血海穴可化血为气、运化脾血，促进膝部气血运行，同时可牵拉大腿内侧阴经，被动放松大腿外侧阳经，从而缓解膝股疼痛。

4. 适应证

膝痛、股痛。

5. 注意事项

腰部保持伸直状态。膝关节尽量伸直，踝关节背屈以小腿后侧有牵拉感为度。

 导引法五

1. 原文

一足踏地，一足向后，将足解溪安踹上。急努两手，偏相向后，侧身如转，极势二七，左右亦然。去足疼痛痹急、腰痛也。

——《诸病源候论》

2. 动作要领

（1）取平坐位，双腿于体前合拢伸直，左足踏地，足五趾用力内收紧抓地面，支撑全身，右足移向后方，右足足背、踝关节部位贴于左足的足

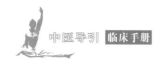

后跟，形成两足踝相叠一虚一实的状态（图7.5.4）。

（2）双手向上伸举过头，双手稍微偏向后方，尽力伸展肩关节（图7.5.4 a）。

（3）以手带动腰部尽可能向身体左侧、右侧转动（图7.5.4 b）。

（4）交换两足位置，重复上述操作14次。

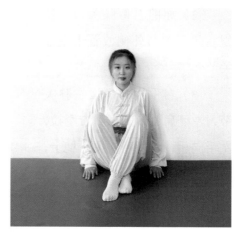

图7.5.4　动作要领一

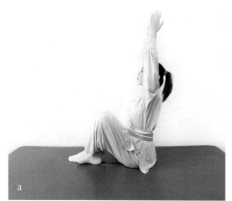

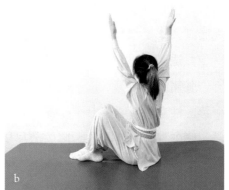

图7.5.4　动作要领二

3. 作用分析

腰部跟着手的方向转向一侧，稍弯曲，足用力，手足相对用力使左右腰部轮流被牵拉，有利于放松腰部，缓解腰部疼痛。腰部往一边侧，可以牵拉大腿根内侧的气冲穴，该穴为冲脉所起，通过牵拉刺激可将冲脉之气渗灌胃经，促进腿部的血液循环，从而减缓足部疼痛、痹急。

4. 适应证

两足疼痛、风痹拘急、腰部疼痛。

5. 注意事项

（1）双手带动腰部向一侧伸展时，肩肘腕关节保持一定的紧张度。

（2）转动身体时注意量力而行，以侧腰部有牵拉感为宜，同时一定注意要保持身体的平衡。

（3）支撑侧足趾尽力抓地。

 导引法六

1. 原文

将左足搭右膝上，以右手扳左脚尖，左手托脚跟扳向右，头即转左，右亦如之，兼法运动，气脉自朝。

——《保生秘药》

2. 动作要领

（1）取平坐位，两脚于体前并拢伸直，弯曲左膝，将左足搭在右膝上。

（2）用右手扳住左脚脚尖，同时左手托住脚跟，将脚跟向右侧扳动，头向左转。

（3）交换双腿双手，重复以上操作。

3. 作用分析

通过牵拉大腿内侧的阴经，可以促进气血在腿部的输布，调整阴阳平衡，缓解膝股疼痛、麻木。

4. 适应证

两足疼痛，膝股疼痛、麻木。

5. 注意事项

勿塌腰拱背；牵拉大腿内侧注意量力而行，以大腿内侧有牵拉感为宜。

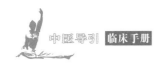

第六节 消 渴

夫消渴者，渴不止，小便多是也。由少服五石诸丸散，积经年岁，石势结于肾中，使人下焦虚热。及至年衰，血气减少，不复能制于石。石势独盛，则肾为之燥，故饮水而不小便也。其病变多发痈疽，此坐热气，留于经络不引，血气壅涩，故成痈脓。

有病口甘者，名为何，何以得之？此五气之溢也，名曰脾瘅。夫五味入于口，藏于胃，脾为之行其精气。溢在脾，令人口甘，此肥美之所发。此人必数食甘美而多肥，肥者令人内热，甘者令人中满，故其气上溢，转为消渴。

厥阴之病，消渴重，心中疼，饥而不欲食，甚则欲吐蚘。

——《诸病源候论》

 导引法一

1. 原文

赤松子云：卧，闭目不息十二通，治饮食不消。

——《诸病源候论》

2. 动作要领

取仰卧姿势，轻闭双目，以鼻纳气至腹部鼓起，屏住呼吸，然后呼气，重复 12 次。

3. 动作分析

脾胃为后天之本，气血生化之源，全身气机调节的枢纽，主受纳运化水谷，将消化吸收后的精微物质运送至全身，滋养精、气、血、津液，使经络、四肢百骸、脏腑得到充分的营养，并能运化和排泄水湿，保持脾燥胃润的生理状态。此动作一紧一松，可以调节腹部肌肉，温运脾胃，促进食物消化，防止食物不消化而产生内热，从而加重消渴症状。

4. 适应证

消化不良、消渴（糖尿病）。

5. 注意事项

注意力集中，采用腹式呼吸。

6. 验案分享

王某，女，31 岁，2019 年 7 月 29 日初诊。患者自述 1 年前起多饮多食，渴欲饮水，尿多，今年来入暮嗌干，每天饮水 5 L 左右，喜冷饮，大便干燥，二三日一下，自汗以颜面部为甚，经朋友推荐特前来就诊治疗。辅助检查：尿糖（+++），尿比重 1.023，尿酮体定性阳性。诊见：患者形体消瘦，精神不振，四肢肌力及肌张力未见异常，系统查体未见阳性体征。舌质红，苔黄厚，脉滑实有力。四诊合参，诊断为消渴病胃热炽盛证，遂指导患者习练中医导引术治疗，选自《诸病源候论》中"消渴病候"导引法一。嘱患者回去按照动作要领每日坚持练习，3 个月后随访，患者症状减轻，历时半年，口渴得止，尿量正常，尿糖阴性，血糖正常。嘱其节制饮食并经常锻炼导引术，杜其复发。

 导引法二

1. 原文

法云：解衣惔（dàn）卧，伸腰，膜（chēn）少腹，五息止，引肾，去消渴，利阴阳。

——《诸病源候论》

2. 动作要领

（1）取仰卧位姿势，穿着宽松的衣服，怡然仰卧。

（2）伸展腰部，用鼻腹式呼吸，鼓起小腹，屏住呼吸，然后呼气，重复 5 次，并鼓漱唾液，引来肾水，将之咽下。

3. 作用分析

唾为肾之液，引唾下咽可以滋补肾气。且腹式呼吸和憋气可以调节腹

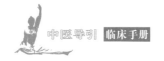

部肌肉，温运脾胃（同上一条）。

4. 适应证

消渴（糖尿病）。

5. 注意事项

（1）要穿着宽松的衣服，使气的运行无阻碍。

（2）要做到心中无杂念。

（3）采用腹式呼吸，腹部鼓起。刚饮食后、大饥后不适合做此动作，行气结束后可缓行120步，再进食。

第七节　淋证、便秘

诸淋者，由肾虚膀胱热故也。膀胱与肾为表里，俱主水。水入小肠，下于胞，行于阴，为溲便也。肾气通于阴，阴，津液下流之道也。若饮食不节，喜怒不时，虚实不调，则腑脏不和，致肾虚而膀胱热也。膀胱，津液之府，热则津液内溢而流于睪，水道不通，水不上不下，停积于胞，肾虚则小便数，膀胱热则水下涩。数而且涩，则淋沥不宣，故谓之为淋。其状，小便出少起数，小腹弦急，痛引于脐。

大便难者，由五脏不调，阴阳偏有虚实，谓三焦不和，则冷热并结故也。胃为水谷之海，水谷之精，化为荣卫，其糟粕行之于大肠以出也。五脏三焦既不调和，冷热壅涩，结在肠胃之间。其肠胃本实，而又为冷热之气所并，结聚不宣，故令大便难也。

又云：邪在肾，亦令大便难。所以尔者，肾脏受邪，虚而不能制小便，则小便利；津液枯燥，肠胃干涩，故大便难。

又，渴利之家，大便亦难，所以尔者，为津液枯竭，致令肠胃干燥。

——《诸病源候论》

······················· **导引法一** ·······················

1. 原文

偃卧，令两手布膝头，邪踵置尻，口内气，振腹，鼻出气。

————《诸病源候论》

2. 动作要领

（1）取仰卧位姿势，然后使两腿屈曲，两足跟斜向交叉放在对侧臀部之下，用手按住膝盖（图7.7.1）。

（2）以口吸气，至腹部鼓起，屏住呼吸，然后缓缓用鼻呼气，放松腹部，重复7次。

3. 动作分析

膀胱具有储存和排泄尿液的生理功能，若膀胱气化失常、开

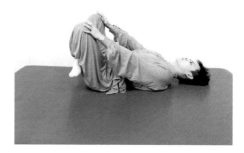

图7.7.1　动作要领

合失司，则会发生小便不利等问题。此动作可以牵拉到会阴部周围肌肉，且吸气至腹部鼓起然后屏住呼吸可以间接起到按摩膀胱和脾胃的作用，促进腹部气血运行，改善其肌肉收缩状态，从而有效治疗小便不通、便秘等疾患。

4. 适应证

淋证、小便不畅、小便频数、便秘。

5. 注意事项

呼吸方式是口吸鼻呼。

6. 验案分享

姜某，女，38岁，2018年11月16日初诊。患者自述乳糜尿已7个月余，尿浑，赤白相杂，甚则如膏，头晕，腰酸乏力。辅助检查：尿检见蛋白（++），红细胞（++++），找到脂肪滴。诊见：患者神志清，精神一般，

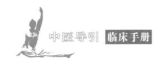

四肢肌力及肌张力未见异常，系统查体未见阳性体征。舌淡红，脉虚弦。四诊合参，属脾肾两虚，湿热下注，膀胱气化失司，脂液制约无权，下流则成膏淋。遂指导患者习练中医导引术治疗，选自《诸病源候论》中"小便病候"中的导引法。嘱患者回去按照动作要领每日坚持练习。7 次为 1 组，1 天练习 2 组，1 周练习 6 天。20 天后随访，症状好转大半，1 个月后复诊尿清，头晕腰酸亦减，脉弦细，苔薄；尿检见蛋白阴性，红细胞未见，脂肪滴未见。仍需继续坚持导引术锻炼。

 ## 导引法二

1. 原文

偃卧，直两手，捻左右胁。除大便难、腹痛、腹中寒。口内气，鼻出气，温气咽之数十，病愈。

——《诸病源候论》

2. 动作要领

（1）取仰卧位姿势，用两手按摩左右胁肋部，从上向下，从前往后，反复按摩，直到胁腹之间自感温热为止。

（2）用口吸气，然后缓缓用鼻呼气，温气咽之数十次。

3. 作用分析

脾胃和肠的生理功能异常，会导致食物不能被正常地消化吸收和排泄，而肾主司二便，若肾气亏虚无法推动气机的运行，也会导致大便不通。而按摩胁腹部可以促进气血的运行，调节肝脏气机，加快胃肠的蠕动，有利于排泄大便。温气咽之，可以引肾气下行，起到滋补肾气的作用，从而改善大便难的症状。

4. 适应证

脾胃虚寒、便秘、小便清长。

5. 注意事项

要按摩至有温热感。

导引法三

1. 原文

龟行气，伏衣被中，覆口鼻头面，正卧，不息九通，微鼻出气。治闭塞不通。

——《诸病源候论》

2. 动作要领

取仰卧位姿势，全身藏于衣被中，用衣被覆盖口鼻头面，屏住呼吸，然后缓缓呼气，重复 9 次。

3. 作用分析

全身藏于衣被中，由于呼吸较为不畅，会加大加深呼吸幅度，使腹部活动加强，起到间接按摩脾胃、温中益气的作用，而脾胃主受纳运化水谷，所以其能够促进食物的消化吸收和排泄；肾主司二便，此动作可以引肾气下行，滋补肾气，有利于二便的通畅。

4. 适应证

便秘。

导引法四

1. 原文

正坐，以两手交背后，名曰带便。愈不能大便，利腹，愈虚羸。反叉两手着背上，推上使当心许，踑坐，反到九通。愈不能大小便，利腹，愈虚羸也。

——《诸病源候论》

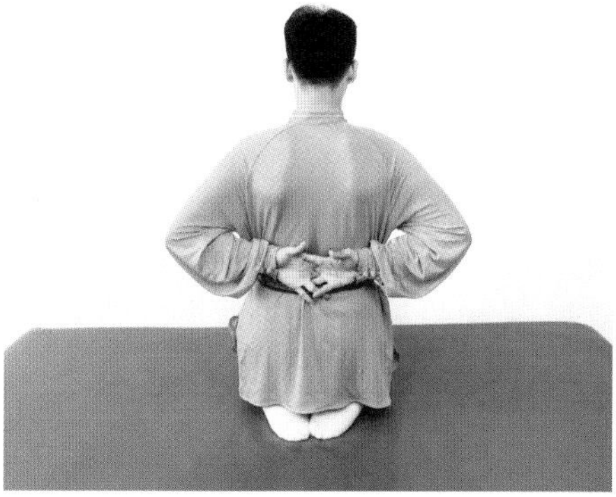

图7.7.2　动作要领

2. 动作要领

（1）取正坐姿势，两手向后交叉于背部，进行按摩，向上达

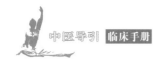

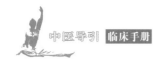

到心脏部位（图7.7.2）。

（2）再改为跟坐姿势，即两脚张开，坐于地上，形如簸箕，两手放在腿上，然后把上半身尽量往后仰倒，再慢慢起身，重复9次。

3. 作用分析

大便的排泄有助于气的推动，第一个动作具有宽胸理气、松解背部和流通气机的作用，可以促进大便的排泄。第二个动作为腹部肌肉离心收缩和向心收缩交替进行，起到按摩脾胃、肠道和膀胱的作用，促进胃肠的蠕动，利于膀胱的开阖，促进大小便的排泄。

4. 适应证

便秘、小便不畅。

5. 注意事项

上半身往后倾倒和起身时，速度要慢，让腹肌一节节收缩，勿要突然用力借助惯性完成动作。

第八节　腹　痛

腹痛者，由腑脏虚，寒冷之气，客于肠胃、募原之间，结聚不散，正气与邪气交争相击，故痛。其有阴气搏于阴经者，则腹痛而肠鸣，谓之寒中。是阳气不足，阴气有余者也。

——《诸病源候论》

 导引法一

1. 原文

偃卧，展两胫、两手，仰足指，以鼻纳气，自极七息。除腹中弦急切痛。

——《诸病源候论》

2. 动作要领

（1）取仰卧姿势，舒展两小腿和两手，翘起两足十趾。

（2）用鼻吸气，屏住呼吸，然后缓缓呼气，重复 7 次。

3. 作用分析

此动作的呼吸节律可以调节腹部肌肉的收缩，起到按摩腹部、温运中阳、祛寒散结的作用。翘起两足十趾，可以牵拉脾经循行部位的肌肉，起到疏通脾经的作用，从而改善腹痛症状。

4. 适应证

急性腹痛。

5. 注意事项

要用力翘起脚趾，才能充分牵拉经脉。

 ·· **导引法二** ··

1. 原文

正偃卧，以口徐徐纳气，以鼻出之。除里急食。后小咽气数十，令温中。若气寒者，使人干呕腹痛，从口纳气七十所，咽，即大填腹内，除邪气，补正气也。后小咽气数十，两手相摩，令极热，以摩腹，令气下。

——《诸病源候论》

2. 动作要领

（1）取仰卧位，用口慢慢吸气，使吸入的清气充满于腹中，再用鼻缓慢呼气。

（2）再小咽气数 10 次，感觉到腹中温和为止。

（3）若是腹中寒气导致的干呕腹痛，此时可再用口纳气 70 次，随即咽下，清气充满于腹中后，再纳气、咽气数 10 次。

（4）摩擦两手至手极热，然后用手按摩腹部。

3. 作用分析

唾为肾之液，咽唾液可以起到滋补肾气的作用；呼吸调节可以调整腹部肌肉的张力；咽气数十次可以起到温中益气的作用。所以此套动作可以

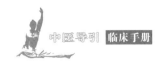

有效缓解虚劳里急症状。

4. 适应证

口干口渴，胃溃疡，小腹腰背拘急疼痛，怕冷等。

5. 注意事项

做纳气吐气时，尽量做到纳气多，吐气少。

 导引法三

1. 原文

偃卧，仰两足、两手，鼻纳气七息。除腹中弦切痛。

——《诸病源候论》

2. 动作要领

仰卧位，舒展四肢，举起两足和两手，如立掌式（图7.8.1），然后用鼻呼吸7次。

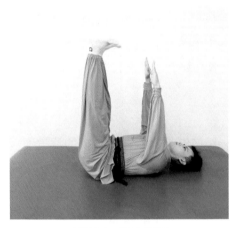

图7.8.1　动作要领

3. 作用分析

此动作需要腹部肌肉的有力收缩，可调节腹肌和腹膜的张力，增加腹压，促进血液循环和新陈代谢，并可疏通腹部经络。

4. 适应证

腹部绞痛。

5. 注意事项

头部尽量不要抬离床面。

第九节　腹　胀

腹胀者，由阳气外虚，阴气内积故也。阳气外虚，受风冷邪气；风冷，阴气也。冷积于腑脏之间不散，与脾气相拥，虚则胀，故腹满而气微喘。

——《诸病源候论》

 ······················○ 导引法一 ○······················

1. 原文

蹲坐，住心，卷两手，发心向下。左右手摇臂，递互欹身，尽膊势。卷头筑肚，两手冲脉至脐下，来去三七。渐去腹胀肚急闷，食不消化。

——《诸病源候论》

2. 动作要领

（1）蹲坐位，双手握固，拇指屈曲，其余四指握住拇指，拳眼向上，置于胸前鸠尾处（图7.9.1）。

（2）肩肘保持稳定，通过胸腰段各个方向的极势牵伸，增强脊柱的灵活性，牵动激活中焦脾胃的运化功能，上身随着脊柱的运动而自然摇摆倾斜，连续进行

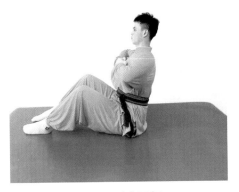

图7.9.1　动作要领一

21 次，然后低头看向腹部，两手沿冲脉从上往下按压到脐下，再来一遍，重复 21 次（图 7.9.2）。

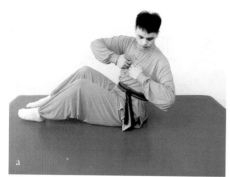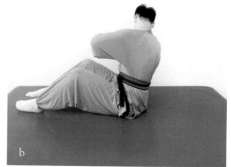

图 7.9.2　动作要领二

3. 作用分析

脾胃为全身气机调节的枢纽，此动作可以扭动旋转躯干，有效地牵拉和按摩腹部，调节脾胃的生理功能，促进气血运行和经络畅通，改善腹胀症状。

4. 适应证

消化不良、腹胀。

5. 注意事项

上半身要挺直，充分地扭动旋转躯干，并固定住上臂，防止代偿动作的产生。

6. 验案分享

王某，女，26 岁，2021 年 7 月 20 日初诊。腹胀、食欲不振 2 天。平时身体健康，无酗酒史和传染病史，2 天前自感腹部胀满，反酸，食欲下降，遂来康复科门诊就医。诊见腹部饱胀，厌食呕恶，嗳腐吞酸，舌苔厚腻，脉滑。四诊合参，患者属于由饮食过度、食积内停、气机不畅所致的腹胀。遂指导患者进行导引术治疗，选自《诸病源候论》"腹胀"导引法一。患者做完 1 组后，自感腹部舒畅，鼓胀感明显减弱；做完 2 组后，排气明显，自述有饥饿感，食欲增加。1 周后随访，症状消失。

导引法二

1. 原文

若腹中满，食饮苦饱，端坐，伸腰，以口纳气数十，满吐之，以便为故，不便复为之。有寒气，腹中不安，亦行之。

——《诸病源候论》

2. 动作要领

取端坐姿势，臀部虚坐于两足跟上，伸直腰部（图 7.9.3），用口吸气，屏住呼吸，使清气充满于腹中，再从口呼气，连续进行数十次，直到自感腹中温和为止。

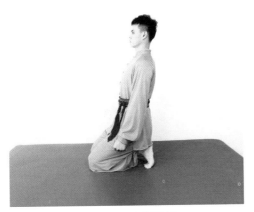

图7.9.3　动作要领

3. 作用分析

脾胃为后天之本，气血生化之源，受纳运化水谷，且依赖于先天肾气的滋养。此动作可以牵拉腰腹部，利于肾气的流通和脾胃气机的运行，故可改善气滞腹胀症状。

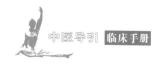

4.适应证

气滞、腹胀。

5.注意事项

做此动作时腰部要挺直，勿弯腰驼背。

 ———————————————————— **导引法三** ————————————————————

1.原文

两手向身侧一向，偏相极势；发顶足，气散下，欲以烂物解散。手掌指直舒，左右相皆然。来去三七。始正身，前后转动脾腰七。去腹肚胀、膀胱、腰脊、臂冷，血脉急强，悸也。

——《诸病源候论》

2.动作要领

（1）缓缓平举双手，掌心相对，手指向前无限延伸，平行转身到最大限度，保持，收回，向相反方向转动到极限，保持（图7.9.4）。

（2）回正身体，手臂自然下垂。

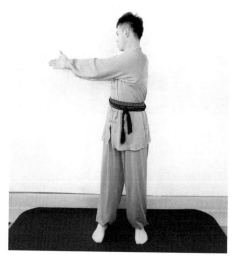

图7.9.4　动作要领

（3）双臂举起，躯干缓缓后仰至极限，然后脊柱逐节前屈，双手指尽量触地，连续进行 7 次（图 7.9.5）。

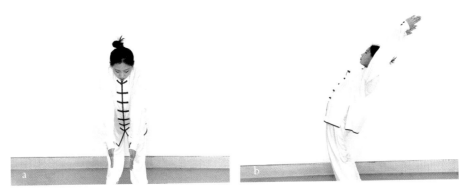

图7.9.5　动作要领

3. 作用分析

此动作可以充分旋转脊柱、牵拉腹内、外侧斜肌和腰脊部肌肉筋膜组织，促进气血运行和经络畅通，并能补益肾气、温运脾阳、调节脾胃和肝脏气机，气机畅达后腹胀便会好转。

4. 适应证

寒冷腹胀、身体僵硬。

5. 注意事项

上臂要伸直，肩膀和上臂不要主动用力转动，防止代偿的产生，要靠脊柱的旋转带动上臂转动。

第十节　水肿、转筋

肾者主水，脾胃俱主土，土性克水。脾与胃合，相为表里。胃为水谷之海，今胃虚不能传化水气，使水气渗液经络，浸渍府脏。脾得水湿之气，加之则病，脾病则不能制水，故水气独归于肾。三焦不泻，经脉闭塞，故

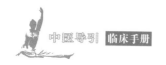

水气溢于皮肤而令肿也。其状，目裹上微肿，如新卧起之状，颈脉动，时咳，股间冷，以手按肿处，随手而起，如物裹水之状，口苦舌干，不得正偃，偃则咳清水；不得卧，卧则惊，惊则咳甚；小便黄涩是也。

水病有五不可治：第一，唇黑伤肝；第二，缺盆平伤心；第三，脐出伤脾；第四，足下平满伤肾；第五，背平伤肺。凡此五伤，必不可治。

转筋者，由荣卫气虚，风冷气搏于筋故也。手足之三阴三阳之筋，皆起于手足指，而并络于身。若血气不足，阴阳虚者，风冷邪气中于筋，随邪所中之筋，筋则转。转者，谓其转动也。经云：足太阳下，血气皆少，则喜转筋，喜踵下痛者，是血气少，则易虚，虚而风冷乘之故也。

——《诸病源候论》

 ···························· **导引法一** ····························

1. 原文

蛤蟆行气，正坐，动摇两臂，不息十二通。以治五劳、水肿之病。

——《诸病源候论》

2. 动作要领

取蛤蟆行气法，正坐位，臀部虚坐于两脚跟上，摇动两臂似蛙泳姿势，以发动四肢脾胃阳气（图7.10.1），屏住呼吸，然后呼气，重复12次。

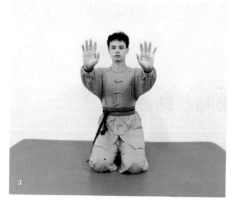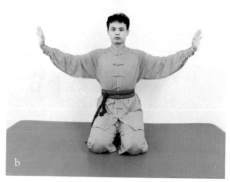

图7.10.1 动作要领

3. 作用分析

脾主四肢和肌肉，此动作通过运动四肢，可以激发脾胃阳气，调节气机而化水肿。

4. 适应证

水肿。

5. 验案分享

曹某，女，68岁，2021年3月24日初诊。半年来全身轻度水肿，不甚注意，后因劳动过多，水肿日渐加剧。诊见面色萎黄，纳差，乏力，腹胀，痞满，大便溏，脉象缓弱。查体：头面轻度水肿，腹部膨隆有移动性浊音，腰以下有重度凹陷性水肿。四诊合参，患者属于由脾肾阳虚导致的水湿内停。遂指导患者进行导引术治疗，选自《诸病源候论》"水肿"导引法。1周后进行复诊，精神尚可，水肿减轻，食欲增加。2周后进行3诊，水肿明显减轻，体力活动明显改善，大便见好转。

● 导引法二 ●

1. 原文

偃卧，展两胫两手，外踵者，指相向，以鼻纳气，自极七息。除两膝寒、胫骨疼、转筋。

——《诸病源候论》

2. 动作要领

（1）取仰卧位姿势，舒展两臂和两小腿，双下肢内旋，使两脚跟向外，两脚十趾尽量相对（图7.10.2）。

（2）用鼻吸气，屏住呼吸，使清气充满于胸中，然后微微呼气，重复7次。

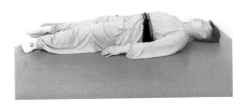

图7.10.2　动作要领

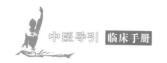

3. 作用分析

转筋主要为小腿三头肌痉挛，此动作内旋下肢，可以充分牵拉到小腿后外侧肌肉群和筋膜组织，松解痉挛的肌肉，改善转筋症状。并可疏通足少阳胆经、足阳明胃经等阳经，引发阳气到达腿部，起到温煦作用，利于水肿的消除，改善因腿部寒凉导致的肌肉痉挛。平时练习可起到预防转筋的作用。

4. 适应证

膝关节寒冷，小腿疼痛、转筋（抽筋），下肢水肿。

5. 注意事项

要充分使下肢内旋，两脚脚趾尽量接触，才能充分牵拉相关肌肉和筋膜组织。

 ································· **导引法三** ·································

1. 原文

张胫两足指，号五息，令人不转筋。极自用力张脚，痛挽两指，号言宽大，去筋节急挛躄痛。久行，身开张。

——《诸病源候论》

2. 动作要领

（1）取仰卧位姿势，两腿外展，足趾上翘，发出"号"的声音（图7.10.3 a），重复 5 次。

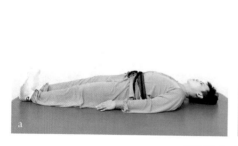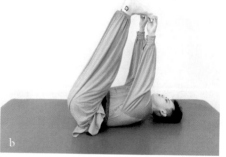

图7.10.3　动作要领

（2）伸直并用力抬起两腿，用两手抓住两脚足趾，用力挽起，手足形成攀弓状态（图7.10.3 b），发出洪亮的"号"声。

3. 作用分析

转筋主要为小腿三头肌痉挛，此动作可充分牵拉到小腿三头肌等小腿后侧肌肉，快速解决肌肉痉挛状态。平时练习此动作，可以牵拉到足阳明胃经和足太阳膀胱经，起到疏通阳气、温煦小腿的作用，可有效预防转筋。抬高下肢可促进淋巴回流，利于水肿的消除。

4. 适应证

转筋（抽筋）、下肢水肿。

5. 注意事项

两腿要尽量伸直，头部和上半身尽量不要抬离地面。

6. 验案分享

姜某，男，25岁，2020年12月30日就诊。因在学校打篮球，活动不充分，导致小腿抽筋，自行治疗无效后，在其同学帮助下来到我科门诊治疗。平素身体健康，无其他疾病。诊见小腿三头肌明显收缩、痉挛，患者自述疼痛难忍，舌淡苔白，脉沉迟。四诊合参，患者属于寒邪侵袭、气血经络不通和劳累过度导致的转筋。遂指导患者进行导引术治疗，选自《诸病源候论》"筋急候"导引法二。患者做完1次后，症状就得到明显的改善，2次后抽筋症状消失。

 导引法四

1. 原文

覆卧，傍视，立两踵，伸腰，以鼻纳气，自极七息已。除脚中弦痛、转筋、脚酸痛。一本云：治脚弱。

——《诸病源候论》

2. 动作要领

（1）取俯卧位姿势，身体平直俯卧，头目侧视，两臂伸直放在身体两

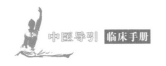
旁，两足跟竖起，足趾顶住床席。

（2）腰部伸直，用鼻吸气，屏住呼吸，然后慢慢呼气，重复 7 次。

3. 作用分析

竖起足跟动作可以牵拉到小腿后侧肌肉群，快速缓解肌肉痉挛状态。

4. 适应证

脚无力、转筋（抽筋）。

5. 注意事项

做此动作时脚和小腿用力，屁股不要主动用力抬起。

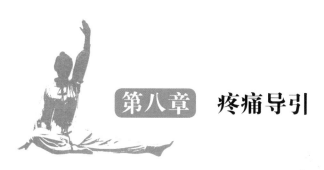

第八章 疼痛导引

第一节 颈胸痛

导引法一

1. 原文

项痛不可以雇（顾），引之，炎（偃）卧※^①目，信（伸）手足※※
※※已，令人从前举其头，极之，因徐直之，休，复之十而已；因※也，
力拘毋息，须臾之项，汗出走（腠）理，极已。

——《引书》

2. 动作要领

患者取仰卧位，闭眼、四肢伸展放松，治疗者缓缓将患者的头抬起（图
8.1.1 a），再缓慢放下（图 8.1.1 b），期间用力屏住呼吸，以出汗为度，重
复 10 次。

---

① ※ 为原文丢失内容，下文同。

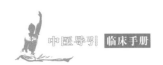

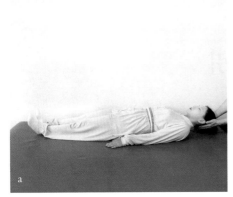
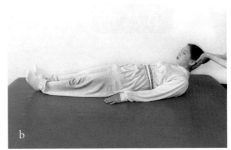

图8.1.1　动作要领

3. 作用分析

通过被动的颈椎活动，牵拉颈椎周围的筋膜、降低颈部肌肉张力、缓解颈部肌肉痉挛，继而提高颈椎稳定性。

4. 适应证

落枕、颈椎病等颈部屈伸活动受限者。

5. 注意事项

在患者无痛范围内做颈椎屈伸运动，勿强力为之。

 导引法二

1. 原文

蛇甄以利距脑。

——《引书》

2. 动作要领

两脚开立，与肩同宽，下颌微收，颈项拔伸，百会上牵，双手相交，反背于身后，扶持腰脊，牙齿咬合而缩头掩藏头部。

3. 作用分析

通过头部后缩动作，可激活颈部深层肌群，增强头颈部稳定性，同时能够改善头颈活动度，从而减轻颈部劳损。

4. 适应证

颈椎病、颈肩痛等。

5. 注意事项

蛇甄时缩头及还原动作宜缓，动作过快会引发头晕等不良反应；注意腰背挺直，勿塌腰弓背。

 ············· **导引法三** ·············

1. 原文

凫沃以利首轴。

——《引书》

2. 动作要领

两脚开立，与肩同宽，下颌微收，颈项拔伸，百会上牵，双手相交，反背于后，扶持腰脊，向左缓慢转头至极限，停留3秒，收回，再向右缓慢转头至极限（图8.1.2），收回，动作重复3次。

3. 作用分析

凫沃通过左右摆动头部增加颈椎活动度，减轻颈部压力、缓解颈椎疲劳、增加颈椎灵活性。

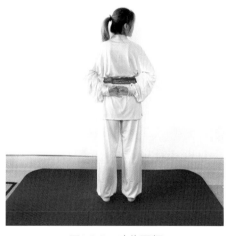

图8.1.2 动作要领

4. 适应证

颈椎病、颈部僵硬等。

5. 注意事项

摆动头部动作应当缓慢摆动至最大范围，并适当保持牵拉5秒左右。

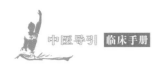

导引法四

1. 原文

臬（niè）粜以利枏项。

—— 《引书》

2. 动作要领

两脚开立，与肩同宽，下颌微收，颈项拔伸，百会上牵，双手相交，反背于后，扶持腰脊，同时颈部绷紧，微微抖动头颈，重复 3 次。

3. 作用分析

通过下颌微收、抖动头颈可以使颈部深层屈肌得到锻炼，小范围抖动头颈可增强对颈部小肌群的控制，从而稳定颈椎。

4. 适应证

颈椎病、颈椎不适等。

5. 注意事项

抖动头颈幅度要小，不要晃动头部。

导引法五

1. 原文

则比者，反昔（错）手北（背）而卑挠肩。

—— 《引书》

2. 动作要领

（1）两脚开立，与肩同宽，下颌微收，颈项拔伸，百会上牵，双手相交反背于后，头部向左倾斜，同时向上耸左肩，以左耳碰到左肩为度，停留 3 秒后，缓慢回到中立位。

（2）头部再向右倾斜，同时向上耸右肩，以右耳碰到右肩为度（图 8.1.3），停留 3 秒后，缓慢回到中立位。

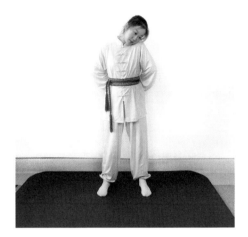

图8.1.3　动作要领

3. 作用分析

通过头部侧倾、上耸肩膀的动作放松颈肩部紧张的肌肉，减少颈肩部的僵硬感。

4. 适应证

颈部僵硬、疼痛等。

5. 注意事项

头部向左右两侧倾斜时，时刻保持下颌微收。

 ·················●　**导引法六**　●·················

1. 原文

引膺痛，前膺后手十，引信（伸）十，后反复十而已。

——《引书》

2. 动作要领

动作一：两脚开立与肩同宽，双手从前方抬起至与肩同高，一边把胸部向前振出，一边双手向后下方摆动（图8.1.4），重复10次。

动作二：两脚开立与肩同宽，双手前举起至头上，将胸向前挺出，重

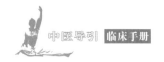
复 10 次。

3. 作用分析

以上两个动作均有益于胸廓活动度的增加、胸中浊气的振出，有益于心胸气血的输布和运行。

4. 适应证

胸痛、憋闷等。

5. 注意事项

挺胸摆臂的动作量力而行，不可用力太过。

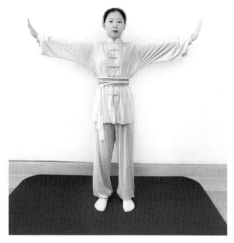

图8.1.4　动作要领

第二节　腰背痛

 ·················· 导引法一 ··················

1. 原文

引要（腰）甬（痛），两手之指夹脊，力按以印（仰），极之；两手奉尻，僪头，掮之，头手皆下至踵，三而已。

——《引书》

2. 动作要领

（1）两脚开立与肩同宽，两手夹持腰骶，腰部缓缓后仰到极势（图8.2.1）。

（2）双手托住臀部，脊柱逐

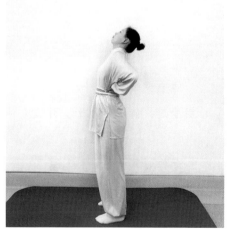

图8.2.1　动作要领一

节弯曲，手顺势下滑至足（图8.2.2），握住足踝，缓缓起身，腰椎到颈椎逐节伸展。

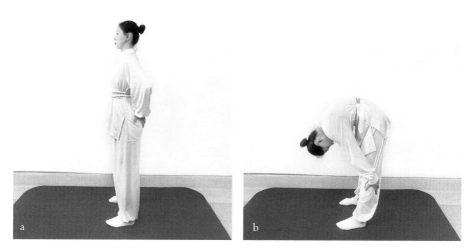

图8.2.2　动作要领二

3. 作用分析

通过后仰的动作，拉伸腰椎前侧肌群，同时使脊柱两侧的筋膜得到舒展，两手夹持腰骶对腰椎起保护作用、防止髋关节的代偿；通过低头弯腰的动作牵拉人体的后表线筋膜链，锻炼腰背部肌群各肌肉之间的协调性，从而提高腰椎稳定性。

4. 适应证

腰部疼痛、僵硬等。

5. 注意事项

（1）两个动作均须缓慢进行，切忌用力过猛。

（2）腰椎间盘滑脱者禁做。

（3）膝关节尽可能地伸直，防止髋和膝关节的代偿。

导引法二

1.原文

长舒两足，足指努向上，两手长舒，手掌相向，手指直舒，仰头努脊，一时极势，满三通。动足相去一尺，手不移处，手掌向外七通。更动足二尺，手向下拓席，极势，三通。去遍身内筋脉虚劳，骨髓痛闷。长舒两足，向身角上，两手捉两足指急搦，心不用力，心气并在足下，手足一时努纵，极势三七。去踹、臂、腰疼、解溪蹙气、日日渐损。

——《诸病源候论》

2.动作要领

（1）坐于床席之上，上身直立，头部向上延伸，下颌微收，足趾向上、向后绷紧，两手沿体侧上举，手掌相对（图8.2.3 a）。

（2）然后挪动两足，使之相距一尺，两手掌转向外，手足均用力（图8.2.3 b）。

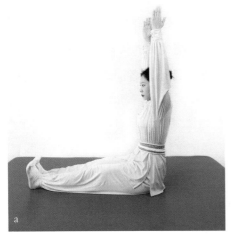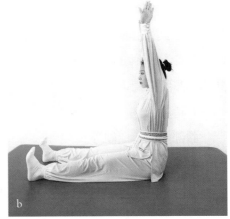

图8.2.3 动作要领一

（3）再挪动两足，向两侧外移，使之相距两尺（图8.2.4）；两手转向下，按于地面，欲撑起身体。

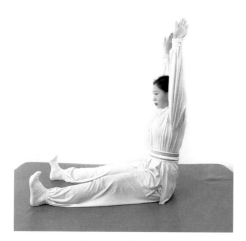

图8.2.4　动作要领二

（4）而后用两手捏住两足五趾，用力捏紧，形成四肢伸展又挽急之势。整套动作连续做 21 次。

3. 作用分析

本导引法采用肢体短时间的抻筋拔骨动作与长时间的柔和舒缓动作相结合，并配合呼吸，来调畅周身气机；四肢末端是手足三阴三阳经交接的地方，也是阳经的发源处，舒展四肢、手足用力，可以起到引气通彻、散气外出的作用；两腿翘起，两手提足，气归涌泉，可以引气补肾、补益虚劳、强腰固肾。

4. 适应证

腰部疼痛、僵硬等。

5. 注意事项

足趾时刻保持翘起状态。

 导引法三

1. 原文

平跪，长伸两手，拓席向前，待腰脊须转，遍身骨解气散，长引腰极

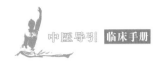

势，然始却跪使急，如似脊肉冷气出许，令臂膊痛，痛欲似闷痛，还坐，
来去二七。去五脏不和、背痛闷。

——《诸病源候论》

2. 动作要领

（1）取跪位，双膝与髋同宽，上身直立，伸出双手，手掌缓缓落于床
面，双手同肩宽，呈四点跪位。转动腰脊，左转，右转，左转，右转（图
8.2.5 a~c）。

（2）而后，臀部尽力向后坐，与向前的尽力延伸形成争力（图 8.2.5 d）；
起身，回四点跪位。往返做 14 次。

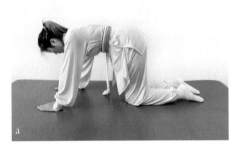
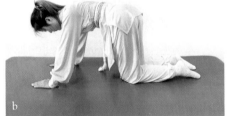
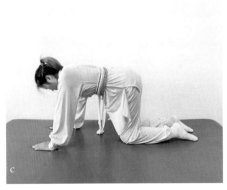
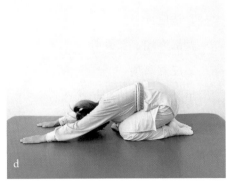

图8.2.5　动作要领

3. 作用分析

通过脊柱伸直旋转的静力牵拉作用，舒展腰部深层肌肉，改善腰部僵硬状态；胸腹向前伸展、臀部后坐的动作，全方位拉伸整个腰部，促进腰部气血流通。

4. 适应证

腰部疼痛、僵硬等。

5. 注意事项

颈、胸、背保持在一条直线上。

 · · · · · · · · · · · · · · · · · **导引法四** · · · · · · · · · · · · · · · · ·

1. 原文

正东坐，收手抱心，一人于前据蹑（niè）其两膝，一人后捧其头，徐牵令偃卧，头到地，三起三卧，止便瘥（chài）。

——《备急千金药方》

2. 动作要领

患者取坐位，双手交叉抱于胸前，治疗师甲固定患者膝关节，治疗师乙在后方扶住患者头部（图 8.2.6 a），向前、向下缓缓牵拉至头着地（图 8.2.6 b），来回 3 次。

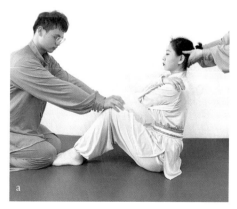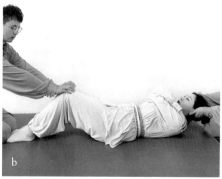

图8.2.6　动作要领

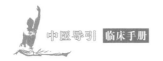

3. 作用分析

上述动作为腹肌的离心收缩，可增强腹肌的控制能力，以强化腰背核心肌群的控制协调能力，从而增加躯干稳定性。

4. 适应证

腰背痛、僵硬等。

5. 注意事项

在患者无痛范围内缓缓牵拉。

 导引法五

1. 原文

以掌擦之九九，乘热，交搭左右二肩，躬身用力，往来煽动九九之数，加以后功。

——《保生秘要》

2. 动作要领

（1）两脚开立，与肩同宽，下颌微收，颈项拔伸，百会上牵，用手掌摩擦腰背部81次（图8.2.7 a）。

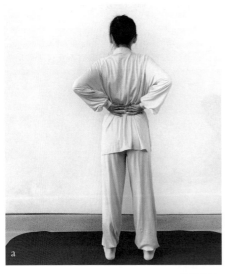
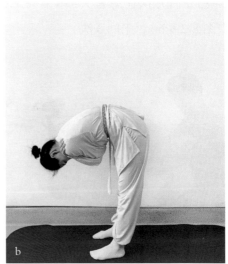

图8.2.7　动作要领

（2）而后趁热将双手交叉置于两肩上，来回弯腰 81 次（图 8.2.7 b）。

3. 作用分析

双手摩擦腰部，可促进腰背部血液循环、加速代谢废物的排出，减轻腰背部的僵硬、疼痛感，同时预防腰酸、腰痛；通过双手抱肩、弯腰的动作牵拉人体的后表线筋膜链，锻炼腰背部肌群各肌肉之间的协调性，从而提高腰椎稳定性。

4. 适应证

腰酸、腰痛、腰背部僵硬等。

5. 注意事项

弯腰次数以自身耐受为度，不可勉强做到 81 次。

 ·············· **导引法六** ··············

1. 原文

引北（背）甬（痛），熊经十，前据（※）十，夸（跨）足，前后俯，手傅（附）地，十而已。

——《引书》

2. 动作要领

动作一：熊经术式，两脚开立与肩同宽，下颌微收，颈项拔伸，百会上牵，膝盖微屈，臀部后坐，两臂交叉上举，似熊爬树状（图 8.2.8 a b），重复 10 次。

动作二：前据术式，手足着地的爬行预备式，腿部伸直（图 8.2.8 c），做躯干前移的动作（图 8.2.8 d），至极限后再缓慢回到起始位，重复 10 次。

动作三：两脚开立，与肩同宽，身体前俯，双手于体侧外展前屈下按，然后直腰后倾，双手往后回举，身体前合后仰（图 8.2.8 e f）。做 10 次。

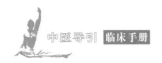

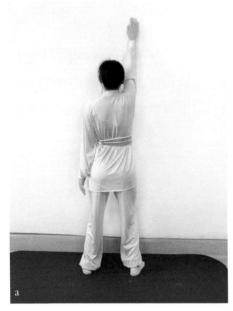
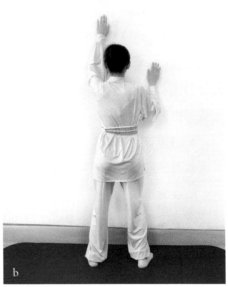
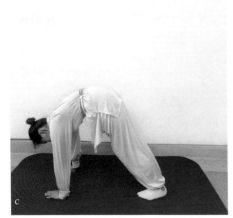
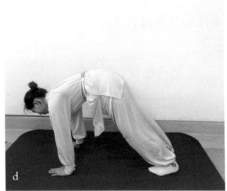

图8.2.8 动作要领

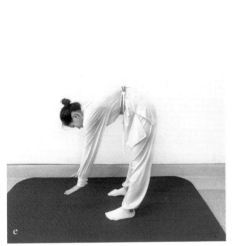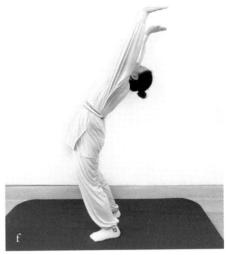

图8.2.8 （续）

3. 作用分析

动作一通过两臂的交替上举，牵拉背部肌群，收回时背部主动发力，有利于提高背部肌群的肌力，提高背部的稳定性。

动作二前据术式通过牵拉背部伸肌的拮抗肌（三角肌前束、冈上肌、胸大肌等），缓解背部肌肉痉挛，减轻后背的"沉重感"。

前合后仰动作理筋通络，改善背部僵硬的不适感。

4. 适应证

后背疼痛、背部僵硬等。

5. 注意事项

以上动作均须保持躯干的稳定性。

6. 临床试验研究

为观察导引术对慢性非特异性腰痛患者的疼痛、腰椎活动度以及腰背肌肌力等的作用，选取 2019 年 7 月—2020 年 3 月收治的慢性非特异性腰痛患者共 64 名按照随机数字表法分为对照组（N=32）和试验组（N=32）。对照组采用健康宣教和电脑中频调制电疗法，试验组在对照组的基础上加

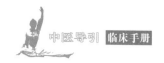

练导引术，每周 5 次，每次 30 分钟，共 6 周。试验组和对照组患者在性别、年龄、体重指数、病程等一般资料方面差异均无统计学意义（$P > 0.05$），具有可比性。干预前后分别采用视觉模拟评分法（VAS）、Oswestry 功能障碍指数（ODI）、腰椎活动度（LROM）进行评定，采用等速肌力仪测试腰背肌峰力矩（PT），干预 6 周后试验组在 VAS、ODI、LROM 评分以及 PT 均较治疗前改善（$|t| > 8.217$，$P < 0.05$），且改善程度优于对照组（$|t| > 8.643$，$P < 0.05$）。结果表明，导引术可以缓解慢性非特异性腰痛患者的疼痛、提高患者腰背肌肌力、改善腰部功能。

第三节 肩肘腕痛

 导引法一

1.原文

引肩痛，其在肩上，爰行三百；其在肩后，前据三百；其在肩前，后复三百；其在腋下，支落三百；其在两肩之间，痛危，坐，夸（跨）股，把捾（腕），印股，以力摇（摇）肩，百而已。

——《引书》

2.动作要领

肩上方疼痛：猿行术式，四肢着地，像猿猴一样爬行（异手异脚）（图 8.3.1），重复 300 次。

肩后方疼痛：前据术式，手足着地的爬行预备式，腿部伸直（图 8.3.2 a），做躯干前移的动作（图 8.3.2 b），至极限后再缓慢回

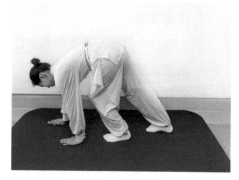
图8.3.1　动作要领一

到起始位，重复 300 次。

肩前方疼痛：后复术式，手足着地的爬行预备式，腿部伸直（图 8.3.2 a），做躯干后移的动作（图 8.3.2 b c），至极限后再缓慢回到起始位，重复 300 次。

腋下疼痛：支落术式。患侧手臂上举超过头顶，对侧手叉腰，患侧下肢尽可能地向后伸，躯干向前弯曲（图 8.3.2 d），重复 300 次。

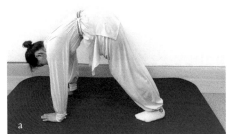
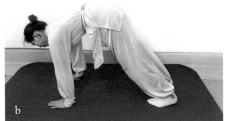
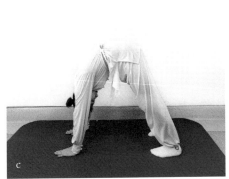
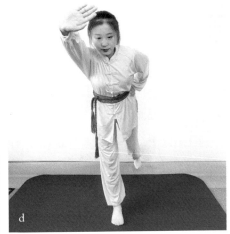

图 8.3.2　动作要领二

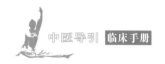

两肩之间疼痛：端坐位，两脚直立，臀部后坐于脚跟，两腿并拢，一侧手腕握住另一侧手腕按在大腿上（图8.3.3 a），用力摇动肩部（图8.3.3 b），摇动100次。

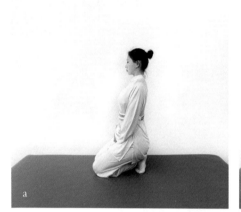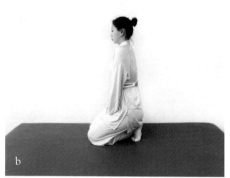

图8.3.3　动作要领三

3. 作用分析

肩关节几乎不负重，且周围肌肉相对较弱，关节活动范围最大，是全身最灵活的关节。本动作利用自身的重力，给肩关节施加应力，通过不同方向的运动，激活肩关节周围肌群的力量。

4. 适应证

肩关节疼痛、肩袖损伤等。

5. 注意事项

（1）以上动作要求身体保持平衡。

（2）以上动作运动量以个体为度，不可勉强做到300次；运动强度以不引起疼痛为度。

导引法二

1. 原文

虎雇（顾）以利项尼。

——《引书》

2. 动作要领

取跪姿，然后身体前俯，双手按在地面上支撑，双掌之间的距离与肩同宽，然后将头向左后、右后方扭转，同时眼睛随着头扭转的方向尽量向后看（图8.3.4）。

3. 作用分析

通过头部向左、右后顾，能够在颈椎侧屈旋转的过程中使肩颈部得到充分牵拉放松，提高其灵活度，从而增强肩颈功能。

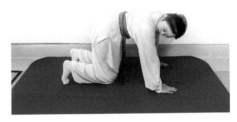

图8.3.4　动作要领

4. 适应证

肩颈僵硬。

5. 注意事项

动作过程中注意腰背伸平，不要塌腰；向后看尽量以肩颈感受到牵拉为度。

导引法三

1. 原文

引倍以利肩锦。

——《引书》

2. 动作要领

（1）两脚开立与肩同宽，弯曲左膝，后撤右腿，保持右腿伸直状态。

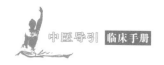

双手从身体两侧上举至高过头顶，然后交错两手，旋转肩膀，保持躯干的中正稳定（图8.3.5）。

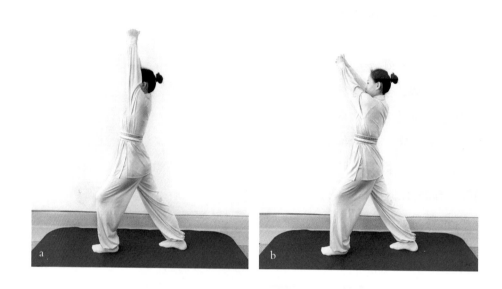

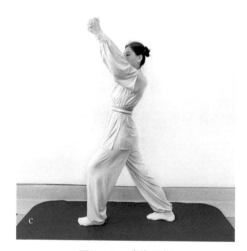

图8.3.5　动作要领

3.作用分析

两手上举，牵拉胁肋部；转动肩膀，充分活肩胛部肌群，使肩胛肌群气血旺盛，增强肩胛功能。

4. 适应证

肩膀疼痛、僵硬等。

5. 注意事项

转动肩膀时保持躯干的稳定，防止脊柱旋转代偿。

导引法四

1. 原文

鸡信（伸）以利肩婢。

——《引书》

2. 动作要领

（1）两脚开立，与肩同宽，外展脚跟，两臂内旋（图8.3.6），以腰带臂，由内向外于体前摆动1次，反掌收回（图8.3.7 a b）。

（2）然后以腰带臂，再由内向外于体后、头顶至体前摆动两臂，幅度较之前加大（图8.3.7 c）。

（3）身体前俯，躯干与地面平行，两手于体前侧下按，指尖朝前，并抬头目视前方（图8.3.7 d e）。

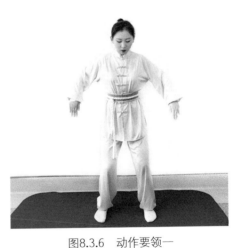

图8.3.6　动作要领一

（4）低头下颌回收，腰椎、胸椎、脊椎节节蠕动伸展，双手再次下按，抬头（图8.3.7 f）。

（5）然后身体起身直立，两臂自然垂落于体侧，目视前方。

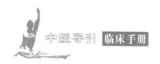

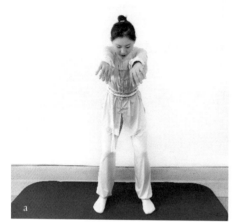
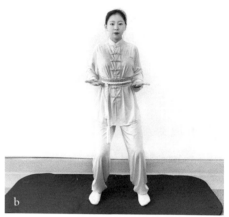

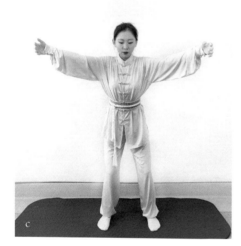
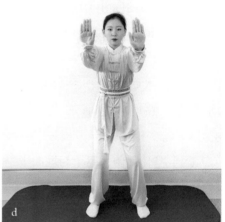

图8.3.7　动作要领二

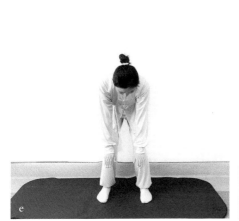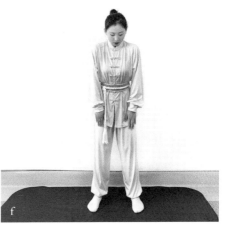

图8.3.7 （续）

3. 作用分析

手少阴心经从心系上肺，斜出腋下，沿上臂内侧后缘，过肘中，经掌后锐骨端，进入掌中，沿小指桡侧至末端。通过自小到大的幅度摆动两臂，可适当牵拉和刺激手少阴心经，俯身后两手臂随身体的上下起伏而进行上下摆按动作，可疏导手少阴心经的气血运行。心经气血运行通畅，则循行部位筋骨肌肉得到濡养。

4. 适应证

肩关节、前臂不适。

5. 注意事项

摆臂时肩、肘、腕、指应充分放松，联想两手臂如同鸟的翅膀一样轻盈，体会以腰带动手臂摆动的力量传递顺序；俯身时，不要低头，拱背，上体应与地面平行，注意抬头前伸，目光平视前方，臀部后坐，拔伸腰脊。

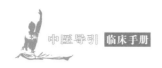

 · 导引法五 ·

1. 原文

引肘痛，※※三百，※※三百。其掐（腕）痛在左，右手把左掐（腕）而前后榣（摇）之，千而休；其在右，左手把右掐（腕）而前后榣（摇）之，千而休。其在右手，左手把右掐（腕），前后榣（摇）之，千而休。其左手指痛，右手无（抚）左手指，反引之；其右手指，左手无（抚）右手指，力引之，十而休。

——《引书》

2. 动作要领

肘腕疼痛时，健侧手握住患侧手腕，前后摇动1000次（图8.3.8）。

手指疼痛时，健侧手反向牵拉患侧手指10次。

3. 作用分析

固定腕关节，被动活动肘关节可以有效牵拉肘关节附近的筋膜，缓解筋膜间粘连、改善血液循环。

被动拉伸患侧手指，增大了关节间隙，促进炎症因子的吸收。

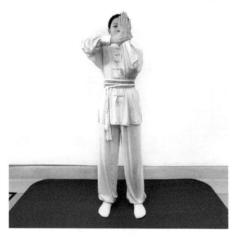

图8.3.8　动作要领

4. 适应证

肘关节、腕关节、手指疼痛。

5. 注意事项

保持腕关节的固定。

第四节　髋膝踝痛

 ·················· 导引法一 ··················

1. 原文

股※※※痛，引之，端坐，信（伸）左足，挢右臂，力引之；其在右，信（伸）右足，挢左臂，而力引之，十而已。

——《引书》

2. 动作要领

患者取端坐位，两腿并拢，两脚直立，臀部后坐于脚跟，下颌微收，颈项拔伸，百会上牵（图8.4.1 a），患侧下肢向前伸直，对侧上肢尽力上举，自觉用力向上牵拉并保持（图8.4.1 b），重复10次。

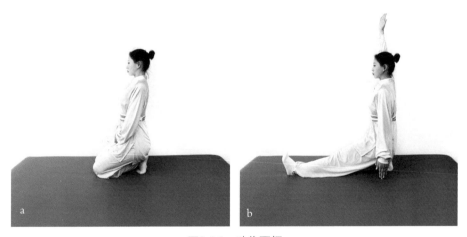

图8.4.1　动作要领

3. 作用分析

通过患侧下肢的伸展和对侧上肢的上举，牵拉人体螺旋筋膜链，通过螺旋线的相互作用，调节筋膜张力、缓解肌痉挛，起到稳定患侧骨盆和髋

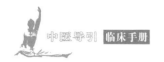

关节的作用。当患侧下肢伸展时，身体重心落在对侧下肢，减轻患侧髋关节压力。

4. 适应证

髋关节疼痛。

5. 注意事项

整个过程，保持躯干中正。

 ···················· **导引法二** ····················

1. 原文

引诎（屈）筋，夸（跨）立，壹倚左，信（伸）右股，郗（qī）（膝）傅（附）地；壹倚右，信（伸）左足股，郗（qī）（股）傅（附）地，皆三而已。

——《引书》

2. 动作要领

两脚开立、大于肩宽，下颌微收、颈项拔伸、百会上牵，双膝微屈，臀部后坐，双手扶住大腿（图8.4.2 a），缓缓向左转身90°后，右侧膝盖缓缓着地（图8.4.2 b），再缓缓回到起始位后，向反方向活动。重复3次。

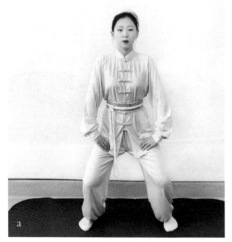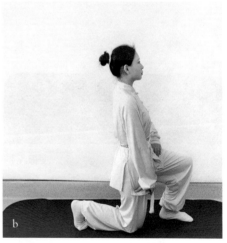

图8.4.2　动作要领

3. 作用分析

旋转躯干和下肢时，牵拉髋关节周围肌肉韧带，促进血液流动。

4. 适应证

髋关节疼痛、髋关节肌肉紧张。

5. 注意事项

整个动作中保持上半身的稳定。

· 导引法三 ·

1. 原文

引郄（qī）（膝）痛，右郄（膝）痛，左手据杖，内挥右足，千而已；左郄（膝）痛，右手据杖，而力挥左足，千而已。左手句（勾）左足指（趾），后引之，十而已；右（又）以左手据杖，右手引右足指（趾），十而已。

——《引书》

2. 动作要领

动作一：健侧腿站在较高处，患手抓住木桩，用力挥动患腿（图8.4.3 a b）。

动作二：健侧腿站在较高处，患侧手抓住患侧脚趾，向后拉拽（图8.4.3 c）。

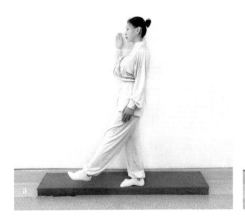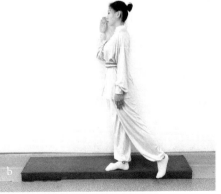

图8.4.3　动作要领

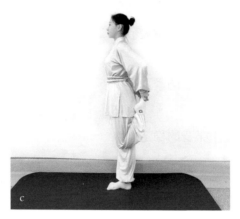

图8.4.3 （续）

3. 作用分析

以上动作均可以疏通和濡养膝关节周围经筋，促进膝关节周围气血畅利，增强膝关节营养供应，缓解经筋痉挛，改善膝关节僵硬。

4. 适应证

膝骨关节炎、半月板置换术后的稳定期。

5. 注意事项

动作一患侧下肢保持放松；动作二的脚背保持绷紧。

6. 临床试验研究

为观察引膝痛导引术对退行性膝关节炎患者疼痛及生活质量的影响，对符合纳入标准的63例患者采用随机数表法分为导引组（n=32）和对照组（n=31）。对照组采取电脑中频治疗仪治疗，每次30分钟，每天1次，每周6次，共治疗4周。导引组在对照组的基础上采用引膝痛导引法进行训练，每周训练6天，一共训练4周。观察4周后患者的VAS评分、Lequesne指数评分表、关节活动范围、肌肉功能状况以及生活质量SF-36的改善情况。4周治疗结束后，导引组在改善VAS评分、关节活动范围、Lequesne量表评分和SF-36部分指标评分方面明显优于对照组（$P < 0.05$）；与对照组相比，导引组在角速度60°/s时伸肌峰力矩、角速度180°/s时伸肌峰力矩均高于对照组，差异具有统计学意义（$P < 0.05$）。而角速度60°/s时

屈肌峰力矩、角速度 180°/s 时屈肌峰力矩虽有所提高，但差异无统计学意义（$P > 0.05$）。结果表明，引膝痛导引法可以明显改善退行性膝关节炎患者的疼痛程度以及功能障碍，提高其生活质量。

 ·········◦ **导引法四** ◦·········

1. 原文

引踝痛，在右足内踝，引右股阴筋；在外踝，引右股阳筋；在足内踝，引左股阴筋；在外踝，引左股阳筋，此皆三而已。

——《引书》

2. 动作要领

内侧踝关节疼痛时，引阴筋：患者坐在高脚凳（双脚离地即可）上，尽力做踝关节外翻的动作（图 8.4.4 a）。

外侧踝关节疼痛时，引阳筋：患者坐在高脚凳（双脚离地即可）上，尽力做踝关节内翻的动作（图 8.4.4 b）。

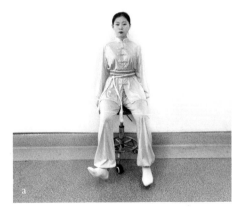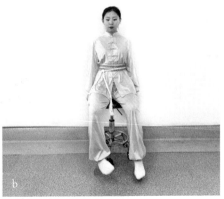

图8.4.4　动作要领

3. 作用分析

通过对踝关节内外侧的牵拉刺激了足三阴、三阳经，促进踝关节周围

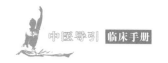

气血运行，缓解踝关节疼痛。

4. 适应证

踝关节疼痛、踝关节扭伤等。

5. 注意事项

（1）双脚须离地。

（2）牵拉时量力而行，勿过度牵拉，以免造成二次损伤。

 导引法五

1. 原文

引足下筋痛，其在左足，信（伸）左足，右股危坐，右手据地，左手句（勾）左足指（趾），左手据地，右手勾右足指（趾），力引之，三而已。

——《引书》

2. 动作要领

患者取端坐位，两腿并拢，两脚直立，臀部后坐于脚跟，对侧手按住地面，患侧下肢向前伸直，患侧手抓住脚趾，向躯干方向牵拉（图8.4.5）。重复3次。

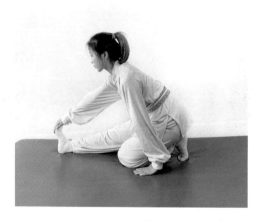

图8.4.5 动作要领

3. 作用分析

通过牵拉患侧下肢足趾，拉伸小腿肌肉，缓解腿部肌肉痉挛。

4. 适应证

小腿痉挛、足底痉挛等。

5. 注意事项

患侧脚尽力背伸，脚尖尽力向上翘。

导引法六

1. 原文

信（伸）胻直踵，并滛（摇）三十，曰埤垸。

——《引书》

2. 动作要领

取自然站立位，双臂自然放松垂于体侧，两脚并拢，脚尖朝前，下颌微收，颈项拔伸，百会上牵，提起脚跟（图 8.4.6 a），然后放下并带动身体前后摇摆（图 8.4.6 b），重复 30 次。

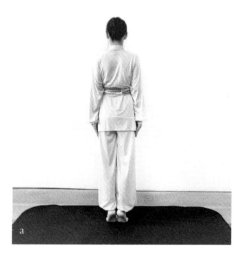 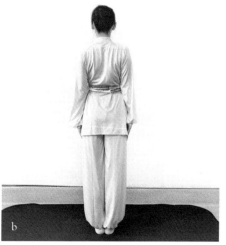

图8.4.6　动作要领

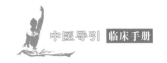

3. 作用分析

颠足可刺激脊柱和督脉，使全身脏腑经络气血通畅；颠足而立，可锻炼小腿后群肌力，拉长足底肌肉韧带，提高人体的平衡能力；落地震动，可轻度刺激下肢及脊柱各关节内外结构，并使全身肌肉得到良好的放松和复位，有助解除肌肉紧张。同时前后摇动，增加踝关节的运动，提高全身控制能力和核心稳定性。

4. 适应证

足底肌肉紧张。

5. 注意事项

整个动作中保持身体中正。

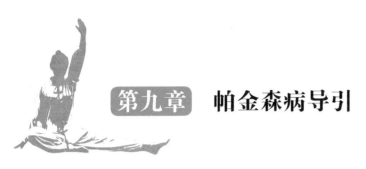

第九章 帕金森病导引

　　帕金森病是临床上好发于中老年人的神经系统慢性退行性疾病，该病的病因病机归属于"肝风""痉病""震颤"等范畴，病变部位多位于脑，且多与肝、肺、肾、脾有关。帕金森患者早期症状较隐匿，一般表现为活动减少、失眠、焦虑、便秘。随着病情的不断进展，患者常出现不同程度的感觉、运动及平衡功能障碍，主要表现为震颤、肌强直、姿势不协调等。震颤往往在患者劳累或激动后出现或加重，一般睡眠时可缓解，易受患者意识控制。由于黑质或黑质 - 纹状体通路变性，患者还会出现"铅管样强直"或"齿轮样强直"等肌张力增高的锥体外系症状。另外，肌张力的增高常引起患者姿势的异常，表现为头颈前倾、肘屈曲、上臂内收旋后、腕伸直、手指搓丸样动作。帕金森患者在晚期还会出现一系列并发症，如肺部感染、心功能衰竭、泌尿系统感染以及褥疮等。因此，早期对帕金森患者进行适当的运动功能训练至关重要。

　　导引按跷是中国古代医学五大体系之一，在中医传统疗法中占有重要地位。早在《黄帝内经》中就已经把它作为五大治疗方法之一加以记载。导引术通过"导气令和，引体令柔"，达到身、心、息俱调，进而起到养生保健的作用。从 2012 年李甫中等提出太极拳可改善帕金森病患者的运动功能开始，导引术应用于帕金森病的康复治疗才真正受到国内外研究者的广泛关注。研究随访发现，易筋经在改善帕金森患者睡眠质量、步态性能方面有很好的效果。帕金森患者运动能力的降低与平衡、步态功能下降密

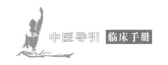

切相关，导致患者在完成一些预期的自主运动时，动作的连贯性和时效性都无法达到正常人的标准。因此在对帕金森患者进行训练时，要通过后天的学习和感觉刺激来达到预期的动作控制。本研究所选导引术是以帕金森患者的功能障碍为主，基于《诸病源候论》《养性延命录》的导引术特点，挑选出相应的导引术指导患者进行练习。

一、早期帕金森病患者（Hoehn-Yahr 1~2期）导引

 导引法一　展臂极势

1. 原文

两手拓向上，极势，上下来去三七；手不动，将两肘向上极势七，不动手肘臂，侧身极势，左右回三七。

——《诸病源候论》

2. 动作要领

（1）站立姿势，两脚开立，与肩同宽。首先两手仰掌缓慢上托，达到极度，而后缓慢下落，如此上下来去活动21次（图9.1 a）。

（2）接着，手不动，两肘横开缓慢上抬，抬高到极度，而后缓慢下落，上下来去活动7次（图9.1 b）；两臂于身体两侧与肩同高，伸直呈现水平，保持双足不动，尽力侧身转动躯体，向左右两侧来回转动二十一次（图9.1 c）。

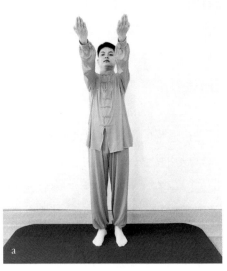

图9.1　动作要领

· 248 ·

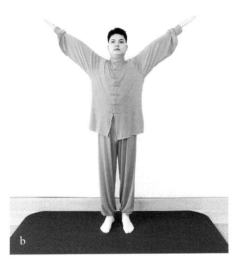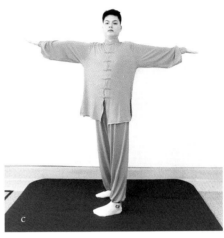

图9.1 （续）

3. 作用分析

通过上臂缓慢上抬和下落，侧身转动身体，可以提高患者手腕、肩肘和脊椎的运动控制能力，增加肢体的协调性。该动作具有疏通气血、松解筋骨、发散风冷邪气的作用，重在鼓动手三阳经经气运行。

4. 适应证

整体运动协调性差、上肢震颤。

5. 注意事项

尽力侧身转动躯体，转动的幅度因病情严重程度而异，防止因重心不稳跌倒。

 ⋯⋯⋯⋯ **导引法二　上举下按** ⋯⋯⋯⋯

1. 原文

立，身上下正直，一手上拓，仰手如似推物势，一手向下，如捺物，极势。上下来去，换易四七。

——《诸病源候论》

一手向上极势，手掌四方转回，一手向下努之。

——《诸病源候论》

2. 动作要领

（1）取身体正立，两脚开立，与肩同宽。头目平视，自然呼吸，然后一手向上托举，仰掌似乎举重姿势，另一手则覆掌向下按，像按捺实物往下之势，举按动作都要尽量用力，如此一上一下，交互来去（图9.2 a）。

（2）交换两手举按姿势，各上下28次。

（3）然后左手向上升举，达到极度，手掌四方回旋一转，右手则向下按，亦用力下捺，手掌亦向四方回旋一转。如此即两手反向上下伸展到极度（图9.2 b）。

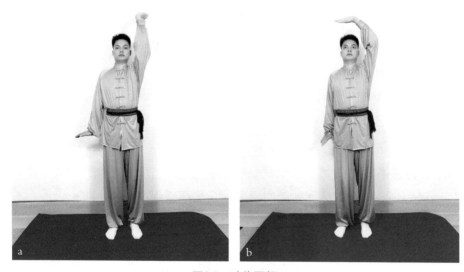

图9.2　动作要领

3. 作用分析

两手交替上下对拔拉长，向上托举、覆掌下按的过程可以促进手三阴经气血的运行，加强了手指活动的控制力；"身体正立、上下端直"一方面能够改善患者含胸驼背、重心前移的姿势，另一方面增加颈胸关节的活动度；对拔拉长过程中可使中焦内脏受到协调性的牵引作用，特别是使肝、胆、脾、胃等脏器受到牵拉，从而促进胃肠蠕动，增强消化功能。脾胃位于中焦是气机升降的枢纽，该动作一上一下可以升清降浊，保证全身气机的正常运行。

4. 适应证

上肢震颤、躯干重心前移、颈胸椎活动度降低、便秘、消化不良。

5. 注意事项

两手一上一下，反方向尽最大能力拔伸。

导引法三　引腰向后

1. 原文

一手前拓使急，一手发乳房，向后急挽之，不得努用力气，迭互相换手三七。始将两手攀膝头，急捉身向后极势，三七。

——《诸病源候论》

2. 动作要领

（1）站立位姿势，两脚开立，与肩同宽。先是一手掌向上尽力前推，一手掌向下从胸侧向后伸，左右交替进行，反复做21次。（图9.3 a）。

（2）而后身手并做，向前弯腰两手攀膝，伸臂伸直腰尽力后仰，亦是有张有弛，而重点在于尽力向后仰身（图9.3 b c）。

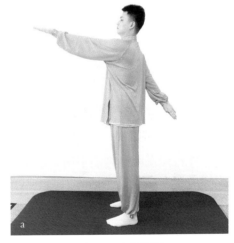

图9.3　动作要领

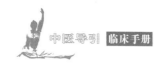

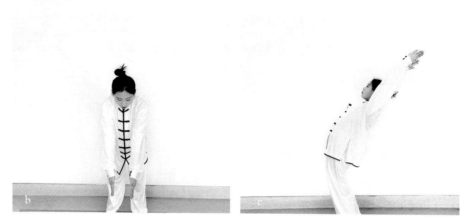

图9.3 （续）

3. 作用分析

"一手前拓使急，一手发乳房，向后急挽之"增大了肩、肘、腕的关节活动度，改善震颤和运动迟缓的同时可以牵拉胸廓，改善呼吸功能。身向后仰极势，挺胸曲背，能宽胸行气，使"风府、云门气散"，风府能散风通窍，云门能理肺通气。气机开通，风邪得散，躯体疼痛之症自然解除，同时激活躯干核心小肌群，增加躯干活动度，纠正患者运动时出现的姿势异常等问题。

4. 适应证

胸廓活动度受限、呼吸功能下降、躯干整体活动度降低、上肢震颤、身体无法定位的疼痛和疲惫感。

5. 注意事项

伸臂伸直腰尽力后仰时，后仰的幅度要因人而异，自然放松，不要使劲发力，注意保护，防止因重心后移发生跌倒。

6. 验案分享

李某，男，45 岁，2020 年 4 月 6 日就诊，自述 4 年前无明显诱因出现左上肢远端不自主抖动，以安静状态下明显，紧张、激动时加重，平静放松后减轻，睡眠后消失；伴左侧肢体活动不灵活、僵硬。症状逐渐加重，波及左下肢，发病以来便秘明显，睡眠差，为求进一步治疗来我院就诊。辅助检查：MRI（外院）头颅平扫加 FLAIR 未见明显异常，肝胆胰脾肾超声未见异常，大便常规和尿常规正常。既往体健。诊见：神清，面具脸，双眼各向活动无障碍；四肢肌力 V 级，肌肉无明显萎缩，肱二头肌、膝腱反射无明显亢进，双侧 Hoffmann 征、Babinski 征阴性；指鼻准；双侧肢体 3~5 Hz 粗大搓丸样静止性震颤，四肢肌张力较高，左侧重于右侧。屈曲体态，慌张步态，小写征明显。患者脉弦，舌尖红，苔黄少津，面色疲怠，肢体不自觉颤动，属中医颤证的范畴。遂指导患者进行导引术练习，选取导引术式引腰向后、上举下按进行练习，按要求进行 6 周的训练后，患者弯腰驼背的姿势得到纠正，震颤症状得到改善；上肢运动的灵活性增强；生活质量量表显示患者在情绪、睡眠方面评分提高。

二、中期帕金森病患者（Hoehn-Yahr 3～4期）导引

 导引法一　合手转体

1. 原文

合手掌努指，侧身欹形，转身向似看，左右四七亦然。

——《诸病源候论》

2. 动作要领

自然站立，两脚开立，与肩同宽，然后屈肘合掌，拱于胸前，十指相对，双肘水平（图 9.4 a），双手平移向身体左侧，形成侧向姿势，再转侧身体看手（图 9.4 b），再改换右手和右侧方向，如上重复 28 次。

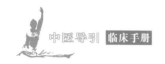
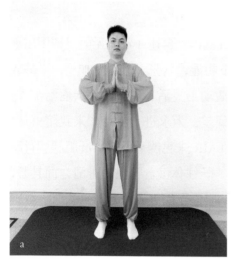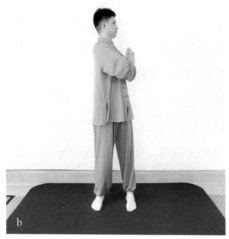

图9.4　动作要领

3. 作用分析

躯干左右旋转动作可以改善脊柱周围肌肉、韧带的柔韧性，并且可以纠正脊柱小关节紊乱；脊柱的活动度和稳定性对于平衡能力来说至关重要，旋转可改善脊柱的活动度和颈部肌肉的力量，进而增加脊柱的稳定性。

4. 适应证

脊柱柔韧性差、平衡能力降低。

5. 注意事项

双肘保持水平，转身时双足不动。

　　　　　　　　　　导引法二　展翅鹤飞

1. 原文

双立手，翘一足，伸两臂，扬眉用力，各二七。

——《养性延命录》

2. 动作要领

取自然站立位，两脚开立，与肩同宽，双臂放于体侧；提髋屈膝抬

高左腿，两手臂伸直左右侧举起
与肩平，如鸟展翅欲飞状，挺背
扩胸，用力睁眼扬眉（图9.5）；
左腿踏地，两臂慢慢回落腿侧。
动作左右交替各 14 次。

3. 作用分析

动作尽量抬高下肢，单脚着
地，通过增强下肢肌肉力量，进
而改善躯干的平衡能力，同时也
有利于本体感觉输入，加强大脑
皮质对全身神经的调控作用；强
调同时配合手臂外展运动，增强

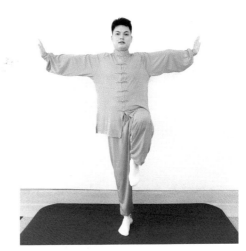

图9.5　动作要领

上下肢的协调运动能力；伸展双臂，可以牵拉胸廓改善肺的呼吸功能，并
且有利于鼓动手三阳经、三阴经气血运行。

4. 适应证

迈步启动困难、下肢无力、四肢协调力差、呼吸功能降低。

5. 注意事项

立掌，伸两臂时，两手指尖尽量往上翘，使上臂内侧有牵拉感；患者
单足站立的时间要因人而异，防止因重心左右不稳而发生跌倒。

导引法三　左右开弓

1. 原文

直引左臂，卷曲右臂，如挽一斛（hú）五斗弓势，尽力为之，右手挽
弓势，亦然。

——《养性延命录》

2. 动作要领

端坐位或站立位，左手握拳，食指与拇指呈八字形撑开，左手缓缓向
左平推，左臂伸直，同时右臂屈肘向右、向后弯曲，右拳停于右肋前，拳

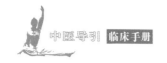

心朝上，如拉弓状，眼看左手（图9.6）。

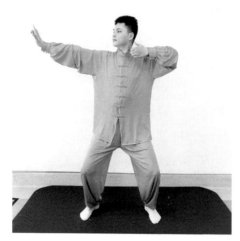

图9.6　动作要领

3. 作用分析

通过扩胸伸臂，使胸肋部和肩臂部的肌肉得到锻炼和增强，既可以牵伸胸廓改善心肺功能，也可以纠正由于长期姿势不良造成的肌肉失衡模式而引起含胸驼背、慢性疼痛等问题；左右拉弓可增大肩、肘关节的活动度，防止关节囊挛缩，同时促进手三阴经、手三阳经的气血运行。

4. 适应证

颈胸椎活动度差、头颈部肌肉小肌群僵硬、胸背出现慢性疼痛、心肺功能低下、失眠。

5. 注意事项

左右开弓时，尽力打开胸廓。

6. 验案分享

王某，男，68岁，2021年3月4日就诊，自述3年前感觉手指不受控制震颤，伴麻木，触觉、痛觉均消失，躯干前倾，重心前移，平衡能力较差，无其他明显不适，饮食睡眠可，大小便正常。辅助检查：MRI（外院）头颅平扫加 FLAIR 未见明显异常，肝胆胰脾肾超声未见异常，大便常规和尿常规正常。既往体健。诊见：神清，面具脸；双眼各向活动无障碍；四肢肌力 V 级，肌肉无明显萎缩，肱二头肌、膝腱反射无明显亢进，双侧 Hoffmann 征、Babinski 征阴性；指鼻准；双侧肢体 3 ~ 5 Hz 粗大搓丸样静止性震颤，四肢肌张力较高，左侧重于右侧。屈曲体态，慌张步态，小写征明显。诊视脉弦，舌尖红，苔黄少津，以其脉证，当责之于肝，肝主筋、藏血，血虚生风，肝阴不足，筋脉失于濡养，发为震颤，实为颤证。遂指导患者进行导引术练习，选取合手转体和左右开弓进行练习，按照动作要领训练 6 周，复诊时患者的运动平衡能力得到改善，平衡仪测量静态左右移动距离标准差减低；生活质量 PDQ-39 评分升高，量表显示患者在情绪、睡眠方面得到明显改善，淡红舌，薄白苔，脉弦。

7. 临床试验研究

为观察导引术联合常规康复训练对帕金森患者运动功能和生活质量的作用，通过随机数字表法将 48 例符合纳入标准的帕金森患者随机分为试验组和对照组，每组 24 例。对照组接受常规康复训练，2 次 / 天；试验组接受 1 次常规康复训练和 1 次导引训练，每次训练时间为 30 min，每周训练 5 天，连续训练 4 周。治疗前后分别用统一帕金森综合量表第三部分（UPDRS Ⅲ）、起立 - 行走计时测试（TUGT）、前后移动距离的标准差（AP-SD）和左右移动距离的标准差（ML-SD）、帕金森生活质量量表中文版（PDQ-39）进行评估。疗程期满后，两组患者在 ML-SD、AP-SD、起立 - 行走计时测试、PDQ-39 以及 UPDRS Ⅲ 评分评估方面与治疗前相比均有改善（$P < 0.05$），且试验组改善的程度优于对照组，其差异具有统计学意义（$P < 0.05$）；对照组患者的 UPDRS Ⅲ 量表评分与治疗前比较虽有所降低，但其差异不具有统计学意义（$P > 0.05$）。研究表明，导引术联合常规康复训练能够改善帕金森患者的运动功能，提高帕金森患者的生活质量。

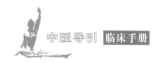

三、后期帕金森病患者（Hoehn-Yahr 5期）导引

 ·导引法一　黄庭坐引·

1. 原文

可正坐，以两手相重按髀，徐徐缓缑（liè）身，左右各三五度。又可正坐，两手相叉，翻覆向胸三五度。此能去肝家积聚、风邪毒气。

——《黄庭内景五脏六腑补泻图》

2. 动作要领

（1）取端坐位，两手掌相叠按在大腿上，指尖朝前，缓慢向一侧转头转身尽可能到最大限度，左右各 3~5 次（图9.7 a）。

（2）两手指相交叉，掌心朝内，置于胸前，翻掌朝外，尽力伸直双臂，然后再翻掌朝内靠近胸前，如此反复 3 到 5 次（图9.7 b c）。

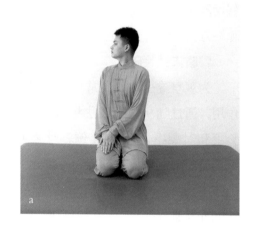

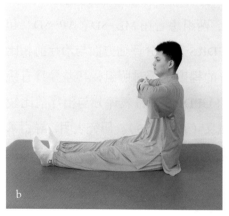

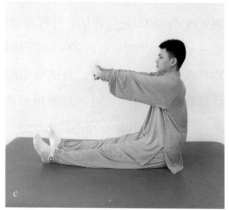

图9.7　动作要领

3. 动作分析

患者转动头颈部及躯干来牵拉放松身体两侧紧张的肌群，降低躯干肌张力，同时可以增加脊柱活动度；翻掌伸双臂，可降低上肢的屈肌张力，同时可以牵拉胸廓，增强心肺功能。一侧转动身体，还可以牵拉对侧的足厥阴肝经和足少阳胆经，使得肝胆经的气血条达通畅。

4. 适应证

躯干前倾、步行重心前移、颈胸椎活动度下降、心肺功能降低。

5. 注意事项

患者转头转身的幅度因人而异；翻掌朝外时，尽力伸直双臂。

 ● **导引法二　侧臣舒展** ●

1. 原文

左胁侧卧，伸臂直脚，以口纳气，鼻出之，周而复始，除积聚心下不便也。

——《诸病源候论》

2. 动作要领

取侧卧位姿势，手臂伸直放于体侧，吸气时向上伸臂抬腿，呼气时肢体下落，需以口纳气、以鼻出气，如此周而复始，至胸腹之间感觉宽舒为止。左右卧位动作重复各 7 次（图9.8）。

3. 作用分析

"左胁侧卧，伸臂直脚，以口纳气"可以促进躯体血液循环，增强心脏功能；侧卧伸臂抬腿可以增大肩关节和髋关节外展的关

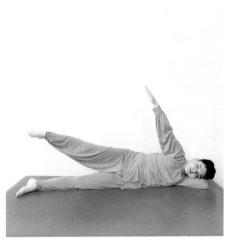

图9.8　动作要领

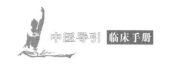

节活动度，同时可以牵拉胸廓，锻炼肋间外肌、肋间内肌等呼吸肌，进而改善呼吸功能；另外，侧方伸臂协同抬腿还可以锻炼身体的协调能力。

4. 适应证

四肢运动协调能力差、胸闷、肺活量下降。

5. 注意事项

吸气时向上伸臂抬腿，呼气时肢体下落。

 导引法三　六字吐纳

1. 原文

纳气一者，谓吸也；吐气六者，谓吹、呼、唏、呵、嘘、呬，皆出气也。

——《养性延命录》

2. 动作要领

（1）取床上卧位或者坐位，双脚分开至与肩同宽，放松全身，进行自然呼吸。

（2）顺腹式呼吸，先吸气后呼气，呼气时发音"吹、呼、唏、呵、嘘、呬"六字，并在发音时提肛收腹。

3. 作用分析

人体的十二正经和任督二脉都直接或间接地联通于口腔和咽喉，练习六字诀呼气时采用不同的口型，使唇、舌、齿、喉产生不同的形状和变化，从而在胸腹腔产生不同的内在力，影响不同的脏腑和经络，促使脏腑功能旺盛和经络通畅。"吹、呼、唏、呵、嘘、呬"分别影响肝、心、脾、肺、肾和三焦，可以调整五脏六腑气血运行。另外，腹式深呼吸可以改善机体新陈代谢，培补内气。

4. 适应证

心肺耐力下降、核心肌力降低、面部表情呆板、沟通表达力差。

5. 注意事项

自然放松，呼气时尽量配合提肛收腹。

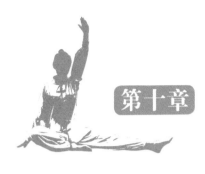

第十章 失能老人导引

一、叩齿吞津

1. 原文

清旦未起，啄齿二七，闭目握固，漱满唾，三咽气。寻闭而不息，自极，极乃徐徐出气，满三止。

——《养性延命录》

2. 动作要领

（1）清晨未起床，闭眼双手握固，自然放置于身体两侧，上下叩齿，如此做 14 遍。

（2）用舌在口中搅拌，使唾液充满口腔，当口中唾液满时，分 3 次缓缓咽下。

（3）屏住呼吸，然后慢慢吐气，如此 3 次才停止。

3. 作用分析

清晨叩齿即巩固牙龈和牙周组织，对牙齿健康大有好处，"齿为骨之余"，肾主骨，故叩齿益肾生髓；《黄帝内经》曰："脾归涎，肾归唾。"唾液与肾密切相关，可以滋阴降火、生津补肾。现代医学研究证实，唾液中含有免疫球蛋白、氨基酸、各种酶和维生素等，这些物质能参与机体新陈代谢和生长发育。屏息可以锻炼肺功能，屏住呼吸后，再慢慢呼气更容易激发体内真气的运行。

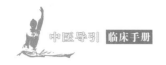

二、六字吐纳

1. 原文

纳气一者，谓吸也；吐气六者，谓吹、呼、唏、呵、嘘、呬，皆出气也。

——《养性延命录》

2. 动作要领

（1）取仰卧位，双脚分开，与肩同宽，放松全身，进行自然呼吸。

（2）顺延腹式呼吸，先吸气后呼气，呼气时发音哂、呵、呼、嘘、吹、嘻6字，并在发音时提肛收腹。

3. 作用分析

人体的十二正经和任督二脉都直接或间接地联通于口腔和咽喉，练习六字诀呼气时采用不同的口型，使唇、舌、齿、喉产生不同的形状和变化，从而造成胸腹腔内部产生不同的内在力，影响不同的脏腑和经络，促使脏腑功能旺盛和经络通畅。"嘘、呵、呼、呬、吹、嘻"分别影响肝、心、脾、肺、肾和三焦，故可以调整五脏六腑，呼气时又采用意念和动作导引，促进体内气血循经运行，达到疏通经络的目的。而且通过腹式深呼吸，可以改善机体新陈代谢，培补内气。

三、侧卧舒展

1. 原文

左胁侧卧，伸臂直脚，以口内气，鼻出之，周而复始，除积聚心下不便也。

——《诸病源候论》

2. 动作要领

（1）取左侧卧位姿势，手臂自然放于体侧。

（2）吸气时向侧上方同时伸臂抬腿。

（3）呼气时肢体自然下落，需以口吸气、以鼻出气，如此循环。

（4）右侧采取同样动作。

3. 作用分析

患者侧卧向侧方伸臂可以牵拉胸廓，锻炼肋间外肌、肋间内肌等呼吸肌，进而改善肺功能；侧方同时伸臂抬腿锻炼身体一侧的协调能力，也可增强多裂肌等核心肌群的力量，有利于增强躯干的稳定性；伸臂和抬腿可以改善肩关节和髋关节的关节活动度，防止关节挛缩。另外，对于卧床的失能老人，时常侧卧翻身不仅可以预防褥疮，还可以加快心胸的血液循环，改善心功能。中医认为，足厥阴肝经和足少阳胆经经脉循行于体侧，故该动作可以疏理肝胆气机。

四、左右开弓

1. 原文

直引左臂，卷曲右臂，如挽一斛五斗弓势，尽力为之，右手挽弓势，亦然。

——《养性延命录》

2. 动作要领

（1）端坐位或站立位，左手食指与拇指呈八字形撑开（图10.1）。

（2）左手缓缓向左平推，左臂伸直。

（3）同时右臂屈肘向右、向后弯曲，右拳停于右肋前，拳心朝上，如拉弓状，眼看左手。

（4）须配合呼吸，吸气时呈拉弓状，呼气时双臂回落。

（5）右侧做同样动作。

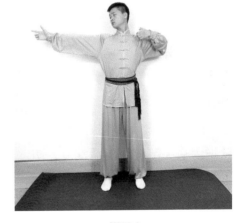

图10.1

3. 作用分析

通过扩胸伸臂，使胸肋部和肩臂部的骨骼肌肉得到锻炼，既可以牵伸

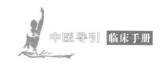

胸廓改善心肺功能，也可以纠正老年人由于长期不良姿势形成的颈、胸、背特定肌肉失衡模式而引起的含胸驼背、慢性疼痛等问题；左右拉弓可增强肩、肘关节的周围肌力，防止关节囊、韧带的劳损，同时促进手三阴经、手三阳经的气血运行；配合左右摆头以促进颈部的血液循环，改善脑供血不足。

五、上下单举

1. 原文

次以右手托地，左手仰托天，尽势，右亦然。

——《养性延命录》

2. 动作要领

（1）端坐位或站立位，右臂伸直，手掌心向下，朝向地面方向尽力拉伸（图10.2）。

（2）左臂伸直，手掌心向上，用力向上方托举。

（3）然后左右交换，左手向下，右手向上。

（4）须配合呼吸，上举吸气，下落呼气。

3. 作用分析

两手交替上下对拔拉长，可以增大肩关节前屈的活动度，防

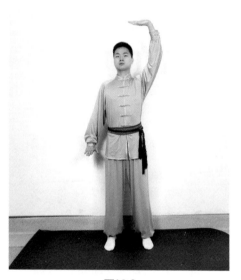

图10.2

止肩关节的挛缩粘连；牵拉身体两侧的肌群，可以增强脊柱稳定性；对拔拉长过程中使中焦内脏受到牵引作用，特别是使肝胆脾胃等脏器受到牵拉，从而促进胃肠蠕动，增强消化功能。脾胃是"后天之本""气血生化之源"，位于中焦，是气机升降的枢纽，该动作一上一下可以促进脾胃升清降浊，维持正常的生命活动。

六、展翅鹤飞

1. 原文

双立手，翘一足，伸两臂，扬眉用力，各二七。

——《养性延命录》

2. 动作要领

（1）取自然站立位，双臂放于体侧（图10.3）。

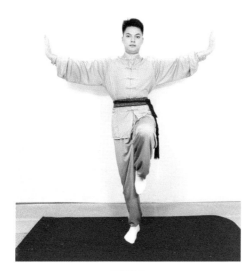

图10.3

（2）吸气时，提髋屈膝抬高左腿，两手臂伸直，左右侧举起与肩平，如鸟展翅欲飞状，挺背扩胸，用力睁眼扬眉。

（3）呼气时，左腿踏地，两臂慢慢回落腿侧。动作左右交替各14次。

3. 作用分析

尽量抬高下肢，单脚着地，通过增强下肢肌肉力量，降低其肌张力，进而改善躯干的动态平衡能力，同时也有利于本体感觉输入；强调同时配合手臂外展运动，增强上下肢的协调运动能力；伸展双臂，可以牵拉胸廓，改善肺的呼吸功能，并且有利于鼓动手三阳经、手三阴经气血运行；上下

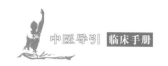

肢关节肌力得到锻炼的同时，可加强大脑对全身的调控作用。

七、注意事项

本套导引运动，适用不同情况的失能老人，全失能卧床不起的老人练习"叩齿握固""六字吐纳""侧卧舒展"三个招式，半失能的老人练习"左右开弓""上下单举""展翅鹤立"三个招式。动作的幅度、力量亦应以循序渐进、逐步增加为原则。练习时强度以汗微出为度。运动量的增加要循序渐进，以锻炼后不感疲劳和疼痛加重为宜。

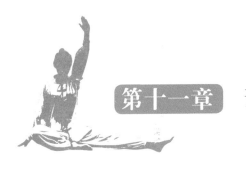

第十一章　预防青少年脊柱侧弯导引法

　　青少年特发性脊柱侧弯（AIS）是发生于青春期前后最常见的脊柱畸形。脊柱是人体的"支柱与栋梁"，号称"第二生命线"，具有负重、减震、保护和运动等功能。最新研究显示，我国青少年身体姿势异常情况不容乐观，其中脊柱侧弯发生率从 1% 上升至 3%。青少年是祖国的未来和希望，关爱脊柱健康，让孩子"挺起脊梁"，已经得到了各界的广泛关注。

　　青少年脊柱侧弯是姿势异常造成脊柱两侧肌肉力量不均衡，以及核心力量不足导致的，因此可以通过锻炼脊柱柔韧性、核心稳定性，加强脊柱的均衡性、对称性和稳定性，进而预防脊柱侧弯。中医导引疗法源远流长，《引书》《马王堆导引图》《诸病源候论》等文献记载的导引法非常注重调整脊椎的柔韧性及延展性，可使异常的脊柱承重力线得到纠正，恢复脊柱的生理力学平衡。此外，中医导引法还注重整体观念，把脊柱、骨盆及周围软组织作为一个整体进行治疗，可以使躯干和四肢的运动链通畅，且具备安全高效、操作简单方便的优势，因此是预防青少年脊柱侧弯行之有效的方法。

 ·················· 导引法一　仰天俯地 ··················

1. 原文

引要（腰）甬（痛），两手之指夹肉，力按而仰，极之；两手奉尻，

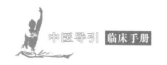

偶头, 掐之, 头手皆下至踵, 三而已。

——《引书》

2. 动作要领

（1）自然站立，两脚开立，
与肩同宽，下颌微收，颈项拔伸，
然后两手手掌夹持腰脊，拇指在
前、其余四指在后，手掌用力向
前按压腰脊，同时身体缓慢后仰，
尽力后仰至极限（图11.1）。

（2）两手掌紧贴臀部，低头
缓慢弯腰（图11.2a），手从臀部
沿着大腿后侧向下循摩直至脚后
跟，弯腰向下低头，头尽可能向
下低垂到足（图11.2b），然后两
臂向前伸直，缓慢直腰站立。

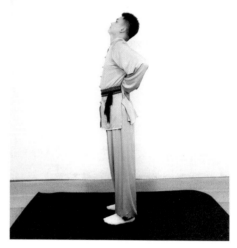

图11.1　动作要领一

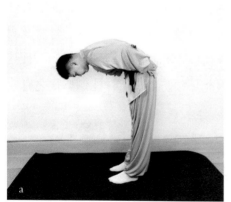
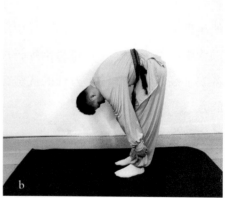

图11.2　动作要领二

3. 作用分析

动作一通过伸展腰部的动作，拉伸腰椎前侧肌群和腹部肌群，改善腰椎关节的灵活性；两手夹持腰脊对腰椎起保护作用，防止髋关节的代偿。动作二牵拉人体的后表线筋膜链，锻炼腰背部肌群的肌力、耐力，尤其对于竖脊肌筋膜的拉伸作用明显，同时纠正腰部小关节紊乱，进而改善腰椎内外的平衡及腰椎间盘的力学负重，维持腰椎稳定性；以上两个动作的交替运动，通过充分舒张、伸展腰背部的筋骨，牵伸了六阳经及任督二脉，其中任督二脉可起到平衡阴阳、疏通经络、调理气血的作用，从而通过经络、筋膜、肌肉调节腰背部的气血，改善腰部的功能。

4. 注意事项

（1）动作缓慢进行，切忌用力过猛拉伤腰部肌肉。

（2）腰椎间盘滑脱者禁做。

（3）膝关节尽可能地伸直，防止髋和膝关节的代偿。

 导引法二　弓步后偃

1. 原文

引颓，肠颓及筋颓，左手据左股，诎（屈）左郄（膝），后信（伸）右足，诎（屈）右手而左雇（顾）三，有（又）前右足，后左足，曲左手，雇（顾）右，三而已；有（又）复挢两手以偃，极之三；挢左臂以偃，极之，挢右臂，左手据左尻以偃，极之，此皆三而已。

——《引书》

2. 动作要领

（1）弓步站立，左腿膝屈在前，左手按住左大腿，右腿伸直在后，右肘屈曲手掐右腰处，头左转向左看，重复3次（图11.3 a）；右手按住大腿，右腿膝屈在前，左腿伸直在后，左肘屈曲手掐左腰处，头右转向右看，重复3次（图11.3 b）。

（2）弓步站立，左腿屈膝在前，右腿伸直在后，两臂上举伸直，腰向后

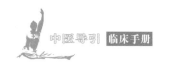

弯屈达最大限度（图 11.3 c）；右腿屈膝在前，同样动作。左右各进行 3 次。

（3）弓步站立，左腿屈膝在前，右腿伸直在后，左臂上举伸直，右手在后按住右臀部，腰向后伸至最大限度（图 11.3 d）；右腿屈膝在前，同样动作。左右各进行 3 次。

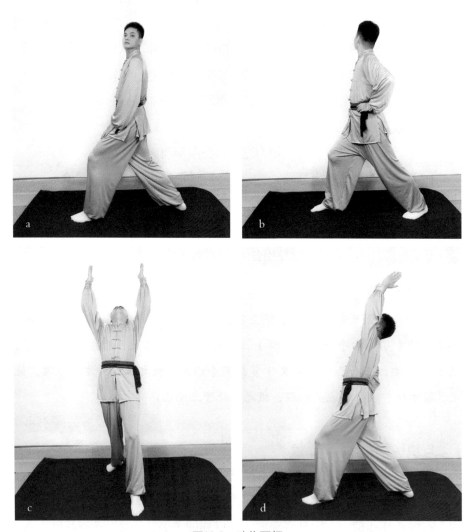

图11.3　动作要领

3. 作用分析

动作一弓步站立可增强下肢的肌力，进一步加强下肢的稳定性，同时牵拉足太阳膀胱经的经筋，肾与膀胱相表里，故可以强肾壮骨；左右旋转颈椎，可以放松颈部紧张的肌群，增大脊柱旋转的活动度。

动作二两手上举牵拉上肢的手三阴经、手三阳经，可改善肩关节前屈的活动度，增大腰椎后仰的关节活动度，使已经处于僵硬状态的肌肉，能够在最大程度上得到有效的松解；同时疏通任督二脉的经络气血运行。

动作三可以充分牵拉一侧躯干的筋膜，上肢和下肢对抗牵拉，可加强脊柱两侧的肌肉力量，并对凹侧挛缩的肌肉进行牵拉，从而调整两侧肌肉平衡，使脊柱能够维持正常的形态，加强稳固形态。

4. 注意事项

（1）动作缓慢进行，切忌用力过猛拉伤腰部肌肉。

（2）腰椎间盘滑脱者禁做。

（3）左右动作对称进行。

 ·· **导引法三　上拓下捺** ··

1. 原文

立，身上下正直，一手上拓，仰手如似推物势，一手向下，如捺物，极势。上下来去，换易四七。去膊内风，两膊井冷血，两膊筋脉挛急。

——《诸病源候论》

2. 动作要领

立式，两脚开立、与肩同宽，下颌微收，颈项拔伸。双手立垂，左手向正上方推出，右手向后下方按捺，上推手指尖指向对侧，下按手指尖指向前方。双手交换，做 28 次（图 11.4）。

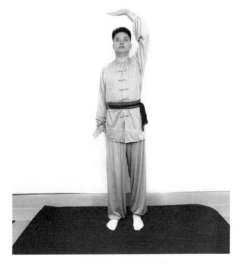

图11.4　动作要领

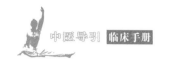

3. 作用分析

该动作可以改善肩关节前屈的活动度，增强肩前肌群的力量；上举下按同时可以疏通手三阴经、手三阳经的经脉气血运行；左右交替上下可以锻炼上肢的协调性；同时，上推和下按是两个基本相反的调形动作，一松一紧，紧则气聚，松则气布，调整局部的挛急不适。

4. 注意事项

下按手掌心平行于地面，并略微内旋；上举的手臂无须过度伸直，肘关节可微曲。

导引法四　踏地舒展

1. 原文

足向下踏地，一足长舒向前，极势，手掌四方取势，左右换易四七。去肠冷，腰脊急闷，骨疼，令使血气上下布润。

——《诸病源候论》

2. 动作要领

两脚开立，与肩同宽，双上肢从体侧上举并尽力伸长，掌心相对，左下肢伸直足踏地，右侧下肢足背绷紧，向前尽量伸出，膝关节伸直，保持姿势不变，双上肢内外旋，至手心向四周。然后双手从体前下落至体侧。左右交替各28次（图11.5）。

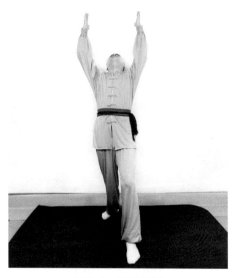

图11.5　动作要领

3. 作用分析

该动作上肢伸展，可以改善肩关节的活动度，伴随上肢的内旋外旋，充分牵拉上肢手三阴经、手三阳经，有利于疏通气血运行；同时牵伸前侧和体侧的筋膜，松解双侧病变粘连的软组织，有利于改善脊柱局部血液循环，从而恢复痉挛组织的正常结构和功能，调节脊柱两侧力学平衡，起到有效预防脊柱侧凸移位的作用。

4. 注意事项

双上肢伸展的同时，一侧下肢向前伸出；单脚站立时保持身体正直平衡。

 导引法五　侧身直舒

1. 原文

两手向身侧一向，偏相极势；发顶足，气散下，欲以烂物解散。手掌指直舒，左右相皆然。来去三七。始正身，前后转动膊腰七。去腹肚胀，膀胱、腰脊、臂冷，血脉急强，悸也。

——《诸病源候论》

2. 动作要领

（1）缓缓平举双手，掌心相对，手指向前无限延伸，平行转身到最大限度，保持，收回，往相反方向转动到极限，保持顷刻（图 11.6 a）。

（2）回正身体，手臂自然下垂。

（3）双臂举起，躯干缓缓后仰至极限（图 11.6 b），然后脊柱逐节前屈，双手指尽量触地，连续进行 7 次（图 11.6 c）。

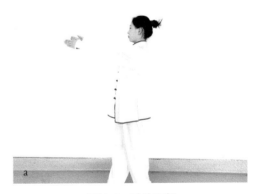

图11.6　动作要领

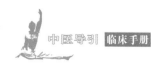

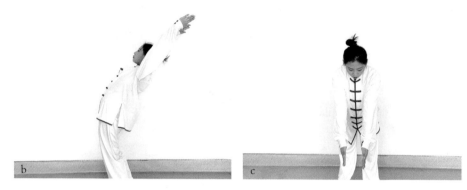

图11.6 （续）

3. 作用分析

此动作可以充分旋转脊柱，牵拉腹内、外侧斜肌的筋膜组织，促进腰背的气血运行和经络畅通，并能温阳补肾、补益肾气。

4. 注意事项

上臂要伸直，肩膀和上臂不要主动用力转动，防止代偿的产生，要靠脊柱的旋转带动上臂转动。

 导引法六　坐伸筋节

1. 原文

长舒两足，足趾努向上，两手长舒，手掌相向，手指直舒，仰头努脊，一时极势，满三通。动足相去一尺，手不移处，手掌向外七通。更动足二尺，手向下拓席，极势，三通。去遍身内筋脉虚劳，骨髓痛闷。

——《诸病源候论》

2. 动作要领

（1）坐于床席之上，上身直立，头部向上延伸，下颌微收，足趾向上、向后绷紧，两手沿体侧上举，手掌相对（图 11.7 a）。

（2）然后挪动两足，使之相距一尺（约33厘米），两手掌转向外，手足均用力（图11.7 b）。

（3）再挪动两足，向两侧外移，使之相距两尽（约66厘米），两手转向下（图11.7 c）；按于地面，欲撑起身体。

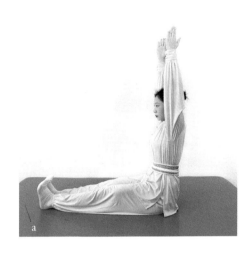

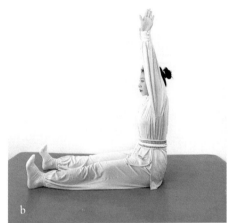 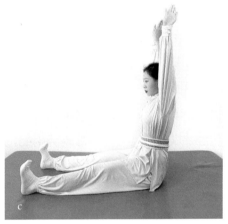

图11.7　动作要领

3. 作用分析

此动作主要是牵伸后背紧张的肌群，有利于改善脊柱局部血液循环，改善脊椎关节韧带的柔韧性，促进脊柱的肌群平衡；后背部是督脉和膀胱经巡行的部位，同时疏通督脉经络气血运行，主要是通督脉、补肝肾，调节腰背部膀胱经所属筋肉的张力平衡。

4. 注意事项

足趾时刻保持向上翘起状态。

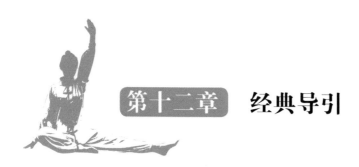

第十二章 经典导引

第一节 玄鉴导引

玄鉴导引出自宋代《云笈七签》卷三十六杂修摄部五，玄鉴本人无从考证，其动作与隋代巢元方《诸病源候论》所载的各种导引法似同出一源。玄鉴导引术为一套著名的古典养生导引术，以导引、按摩为主，共13式，简单、易行、实用。本术以坐式练习为主，形导于外，而病愈于内，以动化静，以静运动。呼吸与姿势相配，使内外相合，气血平畅。

玄鉴导引法："导引摇动，而人之精神益盛也。导引于外而病愈于内，亦如针艾，功其荣俞之源，而众患自除于流末也。"通过导引配合闭气，调和体内阴阳，促进消化，气血充盈，提高自身免疫力，抗除外病的侵入，可达到防病治病的目的。

其中本疗法共13式，可用于相应13类病症的治疗。一式治短气，二式治大肠中恶气，三式治水泻，四式治小肠中恶气，五式治腰脊间闷，六式治肩中恶气，七式治头恶风，八式治腰脊病，九式治胸中病邪浊气，十式治肩部劳损诸疾，十一式治皮肤闷气，十二式治肩胛邪气侵袭，十三式治臂膊中冷痛麻酸。通过相应导引术的练习，从而治疗相应的病症。

·························· 第 一 式 ··························

1. 原文

治短炁。结跏趺坐，两手相叉，置玉枕上，以掌向头，以额著地，五息止。

2. 动作要领

（1）取盘坐位，缓缓吸气，双手交叉，置于脑后玉枕穴；手掌向前按压头部，缓慢弯腰，以额着地（图 12.1.1）。

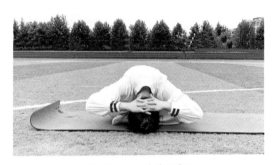

图12.1.1　动作要领

（2）徐徐呼气，恢复盘坐。

（3）重复上述动作 5 次。

3. 作用分析

（1）"双手十指交叉，抱住脑后"可以牵伸、放松颈肩部的辅助呼吸肌，如斜角肌、胸锁乳突肌、背阔肌，加强呼吸深度，改善因辅助呼吸肌紧张引起的气短。

（2）强化膈肌，提高肺活量，改善气短症状。

（3）额头着地，脊柱弯曲，排空肺脏浊气，吸入清气后，闭息，使肺卫之气宣发，护卫肌表。

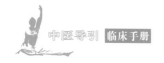

4. 注意事项

（1）呼吸困难者，可降低弯腰角度。

（2）头不能着地者，弯腰到最大程度即可。

 ·························· ○ 第 二 式 ○ ··

1. 原文

治大肠中恶气。左手按右手指，五息；右手按左手指，亦如之。

2. 动作要领

（1）取盘坐位，双手置于腹前，缓缓吸气，左手按右手指（图12.1.2）。

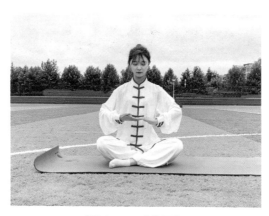

图12.1.2　动作要领

（2）徐徐呼气，再换右手按左手指。

（3）此动作进行5次。

3. 作用分析

手三阳经起于指尖，尤其按住手阳明大肠经起始穴位——商阳，此穴位于食指末节桡侧，配合规律的呼吸可刺激大肠经脉气血的运行，抗御大肠邪气。

4. 注意事项

按手指时配合吸气，自然呼气放松，做到形神合一。

第 三 式

1. 原文

治肠中水癖。以左手指向天，五息；以右手指拄地，左足伸，右足展，极伸，五息止。

2. 动作要领

（1）取盘坐位，左手指指向天，缓慢呼吸5次。

（2）缓缓吸气，左手指指向天，右手指支撑地面，左腿尽力向体侧伸直，右腿保持屈髋屈膝姿势，徐徐呼气（图12.1.3）。

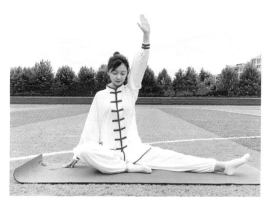

图12.1.3 动作要领

（3）重复上述动作5次。

3. 作用分析

（1）左手上抬，牵伸刺激手三阴、手三阳经经脉气血的运行，手太阳小肠经属小肠，心经和小肠经互为表里，强化小肠受盛化物、泌别清浊的功能。

（2）左腿尽力向体侧伸直可充分牵伸刺激足太阴脾经，激发脾经的经脉运行，伴随缓慢且有规律的呼吸，可促进全身气血津液循环，消除水肿。

4. 注意事项

（1）肩肘膝疼痛严重的患者可减小伸展角度，防止因动作过度造成肌

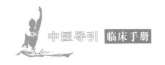

肉拉伤。

（2）下肢静脉血栓引起的下肢水肿患者慎用。

 ·········· · **第 四 式** · ··········

1. 原文

治小肠中恶气炁。先以左手叉腰，右手指指天极，五息止；右手亦如之。

2. 动作要领

（1）取盘坐位，左手叉腰，缓缓吸气，右手五指上举，手臂向上延伸，好像要触碰到天空，徐徐呼气，放下右手，重复上述动作 5 次（图 12.1.4）。

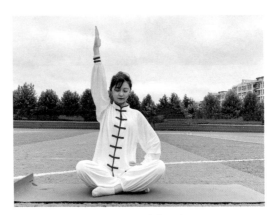

图12.1.4　动作要领

（2）再换右手叉腰，左手五指上举，重复上述动作 5 次。

3. 作用分析

五指指天可刺激手太阳小肠经的经络运行，配合规律的呼吸，可强化小肠受盛化物、泌别清浊的功能，促进气血津液正常运行。

4. 注意事项

五指指天时保持肘关节伸直，肩肘腕疼痛的患者，可缩短上举时间。

第 五 式

1. 原文

治腰脊间闷。结跏趺坐，以掌相按置左膝上，低头至颊右，五息。外左回左膝上，还右膝而转，至五匝止。右亦如之，谓之腰柱。

2. 动作要领

（1）取盘坐位，缓缓吸气，双手掌相叠按于左膝，缓缓弯腰低头，使面颊贴近右膝，徐徐呼气，重复5次（图12.1.5 a）。

（2）身体回旋至左膝（图12.1.5 b），再回转到右膝为1圈，共转5圈。

（3）双手掌相叠放于右膝，重复上述相反动作5次。

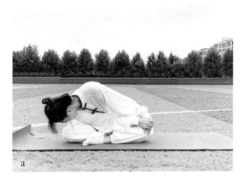
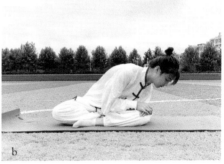

图12.1.5　动作要领

3. 作用分析

（1）当面颊贴近膝部时，能感受到腰背部肌肉的牵拉，增强核心肌群稳定性。

（2）同时刺激背部足太阳膀胱经、督脉，促进背部血液循环，改善腰脊疼痛。

4. 注意事项

（1）急性扭伤患者待病情稳定后适当锻炼。

（2）腰背部不适患者，应减少运动量。

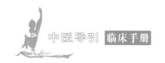

······································ 第 六 式 ·······································

1. 原文

治肩中恶氛。以两手相叉，拊左胁，举右手肘，从乳至头，向右转，振摘之，从右抽上，右振五过止。

2. 动作要领

（1）取盘坐位，双手交叉，拍击左肋骨（图 12.1.6 a）。

（2）右肘带动左手从乳部到头，过头，转身，身体缓慢向右转（图 12.1.6 b）。

（3）再松开左手，左手贴于背后，右手向上伸直，向后振 5 下（图 12.1.6 c）。

（4）双手交叉，抚摸拍击右肋骨，再换左肘带动右手，重复上述相反动作 5 次。

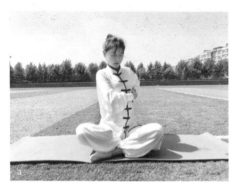
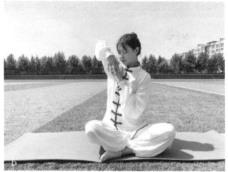

3. 作用分析

循经拍打，激发正气，驱邪外出，刺激经络调节脏腑功能，从而促进血液循环，治疗肩中恶气。

4. 注意事项

（1）拍打时保持背部挺直，力度适中。

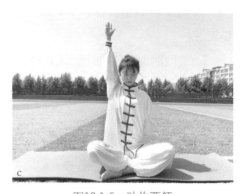

图12.1.6　动作要领

（2）右肘带动左手上抬时，不可耸肩、过度仰头等。

（3）右手向后振时，肘部伸直，避免幅度过大引起不适。

 ·················· · 第 七 式 · ··················

1. 原文

治头恶㾓。反手置玉枕上，左右摇之，极，五息止。

2. 动作要领

（1）取盘坐位，缓缓吸气，手背紧贴于脑后玉枕穴，头尽力左右摇摆
（图12.1.7）。

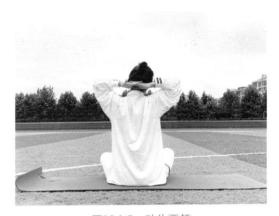

图12.1.7 动作要领

（2）徐徐呼气，恢复盘坐位。

（3）重复上述动作 5 次。

3. 作用分析

（1）头部左右摇动可牵伸颈部肌肉，利于头部血液循环。

（2）手放于脑后，刺激督脉、足太阳膀胱经等发挥作用，治疗"诸阳
之会"的头风症状。

4. 注意事项

（1）摇动过程中幅度不宜过大，以免造成眩晕。

（2）心脏病、耳石症患者需慎用。

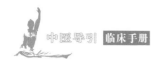

 .... • **第八式** • ....

1. 原文

治腰脊病。两手叉腰，左右摇肩，至极，五息止。

2. 动作要领

（1）取盘坐位，缓缓吸气，双手叉腰，肩膀左右摇动（图 12.1.8）。

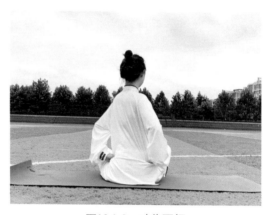

图12.1.8　动作要领

（2）徐徐呼气，恢复盘坐位。

（3）重复上述动作 5 次。

3. 作用分析

（1）上身左右摆动带动躯干和腰部左右活动，放松腰脊部肌群，增强核心肌群稳定性。

（2）脾主肌肉，左右摇摆调理脾胃之气，改善腰脊部气血流通，缓解疼痛。

4. 注意事项

（1）左右摇动时，腰背部挺直，摇动幅度不宜过大。

（2）心脏病患者需慎用。

··○ 第 九 式 ○··

1. 原文

治胸中。以两手叉腰，左右曲身，极，五息止。

2. 动作要领

（1）取盘坐位，双手叉腰，缓缓吸气，身体尽力左右侧屈（图12.1.9）。

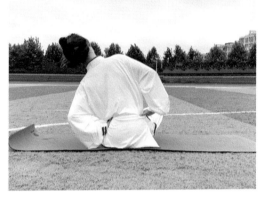

图12.1.9　动作要领

（2）徐徐呼气，恢复盘坐位。

（3）重复上述动作5次。

3. 作用分析

左右拉伸胸肋部肌肉如腹外斜肌，充分呼吸，促进胸内气体交换，可祛除胸中浊气。

4. 注意事项

（1）左右侧曲到自身可承受的角度，避免代偿动作。

（2）动作应缓慢进行，充分运动。

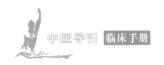

 第 十 式

1. 原文

治肩中劳疾。两手相叉，左右擗之，低头至膝，极，五息止。

2. 动作要领

（1）取盘坐位，缓缓吸气，双手交叉置于左胸（图 12.1.10 a），渐渐弯腰低头至右膝（图 12.1.10 b），缓缓呼气，恢复盘坐位。

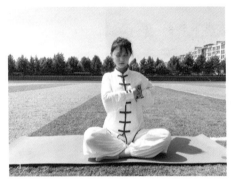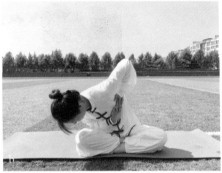

图12.1.10　动作要领

（2）徐徐吸气，双手交叉置于右胸，渐渐弯腰低头至左膝，缓缓呼气，恢复盘坐位。

（3）上述动作重复 5 次。

3. 作用分析

低头尽量贴近膝关节，可感受肩峰及肩胛骨肌肉的牵拉，能够刺激背部的督脉及足阳明胃经，从而治疗经络所过的肩部疾患。

4. 注意事项

在弯腰低头时应尽力靠近对侧膝盖。

················○ 第十一式 ○················

1. 原文

治皮肤烦。以左右手上振两肩，极，五息止。

2. 动作要领

（1）取盘坐位或站位，缓缓吸气，双上肢缓慢平行上举，感受到肩部的拉伸（图12.1.11）。

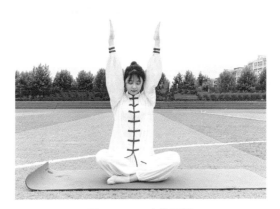

图12.1.11　动作要领

（2）缓缓呼气，恢复初始位。

（3）重复上述动作5次。

3. 作用分析

（1）双手充分上举时，可牵拉胸部呼吸肌群，增强肺部宣发肃降功能，排出体内浊气。

（2）充分呼吸的同时，气血津液可得到循环运输，全身皮肤腠理张开，促进新陈代谢，使皮肤保持活力。

4. 注意事项

每次要保持充分上举。

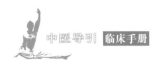
 ·· 第十二式 ··

1. 原文

治肩胛恶注。左右如挽弓，各五息止。

2. 动作要领

（1）取盘坐位或站位，缓缓吸气，双手左右交替做拉弓射箭动作（图12.1.12）。

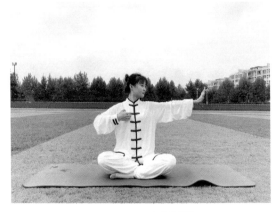

图12.1.12　动作要领

（2）徐徐呼气，恢复初始位。

（3）重复上述动作 5 次。

3. 作用分析

（1）做拉弓动作时可感受到肩胛部肌肉的牵拉，放松肩胛部紧张的肌肉群，同时拉伸胸大肌。

（2）刺激手三阴经、手三阳经循行和相应的经筋，促进肩胛部肌肉的血液循环，祛除肩胛邪气。

4. 注意事项

做拉弓动作时，手掌分别为八字掌、屈指成"爪"状，左右交替进行。

第十三式

1. 原文

治脾中注㳻冷痹。起立，一足蹋高，一足稍下，向前后掣之，更为之各二七。无病亦常为之，万疾不生。

2. 动作要领

（1）取站位，左脚踏于台阶，右脚着地（图 12.1.13）。

（2）身体重心尽力向前、后移动。

（3）左右脚交替各做 14 次。

3. 作用分析

（1）左脚踏于台阶，右脚着地，可增强核心肌群的稳定性。

（2）一侧脚着地并下压，牵伸该侧下肢肌肉，放松小腿部紧张的肌肉群，从而增强肌肉力量。

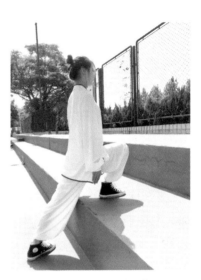

图12.1.13　动作要领

（3）足底支撑着地，从足底由下向上刺激足三阳经，刺激经脉循行所过的血液循环，改善腰腿冷痛酸麻。

4. 注意事项

动作标准，避免出现跌倒、拉伤和代偿。

此导引总体需注意以下几点：

（1）以上各节，吸气与闭气时做动作，呼气时全身放松。

（2）各节导引操练时宜轻松自然，幅度由小渐大，必须量力而行，因人而异，心脏病患者尤须注意。

（3）患眩晕症者，应慎用第七、八式等需转头摇身的动作。

（4）本疗法各节不宜于空腹或食后立即进行。

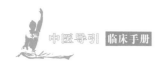

第二节　陶弘景导引按摩术

　　陶弘景（456—536），丹阳秣陵（今南京）人。南朝齐梁时著名的养生家、道教理论家和医学家，道教上清派的集大成者、道教上清派茅山宗的开创者。陶弘景以文章著称，在养生方面，有《养性延命录》《导引养生图》《养生经》等诸多作品。他工书善画，兼精琴棋，拜道士孙游岳为师，曾短暂做过官，后隐居茅山，自号华阳陶隐居。唐代李延寿《南史》卷76为其传，传曰：陶弘景"十岁得葛洪《神仙传》，昼夜研寻，便有养生之志"。其养生思想脱胎于老庄及葛洪，主张儒释道三教合一，其养生理论遍采百家之长。

　　《养性延命录》是陶弘景"略取要法，删弃繁芜，类聚篇题"后的作品，他在书中曾强调，"夫禀气含灵，唯人为贵。人所贵者，盖贵于生。生者神之本，形者神之具。神大用则竭，形大劳则毙。若能游心虚静，息虑无为，服元气于子后，时导引于闲室，摄养无亏，兼饵良药，则百年耆寿是常分也"。有学者评价陶弘景的《养性延命录》曾说，"如果和《太平经》、葛洪的《抱朴子》相比的话，它们虽然都有追求不死成仙的终极目标，但陶弘景立足于实践而得到结论，更加强调和看重生命的延长以及生命的健康和质量，着力于总结、探寻实际可行的养生方法。"因而其《养性延命录》很少提到白日飞升之类的说法，反而非常强调人掌握自己生命的自主性，这也是其道术的重要特点。他在《养性延命录》里系统整理并阐述了众多的延命长生之术，提出了以"形神兼修"为主的养生原则，真可谓一语中的，十分精辟。

第 一 式

1. 原文

清旦未起，啄齿二七，闭目握固，漱满唾，三咽气。寻闭而不息，自极，极乃徐徐出气，满三止。

2. 动作要领

（1）每日清晨起床前，盘坐于床，下颌微收，颈项拔伸，百会上牵，叩齿 14 次。

（2）双目微闭，双手握固，舌抵上颚，促进唾液分泌，分 3 次咽下（图 12.2.1）。

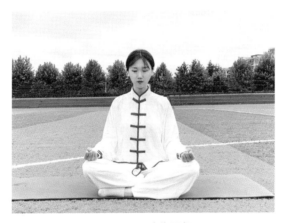

图12.2.1　动作要领

（3）缓缓吸气，屏住呼吸，再缓缓吐气，如此呼吸 3 次。

3. 作用分析

《黄帝内经》曰："脾归涎，肾归唾"，唾液与肾脏密切相关，可以滋阴降火、生津补肾。又齿为骨之余，齿与骨同出一源，肾中精气足，则牙齿健康。经常叩齿有助于发挥正常的咀嚼功能，形成恰当的生理性刺激，促进局部血液循环，从而增强牙周组织的抵抗能力，使牙齿坚固，可预防牙病，促进消化功能。

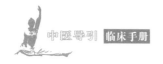

4. 注意事项

叩齿动作全身要保持放松，嘴唇微闭。闭气时间由短渐长，不可强忍。

 • 第 二 式 •

1. 原文

便起，狼踞鸱（chī）顾，左右自摇曳，不息，自极复三。

2. 动作要领

（1）起身，像狼一样蹲坐在床上，双手前俯，撑在地面上，微微抬头。

（2）眼睛像猫头鹰一样瞪大环顾，向左右缓慢摇动头部（图12.2.2）。

（3）屏住呼吸，动作往返重复3次。

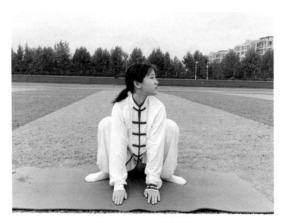

图12.2.2　动作要领

3. 作用分析

环顾摇头，可以改善颈椎活动度，进而改善脑供血，使得神有所养，同时可以达到聪耳明目的疗效。

4. 注意事项

环顾摇头尽量缓慢，同时注意闭气时长应以自身实际情况为准。

·········○ 第 三 式 ○·········

1. 原文

便起下床，握固不息，顿踵三还，上一手，下一手，亦不息，自极三。又叉手项上，左右自了戾，不息，复三。又伸两足及叉手前却，自极复三。皆当朝暮为之，能数尤善。

2. 动作要领

（1）站立，双手握固，下颌微收，颈项拔伸，百会上牵，屏住呼吸，以脚跟顿足 3 下，接着一只手缓慢向上举，另一只手缓慢下垂，左右交替；活动时应注意屏住呼吸（图 12.2.3 a b）。

（2）双手手指交叉置于颈后，做"了戾"的动作，《说文解字》中解释这个动作为两股东西扭结在一起，不伸直，这里是指双手指交叉放在颈部做缓慢的转体动作，屏息，重复 3 次（图 12.2.3 c）。

（3）将两腿伸直，双手交叉，掌心向下，尽力俯身下按，以掌触底，到达极限后停顿 3 秒然后缓慢起身，重复 3 次（图 12.2.3 d）。

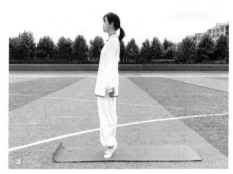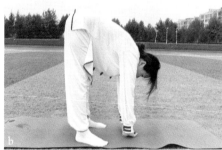

图12.2.3 动作要领

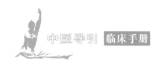

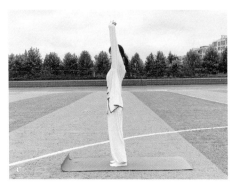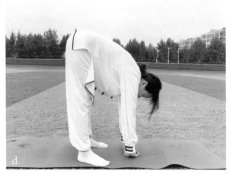

图12.2.3 （续）

3. 作用分析

展肩扩胸，可抒发胸气并消除胸闷，也可缓解肩背部的酸痛不适，因有诸多经脉汇聚于肩部，肩部经脉是否通畅直接影响对应的脏腑。中医理论认为，不通则痛，若肩部筋脉长期气血运行不畅，会导致患处肿胀粘连，肩臂不能上举，加上关节韧带薄弱，关节囊较为松弛，稳定性差。通过导引术活动肩关节，可增强肩部肌肉力量，恢复肩关节正常活动。

4. 注意事项

（1）注意端正身形，用力需要不徐不疾，连绵不断，留有余力，切忌生硬，多用气用意，少用力。

（2）动作圆活连贯，上下相随，心念专一，患者在做该动作时，应当有人在旁边予以保护。

（3）身体放松，头正，身正，下颌微收。

 第 四 式

1. 原文

平旦以两掌相摩令热，熨眼三过；次又以指按眦（眦），令人目明。按经云：拘魂门，制魄户，名曰握固，与魂魄安门户也。此固精明目，留年还魄之法，若能终日握之，邪气百毒不得入。

2. 动作要领

（1）坐位，下颌微收，颈项拔伸，百会上牵，双手互相摩擦至热，覆于双目，连做 3 次（图 12.2.4）。

（2）再以指尖轻轻按摩眼眶四周，可使人视力更加敏锐。

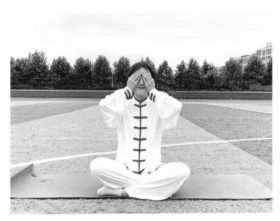

图12.2.4　动作要领

3. 作用分析

《黄帝内经》认为，诸脉皆属于目，五脏六腑之精气皆上注于目，而为之精。眼为五脏精气所供，周围血管丰富，现代医学认为温热可促使局部血管扩张改善血液循环，促进炎性渗出和水肿的吸收。通过热敷眼睛可加强对眼部周围气血的疏通，缓解眼疲劳。三焦经、小肠经、胆经的经脉循行经过目外眦，而胃经、小肠经、膀胱经的经脉循行经过于目内眦，故按揉眼角处不仅可以养精明目，而且可以疏通相应的经络之气血。

4. 注意事项

导引动作之前要洗手，保持手的卫生洁净，避免引起眼部感染。

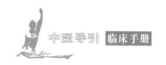

第三节 彭祖古仙卧导引

彭祖是古代著名养生家，相传他活了 800 岁，是中国历史第一长寿之人。彭祖古仙卧导引首载于张君房《云笈七签》，又称"彭祖导引法"。据班固《汉书·古今人表》记述，彭祖姓篯名铿，为陆终氏第三子，颛顼帝玄孙，轩辕黄帝第八代裔孙。《庄子·逍遥游》说："上古有大椿者，以八千岁为春，八千岁为秋，此大年也。而彭祖乃今以久特闻。"这里的彭祖就是指篯铿，称之为"上古大贤，道家先师，中华寿神，气功开源"。

彭祖的卧式导引法，动作简单易操作，适合年老体弱者，有除百病、延年益寿的作用。导引时应在清静居室中，松衣解带，仰卧于床进行。本导引术共有 10 节，每节以 5 息为 1 次，每节连做 5 次，每节 25 息，10 节计 250 息。导引时间最好选在夜半至鸡鸣或平旦（天大亮的时候），导引前禁饱食、沐浴。

 ● 第 一 式 ●

1. 原文

凡解衣被，卧，伸腰，瞑少时，五息止，引肾气，去痛渴，利阴阳。

2. 动作要领

（1）宽衣解带，仰卧于床，以背、臀为支点，双手轻托后腰，深吸气鼓起腹部的同时腰部用力向上挺，闭眼片刻，坚持 5 个呼吸时间（图12.3.1）。

（2）然后手、腰放松。

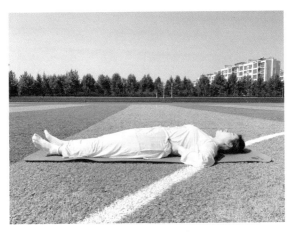

图12.3.1　动作要领

3.作用分析

通过锻炼腰部肌群力量和牵拉刺激腰部经脉、穴位，可引肾中气行、壮腰健肾、调和阴阳而治疗消渴。此法还可以通过上下展腰来缓解腰椎压力，起到放松脊柱的作用。

4.注意事项

（1）注意不要着凉。

（2）操练过程中闭气时间须由短渐长，不可强忍。

（3）本法练功时间原定于六阳时（即子时至巳时），如不方便也可选在其他时间，不必拘泥。

（4）臀部不要抬离床面，防止臀部肌肉产生代偿动作。

第 二 式

1.原文

挽两足指，五息止。引腹中气，去痃癖，利九窍。

2.动作要领

（1）取长坐位，即双腿向前平伸而坐。

（2）徐徐俯身向前，两手分别握住两足五趾，坚持5个呼吸时间（图12.3.2）。

（3）松手慢慢将身体回正，引腹中气行。

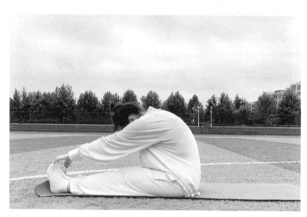

图12.3.2　动作要领

3. 作用分析

通过上半身反复的屈曲、伸展，可促进气血运行、经络畅通和祛瘀散结，起到治疝气、消除腹中肿块、通利九窍（眼耳口鼻七窍加肛门、尿道）的作用。此外，经常做此动作可以促进全身淋巴循环。

4. 注意事项

下肢要伸直，尽量不要出现膝关节的屈曲。

● 第 三 式 ●

1. 原文

仰两足指，五息止。引腹脊痹、偏枯，令人耳聪。

2. 动作要领

（1）取仰卧位，两手置于体侧。

（2）脚趾用力伸直再尽力向后勾，继而全身和足趾放松，反复5次，引腰中气行（图12.3.3）。

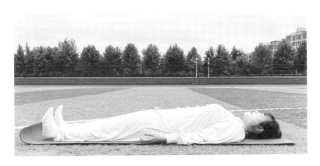

图12.3.3　动作要领

3. 作用分析

通过脚趾、脚踝的动作加强趾长伸肌、小腿三头肌等肌肉的力量，同时意念引腰中气行起到疏通的作用，因此可治腰脊痹、半身不遂，因肾开窍于耳，故可以使两耳听力聪明。

4. 注意事项

做此动作时应放松上半身。

·························○ 第 四 式 ○·························

1. 原文

两足相向，五息止。引心肺，去咳逆上气。

2. 动作要领

（1）取仰卧位，放松，双脚尖内扣，十趾相对（图 12.3.4）。

（2）再外旋十趾至初始位，动作重复 5 次，引心肺气行。

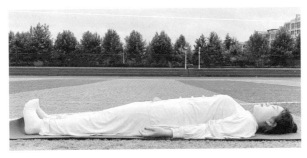

图12.3.4　动作要领

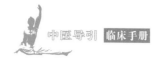
3. 作用分析

足部的动作可加强血液循环，使内外气机畅通，且肾主腰、足，通过足部运动可以补肾气，增强肾主纳气的功能，再配合有节律的呼吸运动，可治咳逆上气。

4. 注意事项

做此动作时应做到注意力集中，身体上半部分保持放松。

 第 五 式

1. 原文

踵内相向，五息止。除五络之气，利肠胃，去邪气。

2. 动作要领

（1）取仰卧位，放松，两腿外旋，双足跟相对（图12.3.5）。

（2）两腿复原，反复5次。引大腿股内气行，可疏通络脉经气（五络当为十五络脉）。

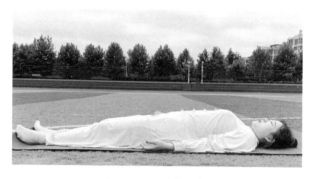

图12.3.5　动作要领

3. 作用分析

两腿外旋可以牵拉大腿内侧的肌肉，同时刺激足太阴脾经，此式有利于经络畅通和气血运行，加强肠胃的功能，起到通利肠胃、祛除邪气的作用。

4. 注意事项

做此动作时要保持下肢伸直，不要出现膝关节的弯曲，防止代偿动作
的产生。

 ·············· 第 六 式 ··············

1. 原文

掩左胫，屈右膝内厌之，五息止。引肺气，去风虚，令人目明。

2. 动作要领

静卧于床，左腿平伸，右腿弯曲并轻压于左小腿上，缓缓呼吸 5 次，
（图 12.3.6）。

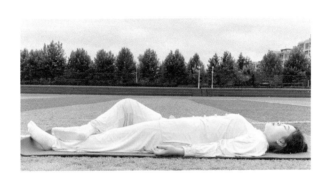

图12.3.6 动作要领

3. 作用分析

足厥阴肝经行经下肢，与手太阴肺经在肺中相连，两经经气相通，故
从肺引气到足再到目（肝开窍于目），可以调节气机的平衡，祛除肝经风
邪之气。体内气的运行通畅可强身健体，意念引气注入双目，起到使人目
明的作用。

4. 注意事项

下肢有血栓者慎用，导引行气时应心无杂念，时刻专注气的运行。

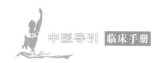

 ························· • 第 七 式 • ·························

1. 原文

张脚两足指, 五息止。令人不转筋。

2. 动作要领

（1）取仰卧位, 两足分开略宽于肩, 两足十趾尽量张开（图 12.3.7）。

（2）然后十趾放松还原, 反复 5 次。

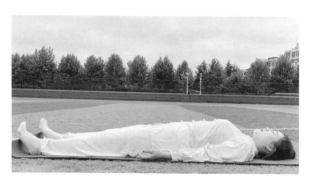

图12.3.7　动作要领

3. 作用分析

足趾有节律地外展、内收可充分调动足部肌群（如踇外展肌、踇内收肌）的活动, 调节肌肉张力, 促进新陈代谢, 加快血液循环。

4. 注意事项

两足十趾应尽力张开。

 ························· • 第 八 式 • ·························

1. 原文

仰卧, 两手牵膝置心上, 五息止。愈腰痛。

2. 动作要领

（1）取仰卧位, 两腿膝关节弯曲, 两手抱住两膝盖, 并用力压向胸部（图 12.3.8）。

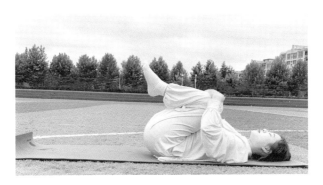

图12.3.8 动作要领

（2）两手放松，双下肢略上抬，反复 5 次。

3. 作用分析

若仰卧有困难，可选择侧卧。双手配合下肢的屈曲，此动作也是腰椎在一定程度上的屈曲，有利于减轻腰椎间盘压力，缓解腰痛问题。

4. 注意事项

两手拉住膝盖尽量向心脏位置靠。

 ············○ **第 九 式** ○············

1. 原文

外转两足，十通止。治诸劳。

2. 动作要领

取坐位或仰卧位，两腿伸直，两脚由内向外转 10 次，髋部放松伴轻轻绕动。

3. 作用分析

全身肌肉放松，足、髋部轻微的活动可促进体内血液循环，加强血液濡养，缓解身体由于长时间维持同一姿势或者动作不良而造成的劳损问题。

4. 注意事项

应注意转动的速度宜与呼吸频率相适宜。

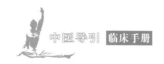

 第 十 式

1. 原文

解发东向坐,握固,不息一通,举手左右导引,以手掩两耳,以指捏两脉边五通,令人目明、发黑不白,治头风。

2. 动作要领

(1)解开头发,面朝东坐(太阳升起的方向),双手四指握住拇指屏息片刻。

(2)缓慢抬起双臂沿体侧上举,然后两手掌盖住耳朵,手指捏风府穴(督脉与阳维脉交汇点)5次(图12.3.9)。

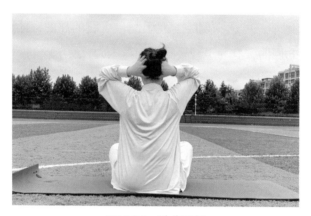

图12.3.9 动作要领

3. 作用分析

风府穴在项韧带和项肌中,深部为环枕后膜和小脑延髓池;有枕动、静脉分支及棘间静脉丛;布有第三颈神经和枕大神经支。刺激该处,可以调节局部肌肉和筋膜张力,改善头后、颈部血液循环。该穴有清热散风、通关开窍的作用,使人眼睛明亮、头发乌黑,可治疗慢性阵发性头痛。

4. 注意事项

憋气时间视自身具体情况而定,高血压患者慎做此动作。

第四节 《引书》养生导引法

一、导引方

原文

闭息以利交筋，堂落以利恒脉，蛇甄以利距脑，兔沃以利首轴，周脉循腠理以利蹱首，厕比以利耳，阳见以利目，启口以印（仰）以利鼻，吒而勿发以利口，抚心举颐以利喉胭（咽），臬栗以利柎项，虎雇（顾）以利项尼，引倍以利肩锦，支落以利夜（腋）下，鸡信（伸）以利肩婢，反摇以利腹心，反旋以利两胠，熊经以利膢背，复据以利腰，禹步以利股间，前厥以利股膝，反擎以利足蹄，夹指以利足气，敦踵以利匈（胸）中，此物皆三而已。

译文

"闭息（屏住呼吸）"有益于交筋，堂落有益于恒脉，"蛇甄"有益于钜脑，"兔浴"有益于头，周脉循腠理有益于全身，"厕比"有益于耳，"阳见"有益于眼，"启口以仰（张口仰头）"有益于鼻，"吒而勿发"有益于口，"抚心举颐（按着心口抬举下巴）"有益于咽喉，"臬栗"有益于保护颈项，"虎顾"有益于颈下，"引背"有益于肩胛，"支落"有益于腋下，"鸡伸"有益于肩臂，反摇有益于腹心，反旋有益于两胁，"熊经"有益于背肉，复据有益于腰，"禹步"有益于两腿之间，"前厥（跳）"有益于腿膝，"反擎（蹋）"有益于足底，"夹趾（用力并拢足趾）"有益于足下阳气流通，"敦踵（顿足跟）"有益于胸中，以上各种术式都做3次。

· 第 一 式 ·

1. 原文

闭息以利交筋。

2. 动作要领

取坐姿或者卧姿，瞑目凝心静神。以鼻缓缓吸气，吸气满后即可屏住呼吸，默念数字，自一而至百数以上，当屏息至不能再闭时，可缓缓吐出浊气。

3. 作用分析

闭息能够使全身之气上自头部百会，下自足部涌泉，均引至命门。命门与肾密切相关，肾主二阴，此式有益于男女前阴。

4. 注意事项

闭息时应排除紧张、焦虑及杂念。忌恼怒，以免气乱。忌过饱、酒醉，忌食生冷肥腻之物，令人气强难闭。无论是吸气、屏气、吐气，都应做到悠、长、细、微，毫无出入喘息之声为最佳。初习者呼吸停闭要自然，不要强忍闭气。否则"使气则竭，并气则伤"，可致胸闷、腹肌及膈肌作痛、头晕等不良反应。

 · 第 二 式 ·

1. 原文

堂落以利恒脉。

2. 动作要领

两脚开立，与肩同宽，右手按住左手，身体向左右前俯下按，向左前俯时眼睛注视左侧足趾（图 12.4.1）。

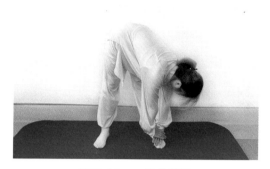

图12.4.1　　动作要领

3. 作用分析

跗阳脉又作恒脉，为足阳明胃经的经脉，足阳明胃经循行于身体右侧，经从大迎前下走人迎，沿喉咙入缺盆，人迎位于颈部，喉结旁，通过前俯下按并注视左侧足趾可刺激人迎，促进胃经气血的接收和分流胸腹。

4. 注意事项

前俯下按以侧腰部感受到牵伸为度；向左下按注视左侧足趾以侧颈部感受到牵拉为度。

 第 三 式

蛇甄以利距脑。（详见第八章第一节【导引法二】）

 第 四 式

兔沃以利首轴。（详见第八章第一节【导引法三】）

 第 五 式

1. 原文

周脉循膝理以利踵首。

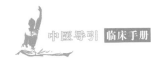

2.动作要领

两脚开立，与肩同宽，双手从头顶往下沿体前侧抚摩（图12.4.2 a），抚摩部位经头、面、颈、胸胁、下肢至足部（图12.4.2 b）。

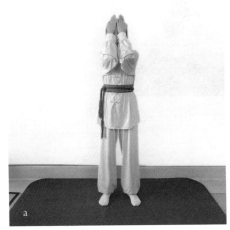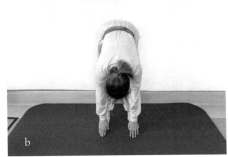

图12.4.2　动作要领

3.作用分析

身体前俯，脊柱微成反弓的活动，可牵拉刺激督脉，以手于体前侧抚摩可疏理任脉，使任督二脉在动作导引中不断受到松与紧的交替刺激，从而调动各脏腑器官经络和气血运行。

4.注意事项

俯身下按的动作应缓慢且适度。

 第 六 式

厕比以利耳。（详见第八章第一节【导引法五】）

 第 七 式

1.原文

阳见以利目。

2. 动作要领

两脚开立，与肩同宽，双手相交，反背于身后（图12.4.3 a），头部和躯干缓缓向后仰，眼睛朝身体后方看（图12.4.3 b）。

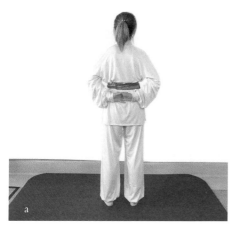 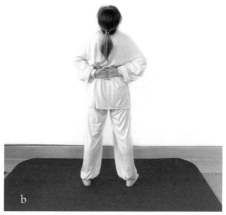

图12.4.3　动作要领

3. 作用分析

此法通过缓缓转动眼睛和头颈部，可牵拉颈部浅深层肌肉，使头部气血供应充足，有益于气血游走于目。

4. 注意事项

身体后仰的幅度应适度，头向后看时应注意保持身体平衡并配合伸腰动作。

 第 八 式

1. 原文

启口以印（仰）以利鼻。

2. 动作要领

两脚开立，与肩同宽，垂肩落肘，双手自然放置于体侧，张口的同时头往上仰。

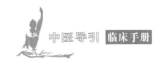

3.作用分析

张口仰头可使鼻咽气道充分打开，有益于促使鼻吸入外界清气，呼出浊气。

4.注意事项

头部后仰应缓慢且适度，后仰时保持肩部放松，勿耸肩。

 第 九 式

1.原文

呿而勿发以利口。

2.动作要领

两脚开立，与肩同宽，垂肩落肘，双手自然放置于体侧，口腔和咽喉做出发怒的动作，但不发出声音。

3.作用分析

嘴巴尽量张大与闭合可促进咬肌、颞肌、翼内肌、翼外肌等肌肉的血液循环，增强嘴巴周围的肌肉力量，有益于口。

4.注意事项

张口时幅度应尽量大；头部保持稳定，不要前倾。

 第 十 式

1.原文

抚心举颐以利喉胭（咽）。

2.动作要领

两脚开立，与肩同宽，双手交叠按摩心胸口，同时头部后仰，往上抬举下巴（图12.4.4）。

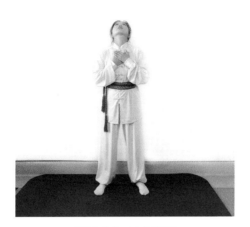

图12.4.4　动作要领

3. 作用分析

头部后仰可以牵拉颈前筋膜，放松咽部肌肉，促进气血在喉部的运行输布。外加双手按摩胸部可宽胸理气、排出肺中浊气，咽喉为肺之门户，亦有益于咽喉。

4. 注意事项

腰背应保持挺直状态，忌含胸驼背；在头部后仰抬举下巴时，脖子前方、胸腹以感觉到有牵拉感为宜。

 · 第十一式 ·

臬栗以利枙项。（详见第八章第一节【导引法四】）

 · 第十二式 ·

虎雇（顾）以利项尼。（详见第八章第三节【导引法二】）

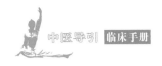

 第十三式

引倍以利肩锦。（详见第八章第三节【导引法三】）

 第十四式

1. 原文

支落以利夜（腋）下。

2. 动作要领

（1）两脚开立，与肩同宽，左手揙腰，抬起右臂向前上方高举，右手掌心方向朝上。

（2）左脚向后方伸展，躯干向前弯曲，保持单脚站立姿势。

（3）然后交替两手两足位置，重复以上操作（图12.4.5）。

3. 作用分析

外旋手臂，掌心向上弯曲手掌，同时一侧脚向后方伸展可更好地牵拉手三阴经，手三阴经从

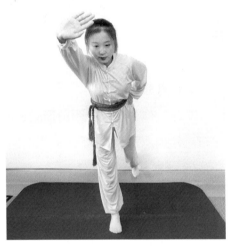

图12.4.5　动作要领

胸走手，途经腋下，通过牵拉可促进腋下部位的气血流通。

4. 注意事项

右手掌尽量用力背屈，以腋下感受到牵拉感增强为度；站立时支撑侧脚趾紧抓地面，保持身体平衡。

 第十五式

鸡信（伸）以利肩婢。（详见第八章第三节【导引法四】）

································· 第十六式 ·································

1. 原文

反摇以利腹心。

2. 动作要领

两脚开立，与肩同宽，两臂于体前侧前屈上举至高过头顶，往后摇动，形似伸懒腰（图12.4.6）。

3. 作用分析

双臂上举配合伸腰可牵拉前侧任脉及胸中阴经所循部位，同时可以活动筋骨、放松脊柱；伸腰后仰时，胸腔得到扩张，活动度增加，同时使心主血脉、肺主一身之气的功能得到改善，有益于全身气血的输布。

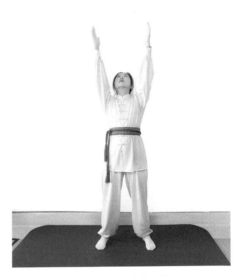

图12.4.6　动作要领

4. 注意事项

以胸腹感受到牵拉为度；摇动时动作要缓慢，以防腰部受伤。

 ································· 第十七式 ·································

1. 原文

反旋以利两肱。

2. 动作要领

两脚开立，与肩同宽，两臂前屈外展外旋至极限后再反向摇动，形似划圆（图12.4.7）。

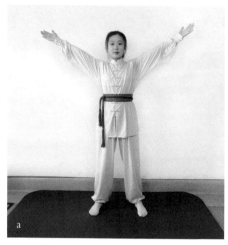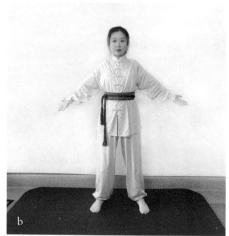

图12.4.7 动作要领

3. 作用分析

两臂外展外旋往后摇动可牵拉放松胸大肌、胸小肌等肌群，增强胁肋部的血液运行，改善胁肋部位微循环；下拉回收可牵拉放松前锯肌。同时，大圆肌、菱形肌等脊柱深层肌肉主动发力，纠正异常的身体模式。

4. 注意事项

往后摇动手臂幅度应量力而行，以胁肋部感受到牵拉为度；同时保持腰部伸展状态。

 ○ ⋯⋯⋯⋯⋯ **第十八式** ⋯⋯⋯⋯⋯ ○

1. 原文

熊经以利膜背。

2. 动作要领

两脚开立，与肩同宽，膝盖微曲，臀部下坐，两臂交叉上举，似熊爬树状（图12.4.8）。

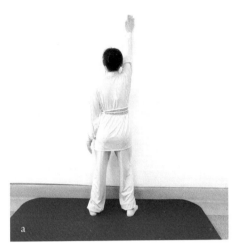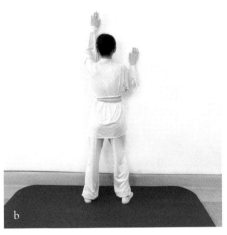

图12.4.8 动作要领

3. 作用分析

通过双臂外展上举，可使背部肌肉得到拉伸，有利于气血充盈于背。收肘回拉背部主动发力，可充分提升背部肌群力量，进而提高背部稳定性。

4. 注意事项

上举时以背部有牵拉感为度；收肘回拉时核心收紧，感受背部发力，不要左摇右晃。

 第十九式

1. 原文

复据以利腰。

2. 动作要领

（1）两脚开立，与肩同宽，身体前俯，双手于体侧外展（图 12.4.9 a）、前屈下按（图 12.4.9 b）。

（2）直腰后倾，双手往后回举，身体前合后仰（图 12.4.9 c）。

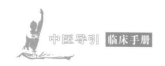
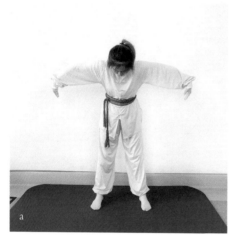

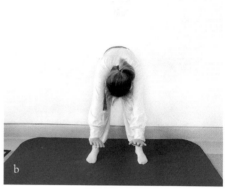

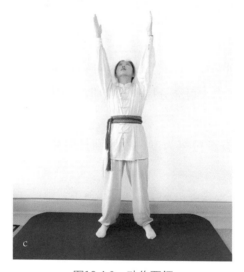

图12.4.9　动作要领

3. 作用分析

前俯可牵拉腿后侧阳经，直腰后倾可牵拉前侧阴经，总之可以理筋通络，调和腰部阴阳，改善腰部僵硬，提高腰部功能。

4. 注意事项

动作应缓慢，弯曲幅度量力而行，以感受到腰背部、腹部牵拉为度。

第二十式

1. 原文

禹步以利股间。

2. 动作要领

（1）两脚开立，与肩同宽，第一步：右足在前，左足在后，微微屈膝，臀下坐，右足蹬地，左足向斜前方迈一步，保持屈膝状态，左足踩实，然后右脚向前迈一步迈过左足，左足往前并步收脚尖靠右脚。

（2）第二步：再迈右足，左足迈过右足，右足前迈与左足并步。

（3）第三步：再迈左足，右足迈过左足，左足前迈与右足并步。

3. 作用分析

提脚尖内收大腿可主动锻炼长收肌、短收肌等髋内收肌群，增强腿部肌肉力量；通过髋的摆动、膝屈伸可促进关节灵活。

4. 注意事项

身体保持中正，不要歪斜；蹬地侧脚要踩实地面。

第二十一式

1. 原文

前厥以利股膝。

2. 动作要领

（1）两脚开立，与肩同宽，屈髋屈膝，身体重心降低。

（2）上身稍微前倾，双臂于体侧前后摆动，双脚踩实地面，用力蹬地向前方跳起。

（3）迅速收腹屈膝，两腿并拢，脚跟着地后，两臂后摆。

3. 作用分析

从下蹲开始往上跳跃时，需要臀大肌、腘绳肌的爆发力收缩，脚尖开始离地时，需要小腿三头肌的收缩以蹬离地面，脚尖着地，需要胫骨前肌做离心收缩以控制身体下降的速度，再到膝关节开始屈曲以再次降低速度，

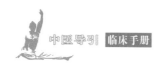

此时股四头肌需要做强大的离心运动以控制最后的速度下降到零，可增加下肢肌群的爆发力；起跳、落地需要髋、膝、踝三关节的协调用力，有利于提高下肢关节的协调性。

4. 注意事项

前跳的距离要适中，量力而行。

 ● 第二十二式 ●

1. 原文

反掣以利足踵。

2. 动作要领

（1）两脚开立，与肩同宽，屈髋屈膝，身体重心降低。

（2）双臂于体侧前后摆动，双脚踩实地面，用力蹬地向后方跳起。

（3）接着迅速伸腰伸膝，两腿并拢，脚前掌着地后，两臂前摆。

3. 作用分析

后跳落地需要调动小腿三头肌、足底肌肉离心收缩来控制速度，增强足底肌肉的协调性与稳定性，有益于足底功能。

4. 注意事项

后跳的距离要适中。

 ● 第二十三式 ●

1. 原文

夹指以利足气。

2. 动作要领

两脚开立，与肩同宽，用力并拢足趾。

3. 作用分析

阳气根于肾，肾经井穴、荥穴分别为涌泉穴、然谷穴，两穴位都位于足下，发力并拢足趾可刺激两穴，有益于滋补肾阳、平降阴气。

4. 注意事项

并拢足趾时以足底感受到发力为度。

 ○ **第二十四式** ○

1. 原文

敦踵以利匈（胸）中。

2. 动作要领

（1）两脚开立，与肩同宽，两臂自然放置于体侧，慢慢踮起脚尖，脚趾紧抓地面。略停，将重心从脚尖落到前脚掌，放松身体（图12.4.10 a）。

（2）接着两脚跟下落，轻震地面，柔和的震荡沿两腿上传到上半身（图12.4.10 b）。

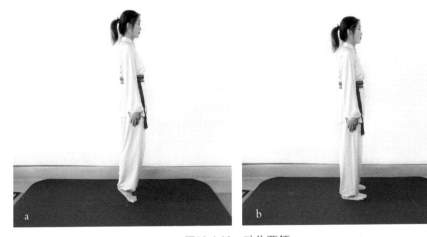

图12.4.10　动作要领

3. 作用分析

上下踮脚可通过腿部肌肉的收缩来调动肌肉中的血管调节回心血量，让血液可以供给心肌足够的氧气，有益心血管健康；轻震可适度刺激下肢和脊柱，使全身肌肉、关节放松复位，有助于解除肌肉紧张，排泄胸中的积闷之气。

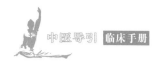

4. 注意事项

（1）要循序渐进，不要用力过猛，否则容易导致脚后跟疼痛。

（2）以上 24 式动作重复 3 次。

二、经典篇

1. 原文

人之所以得病者，必于暑湿风寒雨露，奏（腠）理启阖（合）食饮不和，起居不能与寒暑相应，故得病焉。是以春夏秋冬之间，乱气相薄遝也，而人不能自免其间，故得病。是以必治八经之引，炊（吹）昫（呴）呼吸天地之精气，信（伸）复（腹）直要（腰），力信（伸）手足，輮踵曲指，去起宽亶，偃治巨引，以与相求也，故能毋病。偃卧炊（吹）昫（呴），引阴，春日再昫（呴），壹呼壹炊（吹）；夏日呼，壹昫（呴）壹炊（吹）；冬日再炊（吹），壹昫（呴）壹呼。人生于清（情），不智（知）爱其气，故多病而易死。人之所以善蹶，蚤（早）衰于阴，以其不能节其气也。能善节其气而实其阴，则利其身矣。

译文

人之所以会患病，必定是因为暑湿风寒雨露，肌肤腠理启合及饮食不和，日常生活不能与寒暑变化相适应，因而会罹患疾病。所以，一年四季春夏秋冬之间，阴阳失和之气不断迫及，人们生活在这样一种环境之中，自身又无法避免（阴阳失和之气），自然会患病。所以，必须用"八经（维）之引"方来治疗，吹出凉气，吐出热气，呼出温气，吸进天地的精气，伸展小腹，挺直腰身，用力舒展手足，蹬脚跟，弯曲脚趾，睡眠和起床后穿着都要宽祖，经常活动可以减少疾病，这都是为了与天地相感应，继而不得病。仰卧，口吐凉气和热气，（收腹）牵引生殖器。春天（按照上述方法）口吐两次热气，呼出一次温气，吐出一次凉气；夏天呼出两次温气，吐出一次热气，吐出一次凉气；冬天吹出两次凉气，吐出一次热气，呼出一次温气。由于人生活在感情之中，若不知道爱惜身体中的元气，常常会患病而且很容易死亡。人之所以容易昏厥，生殖器官的功能过早地衰退，是因为人们不能节制身体中的元气。能够善于调节自己元气而使阴精充满，则有益于身体。

2. 原文

贵人之所以得病者，以其喜怒之不和也。喜则阳气多，怒则阴气多，是以道者喜则急呴（呴），怒则剧炊（吹），以和之。吸天地之精气，实其阴，故能毋病。贱人之所以得病者，劳卷（倦）饥渴，白汗央绝，自入水中，及卧寒洞之地，不智（知）收衣，故得病焉；有（又）弗智（知）呴（呴）呼而除去之，是以多病而易死。

富贵的人之所以会得病，是因为他们喜怒无常而不温和。过喜，则阳气偏盛；过怒，则阴气偏盛。所以懂得养生之道的人，过喜时就急促地吐出热气，而盛怒则会疾速地吐出凉气，使身体达到喜怒的平衡，调和阴阳之气。吸取天地的精气来使自己精气充满，所以不会生病。贫贱的人为什么会生病呢，那是因为劳倦饥渴，流汗过多而汗液竭绝，为图凉爽而跳入冷水中洗澡，躺卧在寒冷通风的地方，不知道及时添加衣服，所以会患病；患病后又不知道用吐气呼气的导引方法来驱逐邪气。因此，他们多病而且很容易死亡。

3. 原文

治身欲与天地相求，犹橐籥也，虚而不屈，动而俞（愈）出，闭玄府，启缪门，阖（合）五臧，逢九窍，利启阖（合）奏（腠）理，此利身之道也。燥则娄呼、娄卧，湿则娄炊（吹），毋卧、实阴，暑则精呴（呴），寒则劳身，此与燥湿寒暑相应之道也。

养身要做到和天地运行规律相适应，如同鼓风用的皮风箱一样，虽然空虚但不弯曲，鼓动越快，排出的风越多。闭合气门，开启缪（命）门，合拢五脏，开通九窍，有益于启合肌肤腠理，这就是利身之道。当气候干燥时，应频频呼出温气，多多躺卧；当潮湿时，应频频吐出凉气，不要躺卧，充实阴气；当暑热时，应小口不断吐出热气；当寒冷时，应活动身体，这就是身体与燥湿寒暑不同气候相适应的法则啊。

第五节　十六段锦

明代嘉靖年间，托名为河滨丈人撰《摄生要义》，以上述坐八段锦为基础，编成《导引约法十六势》。后冷谦在其《修龄要指》中又将其改为"十六段锦"，其可以起到强身健体、延年益寿的作用。

 ● 第 一 式 ●

1. 原文

先闭目握固，冥心端坐，叩齿三十六通。即以两手抱项，左右宛转二十四，以去两胁积聚风邪。

2. 动作要领

（1）闭目，端坐，双腿并拢取跪式，臀部坐到小腿上，双手四指握住拇指，叩齿36次（图12.5.1 a）。

（2）以两手交叉抱脑后，展开两肘，从腰部至肩部至头，依次左右转身至极致，各24次（图12.5.1 b c）。

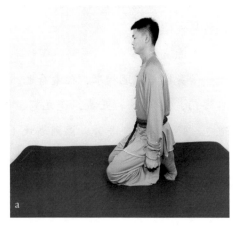

图12.5.1　动作要领

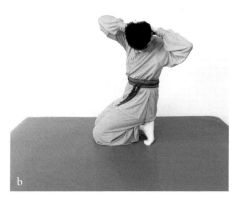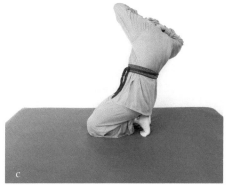

图12.5.1　（续）

3. 作用分析

此动作可以牵拉到腹内外侧斜肌等胁肋部肌肉筋膜组织，促进血液循环和局部新陈代谢，加快疼痛因子的转运。风邪具有善动不居的特性，两胁积聚风邪表现为胁肋部窜痛。此动作可以疏通胁肋部经脉、促进气血运行、祛除风邪，调节气机使气机畅达，所以可治疗风邪所致疼痛。另外，握固有助于安魂定神、收摄精气、补益肝肾；叩齿可以固肾护齿。

4. 注意事项

要注意肌肉的启动顺序。转动身体时，腰腹部先发力，带动肩部和头部转动，才能有效牵拉胁肋部肌肉组织。

 ············ 第 二 式 ············

1. 原文

复以两手相叉，虚空托天，按项二十四，以除胸膈间邪气。

2. 动作要领

（1）端坐位，两手交叉仰掌上托至极致，两目上视（图 12.5.2 a）。

（2）然后两手抱脑后，头向后用力，两手向前向上拔后脑，两目上视（图 12.5.2 b）。此两式交换一次为一组，共 24 组。

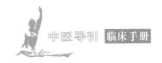

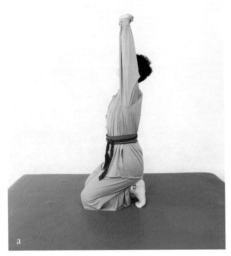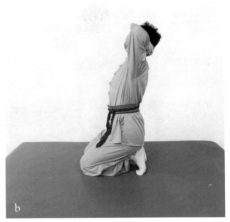

图12.5.2　动作要领

3. 作用分析

此动作可以牵拉胸背部和胸胁部肌肉筋膜组织，调节软组织张力，减轻其对胸膜、血管及内脏器官的压力。胸闷、呃逆的原因即气机升降失调、阻塞不通。而此动作具有宽胸理气的作用，可调节胸、胁、腹部气机，促进气血运行，使气机顺畅。

4. 注意事项

上臂上举时胳膊要伸直，两手抱头后时两肘要尽量舒展向外打开。

 ·············· ● 第 三 式 ● ··············

1. 原文

复以两手掩两耳，却以第二指压第三指，弹击脑后二十四，以除风池邪气。

2. 动作要领

用两手手心捂紧耳朵，用食指按压住中指，然后用力弹击脑后风池穴的位置，24次，弹击时耳中如有擂鼓之（图12.5.3）。

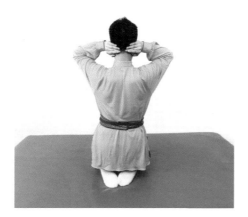

图12.5.3　动作要领

3. 作用分析

风池穴为足少阳胆经穴位，且为足少阳胆经和阳维脉的交会穴。《针灸大成》载："风池主洒淅寒热，伤寒瘟病汗不出，目眩，苦偏正头痛，疟疾，颈项如拔，痛不得回顾。目泪出，欠气多，鼻衄鼽，目内眦赤痛，气发耳塞，目不明，腰背俱痛，腰伛偻引颈筋无力不收，大风中风，气塞涎上不语，昏危，瘿气。"头痛常见病因为感受风邪和气血瘀滞，此动作捂耳叩击风池穴，能够祛除风池邪气和促进气血运行，因此可治疗头痛。且风池穴位于枕下肌群位置，而枕下肌群上与头部相接，下与颈部相接，叩击此处，可以松解枕下肌群，缓解头后部组织的僵硬，减轻血管压迫，改善头部供血而缓解头痛。且枕下肌群为后表线重要肌群，为身体核心肌群控制的总开关，对于腰背部肌肉疼痛也具有调节缓解作用。

4. 注意事项

手指要用力叩击，以感受到耳中有擂鼓声为度。

 第 四 式

1. 原文

复以两手相提，按左膝左捩身，按右膝右捩身二十四，以去肝家风邪。

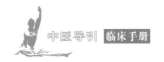
2. 动作要领

（1）两腿盘坐，左手掌心按住左腿膝盖，右手按在左手上，向左转身至极致，头向后看（图12.5.4）。

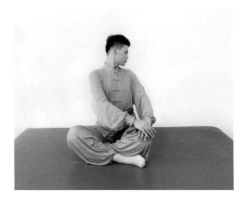

（2）再换右侧，右侧同左，左右交换，各24次。

3. 作用分析

此动作可以牵拉到腹内外侧斜肌等胸胁部肌肉筋膜组织，促

图12.5.4　动作要领

进血液循环和局部新陈代谢，加快疼痛因子的转运。肝具有喜调达恶抑郁的生理特性，此动作可以疏通胁肋部经脉、促进气血运行、调节气机，利于肝气正常升发，因此可治疗胁肋胀痛、肝气不舒。

4. 注意事项

两手要固定在膝盖上不要移动，防止肩和上臂移动而产生代偿动作，使胁肋部肌肉不能充分牵拉和收缩。

 第 五 式

1. 原文

复以两手一向前一向后，如挽五石弓状，以去臂腋积邪。

2. 动作要领

一手向前呈剑指，食指和中指伸直上翘，其余三指屈曲，腕关节背屈，手臂前伸，一手向后握空拳收在腋下，如拉弓式，前后拉伸至极致，左右交换各24次（图12.5.5）。

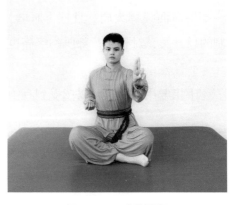

图12.5.5　动作要领

3. 作用分析

此对拉动作可以充分牵拉腋下周围肌肉筋膜组织以及桡侧腕长、短伸肌，尺侧腕伸肌和所有指伸肌等前臂肌肉，促进血液循环和局部新陈代谢，加快疼痛因子的转运。可疏通手少阴心经、手太阳小肠经、手厥阴心包经和手少阳三焦经等循行在上肢和腋下周围的经络，促进气血的运行。而手厥阴心包经和足少阴肾经在胸中交接，所以也可补益肾气，改善腰痛。

4. 注意事项

向前的手臂要伸直，不要出现肘关节屈曲的动作；向后的手臂为肩关节向后运动带动，不要刻意旋转躯干，防止代偿动作产生；腰背部要挺直，不要弯腰驼背。

 ············ 第 六 式 ············

1. 原文

复大坐，展两手扭项，左右反顾，肩膊随转二十四，以去脾家积邪。

2. 动作要领

长坐位，两腿伸直，两臂打开，掌心向前，扭头向身后下方看，至极致，同时手臂向后方尽量展开，两脚翘起，两腿绷直，足跟前蹬，至极致后收回放松，换另一侧，左右各 24 次（图 12.5.6）。

3. 作用分析

此动作可以牵拉足太阴脾经和足阳明胃经，祛除两经积邪，促进脾胃消化吸收功能。

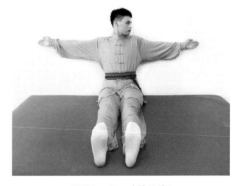

图12.5.6 动作要领

4. 注意事项

两腿伸直，膝关节不要产生屈曲动作；扭头向后看时，躯干尽量不要旋转，保持中立位。

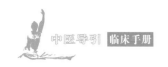

 第 七 式

1. 原文

复两手握固，并拄两肋，摆撼两肩二十四，以去腰肋间风邪。

2. 动作要领

长坐位，两手握固，手心向后，拳头拄在两肋下，保持头部和脊柱不动，以肩为轴，拳头不离两肋，以最大幅度转动两肩，顺时针（右）、逆时针（左）各24次（图12.5.7）。

3. 作用分析

此动作可以收缩腰部和胁肋部肌肉，促进血液循环和新陈代谢，加快疼痛因子的转运。胀痛

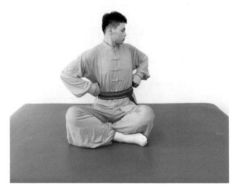

图12.5.7 动作要领

一般为气滞所致，此动作可以通络理气而调节胁肋部气机，故可治疗胁肋部胀痛。

4. 注意事项

头和躯干保持不动，不要产生旋转，防止代偿的产生。

 第 八 式

1. 原文

复以两手交捶臂及髀上连腰股各二十四，以去四肢胸臆之邪。

2. 动作要领

（1）长坐位或端坐位，两手握空拳，用拳心沿心包经自上而下，再到三焦经自下而上反复循环捶打，左右各24次（图12.5.8 a）。

（2）沿腰部膀胱经及大腿外侧胆经自上而下反复敲打，也做24次（图12.5.8 b c）。

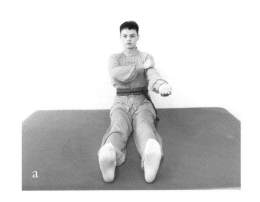

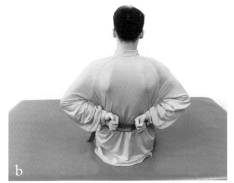
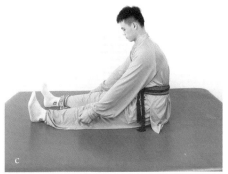

图12.5.8 动作要领

3. 作用分析

敲打四肢经络可以起到疏通经脉、促进气血运行的作用，"通则不痛"，因此可以治疗四肢疼痛。

 .... 第 九 式 ....

1. 原文

复大坐，斜身偏倚，两手齐向上如排天状二十四，以去肺间积邪。

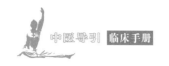

2. 动作要领

两腿伸直，上身向一侧倾斜，同时两目上视天空，两手上托，掌心向上如举物，左右各 24 次（图 12.5.9）。

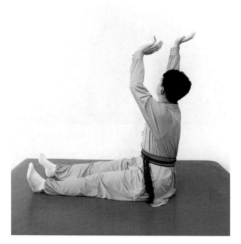

图12.5.9　动作要领

3. 作用分析

此动作可开胸散肺、宽胸理气，去除肺中积邪，因此可改善胸闷、气喘、呼吸不畅等肺部疾病。

4. 注意事项

腰背部要挺直，不要弯腰驼背。

 .... 第 十 式 ....

1. 原文

复大坐，伸脚，以两手向前低头扳脚十二次，却钩所伸脚，屈在膝上，按摩二十四，以去心胞络邪气。

2. 动作要领

（1）长坐位，两腿向前方伸直，低头弯腰，用两手分别抓住两脚掌，使身体尽量贴近地面，头下勾，12 次（图 12.5.10 a）。

（2）然后一腿弯曲，脚部搭在另一条腿的膝盖上，双手用力搓揉按摩 24 次，使全脚尤其是脚心涌泉穴部位产生热感，左右腿交换（图 12.5.10 b）。

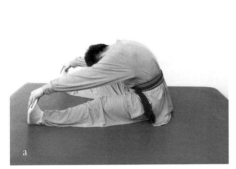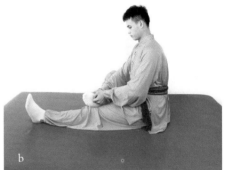

图12.5.10　动作要领

3. 作用分析

此动作可以挤压心胸部而祛除手厥阴心包经的邪气；且涌泉为足少阴肾经井穴，按摩至热感可以增强肾经阳气；足少阴肾经与手厥阴心包经在胸中相接，所以可以温补心胸阳气，祛除心包经寒邪，去除心痛和胸胁胀闷。

4. 注意事项

两腿向前伸直，膝盖不要屈曲；开始练习时可能两手够不到两脚，尽自己所能即可。

 · · · · · · · · · · · · · · · ◦ 第十一式 ◦ · · · · · · · · · · · · · · ·

1. 原文

复以两手据地，缩身曲脊向上十三举，以去心肝中积邪。

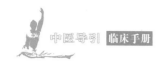

2.动作要领

（1）此式先取俯卧位，两手在肩下用力撑起身体，同时脊背尽量向上弓起，身体收缩，至极致，即猫拱背的样子（图12.5.11）。

（2）然后放松，还原至俯卧，共13次。

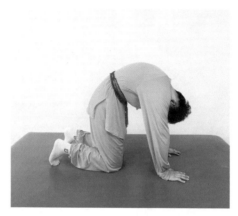

图12.5.11　动作要领

3.作用分析

此动作通过两胁和心胸部位肌肉的收缩，松解局部筋膜等软组织并调节其张力，改善血液循环和器官组织的营养状态，提高心、肝的功能。心为君主之官，睡眠受心所主，此动作可改善心的生理功能，因此可以改善睡眠。而肝主情志，此动作可以牵拉胁肋部而调节肝脏气机，因此可以改善抑郁等情志问题。

 第十二式

1.原文

复起立齐行，两手握固，左足前踏，左手摆向前，右手摆向后。右足前踏，右手摆向前，左手摆向后二十四，去两肩之邪。

2.动作要领

（1）起身站立，两手扶墙，两臂伸直，身体微倾，两腿两脚并拢，抬脚跟至极致的同时，吸气扭头向身后看，同时扭动腰胯（图 12.5.12）。

（2）然后呼气落脚转头回正中，此式左右各 24 次。

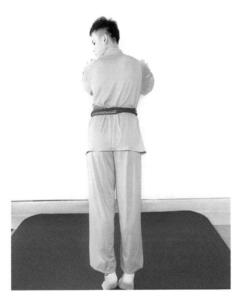

图12.5.12　动作要领

3. 作用分析

此动作可带动后腰肾区部位的扭转，锻炼腰部肌肉，促进血液循环和新陈代谢，加快疼痛因子的转运以及营养物质的输送，改善腰部疼痛。并且可牵拉足太阳膀胱经，膀胱经循行经过后背脊柱两侧，可以疏通阳气、温煦腰部，祛除腰部风寒湿邪。

4. 注意事项

两臂要伸直，腰部要挺直，不要出现塌陷或者弓背、翘臀动作。

 第十三式

1. 原文

复起立徐行，两手握固，左足前踏，左手摆向前，右手摆向后；右足前踏，右手摆向前，左手摆向后，二十四。此可以去两肩之邪。

2. 动作要领

（1）起身站立，两手四指握住拇指。

（2）左脚向前跨一大步，吸气，同时左手臂向正前上方尽量伸展，右手臂向右后下方尽量伸展（各与水平方向约呈45°），此时两臂膀处应有拉紧感。

（3）再落臂呼气。

（4）换右脚向前跨，吸气，同时右手臂前伸，左手臂后伸，左右各24次。

3. 作用分析

此动作通过对肩部相关肌肉和经络的松紧锻炼，促进气血运行，可祛除风寒湿邪。且肩关节的主动摆动，可以松解肩关节周围粘连组织、扩大关节活动度，缓解疼痛。

4. 注意事项

两手臂要伸直，肘关节不要屈曲；一定要按照动作要领配合呼吸。

 第十四式

1. 原文

复以手向背上相捉，低身徐徐宛转二十四，以去两胁之邪。

2. 动作要领

站立位，两手在后背处交叉相握，两腿伸直分开，比肩略宽，慢慢低身弯腰至极致，再慢慢起身，共24次（图12.5.13）。

3. 作用分析

此动作主要活动两胁肋部的

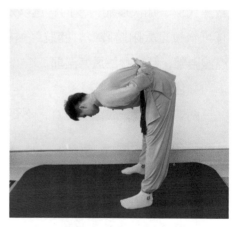

图12.5.13　动作要领

肌肉和经络，故可去两肋邪气。

4. 注意事项

弯腰的同时，可缓慢左右晃动两肩。

 ···················· **第十五式** ····················

1. 原文

复以足相扭而行，前进十数步，后退十数步。

2. 动作要领

两手叉腰，右脚向左脚左前方走一小步，后换左脚向右脚右前方走一小步，先向前走十几步，再按原势向后退十几步，前后走动的同时，要带动髋部的左右扭动（图 12.5.14）。

3. 作用分析

此动作的完成需要骨盆的左右旋转，可以松解骨盆周围的肌肉等软组织的僵硬和粘连，改善血液循环，缓解疼痛。

4. 注意事项

往后退的时候，要确保身后无障碍物和地面平坦，防止跌倒摔伤。

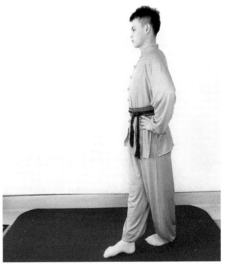

图12.5.14 动作要领